吃出健康食物速查系列

糖尿病吃什么

特效食物速查

陈伟 —————— 主编

電子工業出版社
Publishing House of Electronics Industry
北京 · BEIJING

图书在版编目（CIP）数据

糖尿病吃什么特效食物速查 / 陈伟主编. — 北京：电子工业出版社，2013.4（2025.8 重印）

（吃出健康食物速查系列）

ISBN 978-7-121-06051-9

Ⅰ. ①糖… Ⅱ. ①陈… Ⅲ. ①糖尿病一食物疗法一食谱 Ⅳ. ① R247.1 ② TS972.161

中国版本图书馆 CIP 数据核字（2012）第 275901 号

责任编辑：樊岚岚
文字编辑：刘　晓　于剑侠
印　　刷：北京宝隆世纪印刷有限公司
装　　订：北京宝隆世纪印刷有限公司
出版发行：电子工业出版社
　　　　　北京市海淀区万寿路 173 信箱　邮编：100036
开　　本：720×1000　1/16　印张：14　字数：295 千字
版　　次：2013 年 4 月第 1 版
印　　次：2025 年 8 月第 3 次印刷
定　　价：68.00 元

凡所购买电子工业出版社图书有缺损问题，请向购买书店调换。若书店售缺，请与本社发行部联系，联系及邮购电话：（010）88254888，88258888。

质量投诉请发邮件至 zlts@phei.com.cn，盗版侵权举报请发邮件到 dbqq@phei.com.cn。

本书咨询联系方式：zhoulin@phei.com.cn。

前言

很多人患了糖尿病后，感觉像是戴上了紧箍咒一样，在饮食方面受到种种限制，有时多吃一口米饭，也会担心血糖升高。面对美味佳肴，不敢下筷，让人感到无比郁闷。针对这种情况我们编撰了这本《糖尿病吃什么特效食物速查》。

全书共分为 6 章，第 1 章介绍了让血糖保持平稳的饮食原则，明确什么可多吃，什么要少吃，计算出每日所需的总热量，以食物交换份为依据，让您的餐桌更丰盛；第 2 章解读了 11 种有助于降糖的营养素，详细介绍了缺乏时的症状、补给时的注意事项，并推荐了含量丰富的明星食物，每种食材也列出了详细的菜谱，让您补充起来更方便；第 3 章推荐了 61 种糖尿病患者可以经常食用的食材，从对糖尿病的好处、对并发症的好处、降糖吃法、最佳搭配、食用宜忌等 5 个方面进行解析，并且手把手教您如何用特殊的方法做出好吃又降糖的美食；第 4 章介绍了 9 种常见的降糖中药，让您轻轻松松平稳降血糖，有效预防并发症；第 5 章对 5 种常见并发症的饮食原则进行了深度剖析，并对宜吃食物、忌吃食物进行了详细分类，让您在选择食物时一目了然；第 6 章搭配了 5 种不同能量的全天带量食谱，您可以根据自己所需要的热量选择合适的配餐方案，从此告别单调的饮食，天天变着花样享受美味。

希望通过本书能让您像健康人一样吃得随心所欲，保持血糖平稳，健康快乐地生活。

目录 CONTENTS

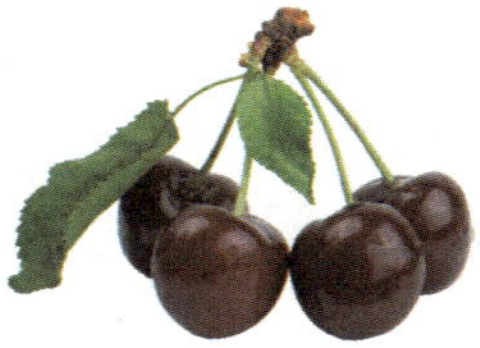

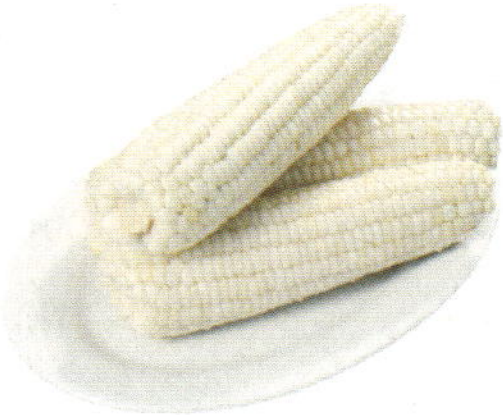
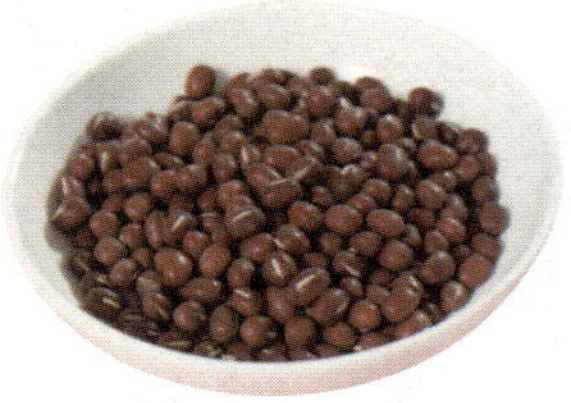
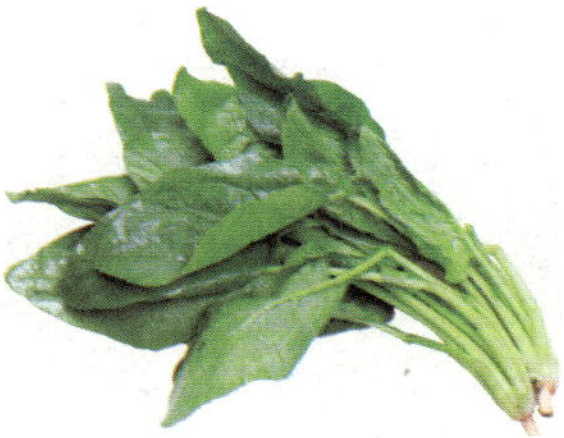

第2章 稳定血糖的营养素速查

第3章 降糖食物速查

水果类

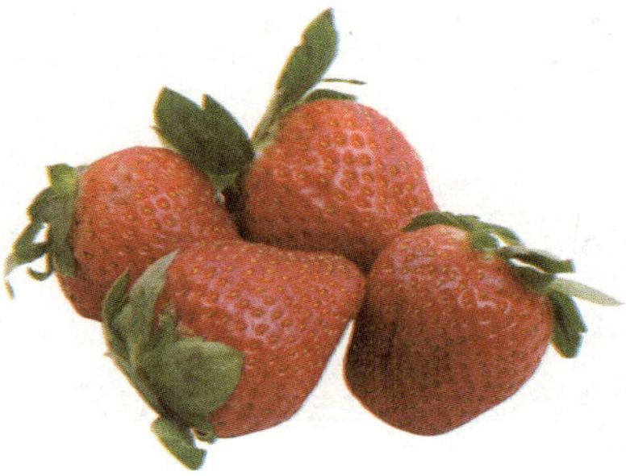

第4章 中药食疗降糖速查

第5章 饮食有据可依，拒绝并发症

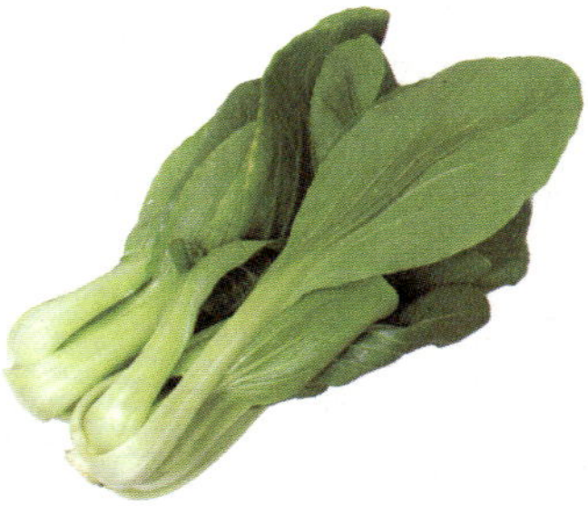

第6章 不同能量的全天降糖食谱速查

不可不知的糖尿病基础知识

什么是糖尿病

糖尿病的英文名字叫 Diabetes Mellitus，简写是：DM，意思是“甜性多尿”。中国古代早就有了糖尿病的记载，名为“消渴症”，意为“消瘦、烦渴”。现代医学对糖尿病的定义是：糖尿病是一种内外因素长期共同作用所导致的慢性、全身性、代谢性疾病。这种代谢性疾病基本的特点就是人体内葡萄糖、蛋白质和脂肪三大产热营养素代谢紊乱。最主要的表现是血液中葡萄糖的含量过高以及尿中有糖。

糖尿病的类型

1型糖尿病	1型糖尿病又叫青年发病型糖尿病，这是因为它常常在35岁以前发病，占糖尿病患者的5%左右。患者往往起病急，“三多一少”（多饮、多食、多尿，体重却减少）症状比较明显。1型糖尿病是依赖胰岛素治疗的，也就是说病友从发病开始就需使用胰岛素治疗，并且终身使用。
2型糖尿病	2型糖尿病也叫成人发病型糖尿病，多在35~40岁之后发病，占糖尿病患者的90%以上。2型糖尿病多数起病缓慢，“三多一少”症状较轻或者不典型，早期也可能没有任何不适症状，较少出现酮症。2型糖尿病患者可以通过口服某些药物刺激体内胰岛素的分泌。
妊娠型糖尿病	妊娠糖尿病是指女性妊娠期间发生的糖尿病。其发生率约为1%~3%。该病多发生在有糖尿病家族史、肥胖、高龄的孕妇中。随着分娩的结束，多数妊娠糖尿病患者血糖可恢复正常，但仍有近1/4的患者若干年后会患永久性糖尿病。
特殊类型糖尿病	特殊类型糖尿病主要包括遗传性β细胞缺陷（如早年发病的成人糖尿病）、胰腺疾病、内分泌疾病，以及药物因素所致的糖尿病。特殊类型糖尿病要在医生的指导下进行治疗，对明确病因的糖尿病，要注意原发病的治疗。

糖尿病青睐哪些人群

糖尿病爱光顾哪些人群呢？有下列情况的人都要警惕糖尿病的到来！

有糖尿病家族史的人

肥胖或者体重超标的人

饮食过量、短期内体重增加许多的人

运动少的人

工作压力大、长期精神紧张的人

曾分娩巨大胎儿（即新生儿出生体重超过 4 千克）者

曾患妊娠期糖尿病者

高血压患者

血脂异常者，特别是高甘油三酯血症患者

曾有过高血糖或尿糖阳性历史者

有以上情况的朋友，在 35 岁以后就应该定期到正规医院去检查，看血糖是否正常，即使是正常的，也要注意经常检测自己的血糖。

糖尿病发病三大要素

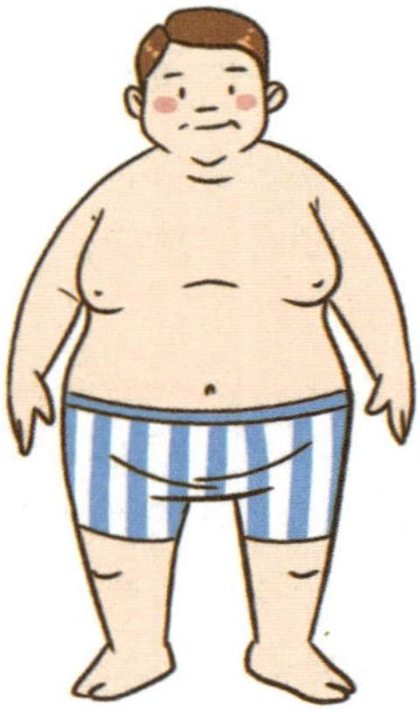

肥胖　随着生活水平的提高，“发福”的人越来越多，也为糖尿病大军提供了充足的“后备军”。

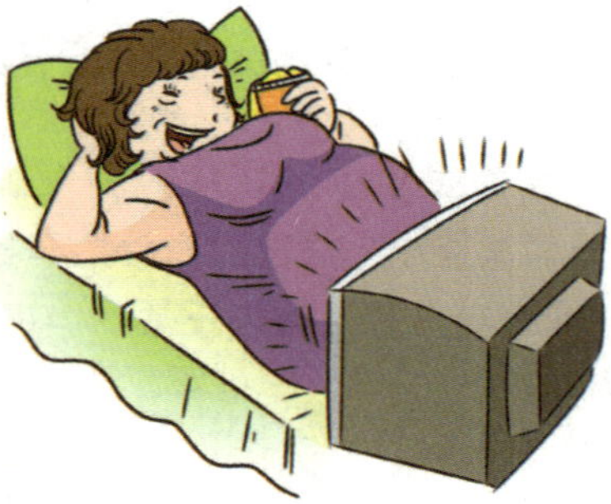

运动不足　随着社会的发展，脑力劳动者越来越多，更多的人勤于思而懒于行，这也为糖尿病提供了可乘之机。

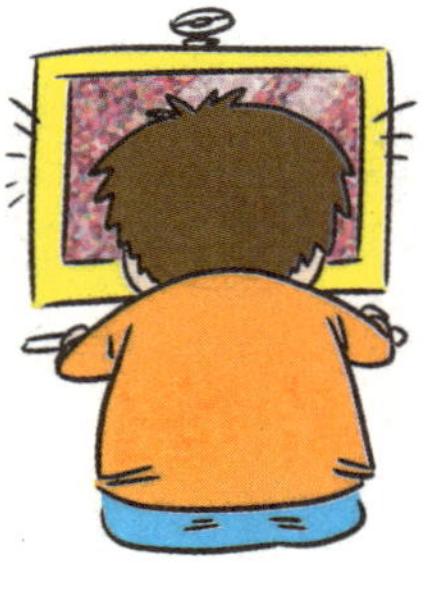

生活不规律　社会发展了，生活节奏加快了，机会稍纵即逝，越来越多的人为了抓住机遇而应酬、熬夜，年纪轻轻就加入了糖尿病患者的行列。

为什么会得糖尿病

糖尿病的成因和过程

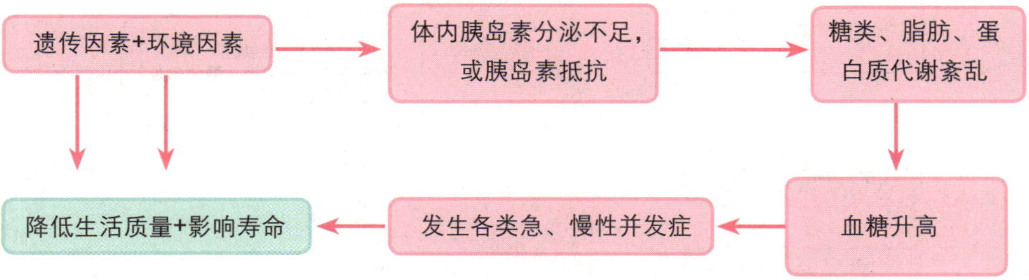

什么是血糖

血糖即血液中的葡萄糖，葡萄糖是人体重要的能量来源。

不论是健康人还是糖尿病患者，高血糖和低血糖同样有害！

什么是胰岛素

胰岛素是人体胰腺的 β 细胞分泌的一种激素，可以为人体储存大量的“糖分”，以备急用，同时可以促进体内脂肪和蛋白质的合成，以防低血糖。

胰岛素的作用

1. 帮助肌肉和脂肪细胞取得葡萄糖。
2. 帮助葡萄糖转变成肝糖，在人体内储存起来。
3. 帮助葡萄糖转变成脂肪和蛋白质。

让我们把这一过程简化吧！

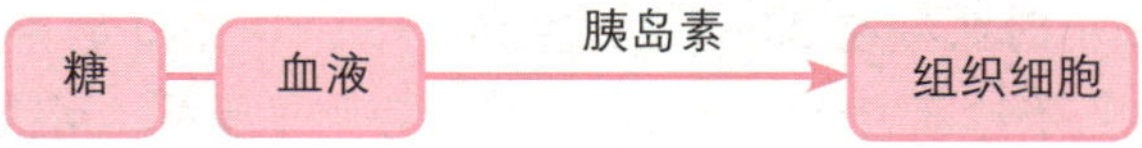

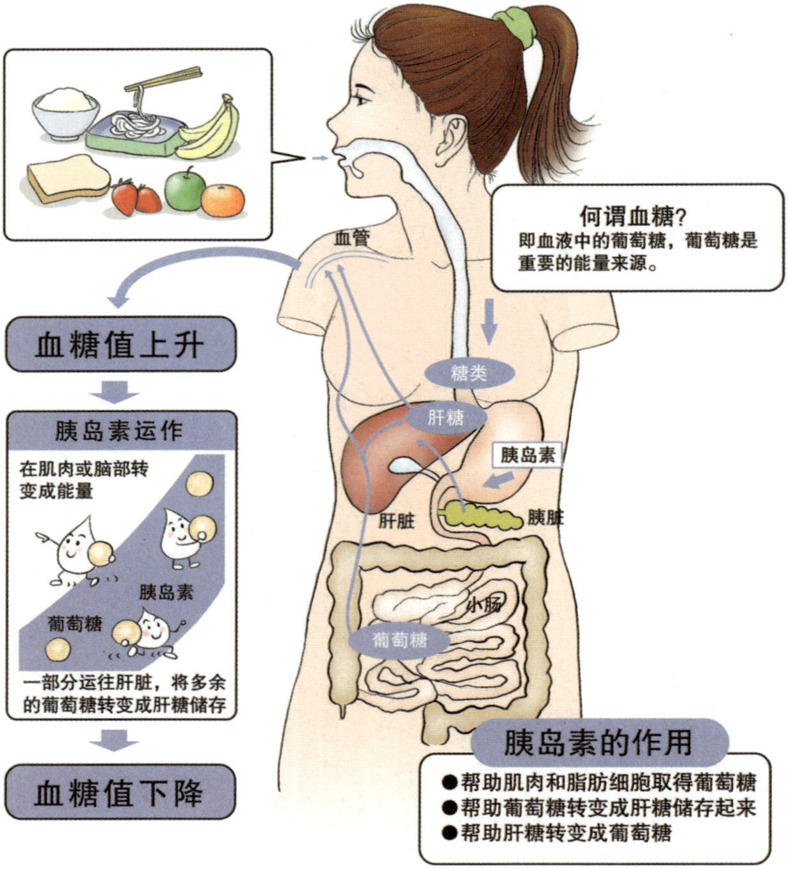

糖类和胰岛素是怎样工作的

糖尿病的诊断标准

糖尿病是一种以血糖升高为主要特征的全身代谢紊乱疾病，是由胰岛素分泌缺陷和作用缺陷而引起的。正常人空腹血糖应在 3.9~6.1 毫摩尔 / 升（70~110 毫克 / 分升）范围内，餐后 2 小时血糖在 3.3~7.8 毫摩尔 / 升（60~140 毫克 / 分升）范围内。因此，了解糖尿病的正确诊断方法，早诊断、早治疗则早受益，可大大减少糖尿病并发症的危害。

糖尿病前期

在人们被确诊为糖尿病之前，通常会经历一个血糖高于正常值，但是还不够糖尿病诊断标准的阶段，通常称之为“糖尿病前期”。“糖尿病前期”包括空腹血糖受损（IFG）和糖耐量受损（IGT）两种情况。

糖尿病诊断标准

诊断糖尿病的依据主要是血糖（静脉血浆葡萄糖）水平，其诊断标准是：

有典型的糖尿病症状（多饮、多尿和不能解释的体重下降），2 次以上任意（随机）血糖大于或等于 11.1 毫摩尔 / 升（200 毫克 / 分升）；

2 次空腹血糖大于或等于 7.0 毫摩尔 / 升（126 毫克 / 分升）；

如果餐后和空腹血糖达不到上述标准，空腹血糖处在 6.1~6.9 毫摩尔 / 升之间，则在空腹时服 75 克葡萄糖后 2 小时再测血糖（即口服糖耐量试验，简称 OGTT），血糖大于或等于 11.1 毫摩尔 / 升。

符合以上 3 条标准中的任何一条，都可以诊断为糖尿病。

糖尿病诊断标准表

项目	静脉血糖	
	空腹（毫摩尔/升）	（口服葡萄糖75克）餐后2小时（毫摩尔/升）
正常人	<6.1	<7.8
空腹血糖受损	6.1~7.0	无餐后
糖耐量受损	无空腹	7.0~11.0
糖尿病	≥7.0	≥11.1

需要强调的是，用手指血滴在血糖仪上所测得的血糖值与静脉血浆葡萄糖浓度有一定误差，因此不能作为确诊糖尿病的依据。糖尿病的诊断也不能用尿糖阳性或尿糖阴性来确定。当然，尿糖阳性时，提示患糖尿病的可能性较大，但这一切都要通过测静脉血糖来予以证实。

关注糖尿病的信号，早发现早治疗

除了大家熟知的“三多一少”，世界卫生组织和国际糖尿病联盟针对糖尿病发病症状各异的现状，还增加了一些以前很容易被忽视的风险征兆。以下 12 大征兆，你注意到了吗?

1. 尿多（24 小时可达 20 多次，尿量可达 2~3 升甚至 10 升之多）。
2. 口渴明显，喝水多。
3. 容易饥饿，吃得多。
4. 体重下降。
5. 疲乏无力。

6. 注意力下降，兴致索然。

7. 消化道不适，甚至恶心呕吐（常被误认为胃肠型感冒）。

8. 手指、脚趾对疼痛变得异常敏感或者麻木。

9. 视力下降，看东西模糊不清。

10. 创伤或手术后伤口不易愈合。

11. 屡发疮疖，此起彼落。

12. 很容易发生感染，如皮肤感染、尿路感染等。

如果出现以上一种或几种风险征兆（而且持续不断），就要警惕是否患上了糖尿病。而出现的风险征兆越多，患上糖尿病的风险也就越大。

糖尿病对身体都有哪些危害

如今，糖尿病慢性并发症越来越多，已经成为糖尿病患者致残、致死的首要因素。下面介绍一些对身体危害比较大的并发症，希望糖尿病患者平时多注意自己的身体状况，定期到医院检查，做到早发现、早治疗。

对心脑血管的危害

糖尿病致命性并发症就是心脑血管病。心脑血管病包括冠心病、脑出血和糖尿病心力衰竭、心率失常等。糖尿病患者心脑血管病并发率和病死率为非糖尿病人的3.5倍，心脑血管并发症已成为2型糖尿病患者最主要的死亡原因。

对肾脏的危害

由于早期糖尿病肾病没有明显的临床症状，因此，当病人出现相应的症状如蛋白尿、眼睑水肿、眼底病变时，多已到了中晚期阶段。而糖尿病肾病一旦发生，就会呈进行性的趋势恶化下去，随之还可能同时出现高血压、身体水肿、低蛋白血症等，最终发展成为糖尿病肾衰竭或尿毒症。

对周围血管的危害

糖尿病对周围血管的危害主要表现在对肢动脉的损伤，糖尿病患者由于血糖升高，可引起周围血管发生病变，引发局部组织对损伤因素的敏感性降低。临床表现为下肢疼痛、溃烂，供血不足继而引发肢端坏死，如果出现这种情况，可导致残废，甚至会截肢。

对神经的危害

糖尿病神经病变最常见的是周围神经病变和自主神经病变。周围神经病变主要体现为四肢末梢麻木、冰冷刺痛等；而自主神经病变主要体现为无汗、少汗或多汗等。

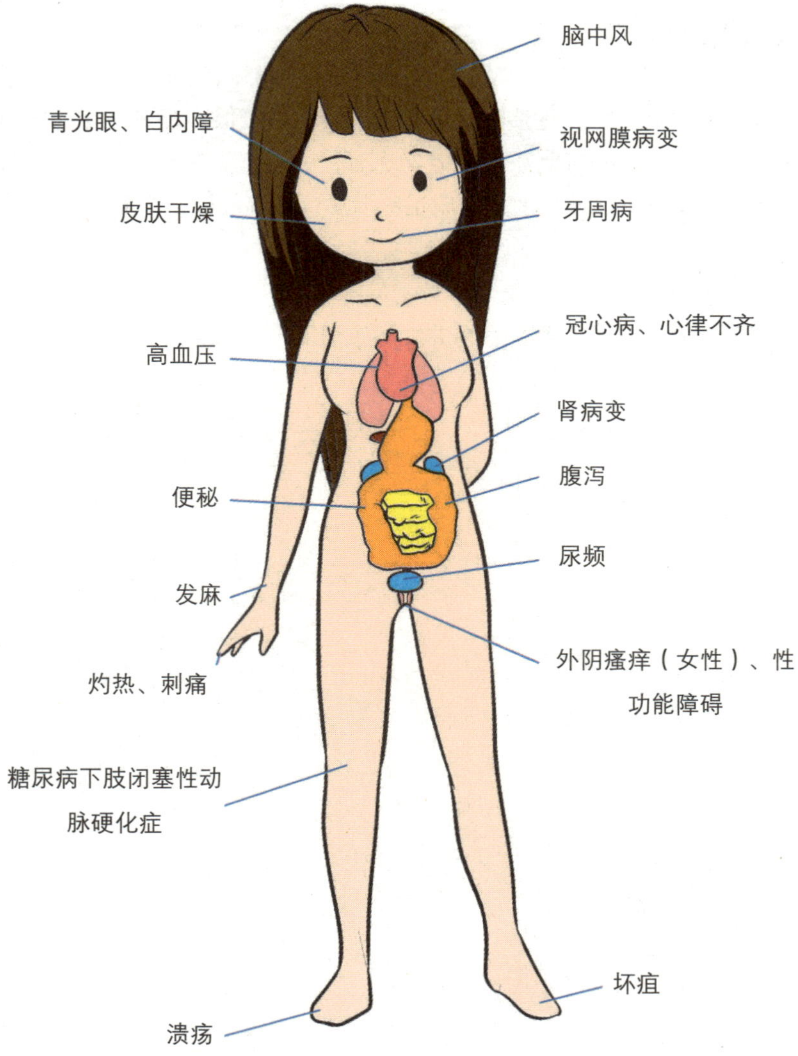

图解糖尿病引发的身体危害

对眼部的危害

糖尿病性视网膜病变可导致患眼失明。在病变发展的过程中，早期患者多无明显自觉症状，待患者感到视力下降时，往往病情已经进展到很严重的阶段，此时多数患者已经失去了最佳治疗时机。大量研究显示，防止糖尿病导致失明的最好办法就是定期检查眼底。

对足部的危害

糖尿病足俗称“老烂脚”，常合并感染所致的足部感觉丧失、疼痛、溃疡及肢端坏死等。最常见的后果是慢性溃疡，最严重的结果是截肢。糖尿病足的发病人群主要为糖尿病病程较长且血糖控制不良的老年患者，由于痛觉减弱或消失，往往不能及时发现病变，从而使伤口迅速扩大，造成足部溃烂、肢端红肿、变黑、坏疽等。

各种感染

糖尿病患者由于抵抗力差，容易并发呼吸道及尿道感染、肺结核、皮肤黏膜感染及牙周炎等。

第 1 章

饮食疗法
控制糖尿病速查

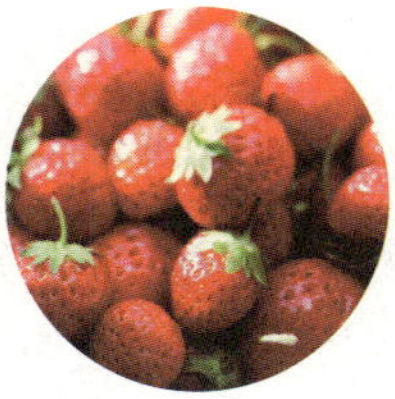
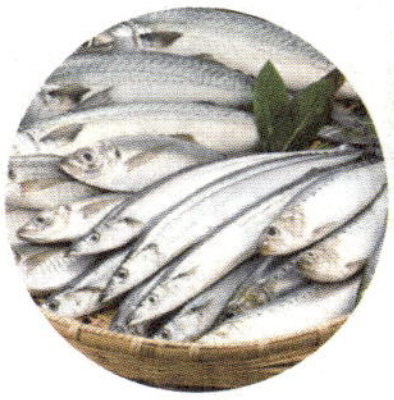
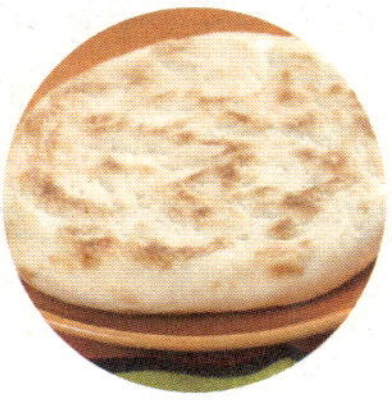
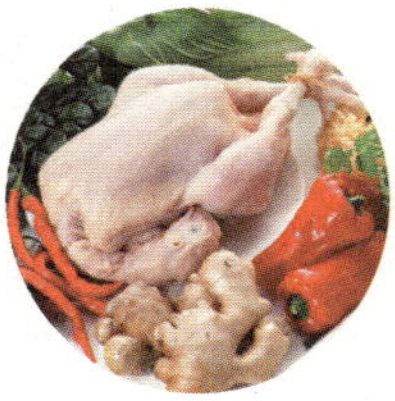
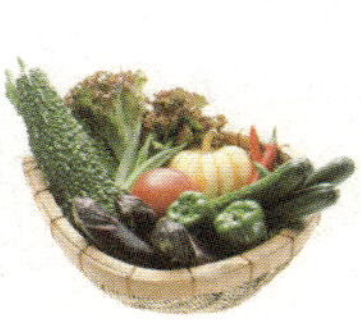
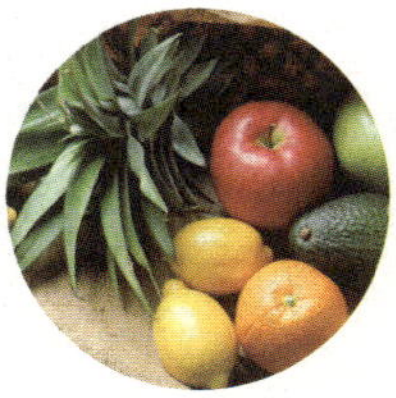
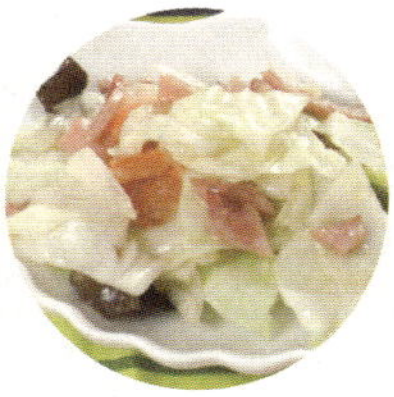
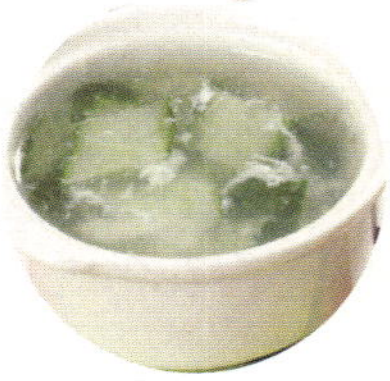

让血糖保持平稳的饮食原则

膳食平衡

膳食平衡是糖尿病饮食治疗的基础，因为糖尿病患者比正常人更加需要全面的营养。所谓膳食平衡，是指一种科学、合理的膳食，这种膳食所提供的热量和各种营养素不仅全面，而且膳食的供给和人体的需要保持平衡，既不过剩也不欠缺，并能照顾到不同年龄、性别、生理状态及各种特殊的情况。糖尿病患者根据“平衡膳食金字塔”来规划自己的一日三餐，就能使每天的膳食达到多样化、营养合理。

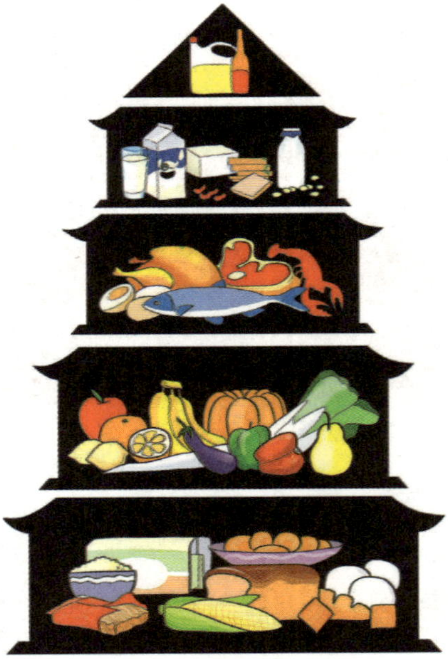

第五层为油脂类，每天不超过25克。

第四层为奶类和豆类食物，每天应吃奶类及奶制品300～500克、豆类及豆制品50克。

第三层为鱼、禽、肉、蛋等动物性食物，每天应吃120～200克（鱼虾类50克、畜禽肉50～100克、蛋类25～50克）。

第二层为蔬菜和水果，每天应吃蔬菜300～500克、水果200～350克。

第一层为谷类食物，每天应吃200～300克。

控制全天的总热量

为了使体重保持在正常标准范围内，摄入总热量应视病情和患者体重与标准体重之间的差距而定（热量的计算方法见本书第28页~29页）。病情越重，身体越胖，越要严格控制总热量的摄入，而身体消瘦的糖尿病患者则要提高全天饮食的总热量。总热量不只包括主食，而且包括副食、烹调用油、零食，因为这些食物吃完以后也会在体内转化成血糖。

合理配餐

在控制全天总热量的情况下，三大营养素——碳水化合物（糖类）、蛋白质、脂肪所提供的热量应分别占总热量的 55%~65%、12%~14%、20%~30%。儿童、孕妇、乳母和身体消瘦者蛋白质的摄入比例可适当增加，身体消瘦者脂肪的摄入比例可适当增加。

为保证蛋白质的供应，每天要摄入一定量的豆类、牛奶、鸡蛋和瘦肉，为避免摄入的热量过多，各种肉食的总量每天不超过 150 克；油脂的摄入量不宜多，尤其要控制动物脂肪，应以植物油等不饱和脂肪酸为主，动物油的热量不应超过总热量的 10%。如果吃完这些东西还是感觉没吃饱，绿色蔬菜的量不限。

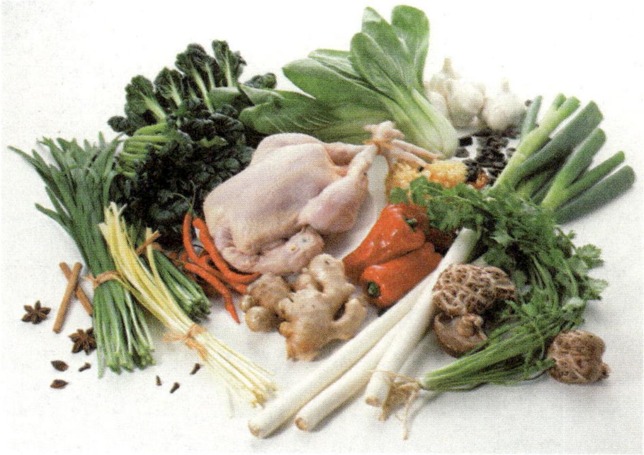

摄入优质蛋白

糖尿病患者蛋白质的摄入量为每天每千克体重 1 克，其中至少应有 1/2 的优质蛋白质，富含优质蛋白质的食物有牛奶、畜肉（牛肉、羊肉、猪肉）、禽肉（鸡、鸭、鹅、鹌鹑）、蛋（鸡蛋、鸭蛋、鹌鹑蛋）、水产（鱼、虾、蟹）。富含植物性蛋白质的食物有豆类（黄豆、青豆和黑豆）及芝麻、瓜子、核桃、杏仁、松子等干果。处于生长发育期的儿童、身体消瘦者及妊娠、哺乳者应增加蛋白质的摄入量，可按每天每千克体重 1.5 克供给。糖尿病患者在增加蛋白质的摄入时应监测肾功能，合并肾病患者应慎重增加。

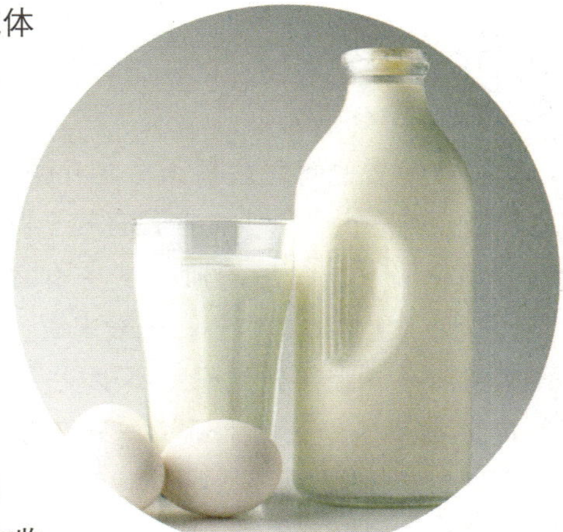

合理摄取碳水化合物

许多糖尿病患者认为碳水化合物就是通常所说的糖，其实这是不准确的。碳水化合物是各种不同类型糖的总称，主要包括：

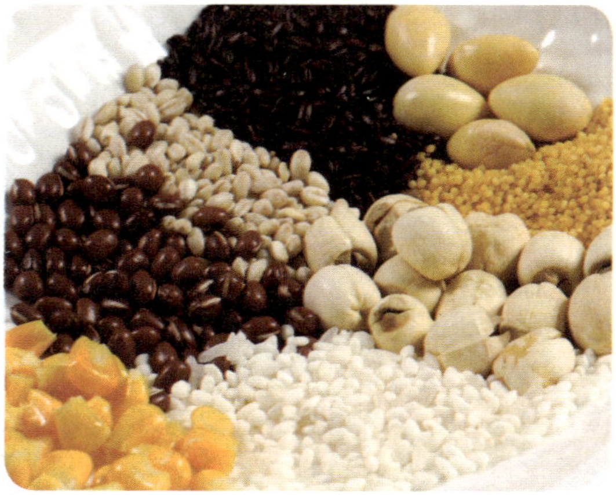

1. 单糖：果糖、葡萄糖等，吸收入血的速度最快。

2. 双糖：牛奶中的乳糖和麦芽糖、甜食中的蔗糖，吸收入血的速度仅次于单糖。

3. 可消化的多糖：米、面等食物中不易消化的淀粉。

4. 不能消化的多糖：蔬菜、水果中的膳食纤维。

从上面糖的类型中可以看出，单糖和双糖都有甜味，多糖虽然叫糖，但味道不甜。糖尿病患者应尽量避免吃含单糖和双糖的食物，而应食用多糖类的淀粉，能让人体慢慢吸收，防止进餐后血糖激增。

目前医学专家主张糖尿病患者不要过于严格地限制碳水化合物的摄入，糖尿病患者的饮食中碳水化合物应占总热能的 60% 左右，体重理想的患者每天进食量可在 250~300 克（指未经加工的生粮食）之间，身体肥胖的患者应在 150~200 克之间。谷类是日常饮食中热能的主要来源，每 50 克大米或面粉可提供约 38 克的碳水化合物。此外，蔬菜、水果、豆类和乳类也含有一定数量的碳水化合物。

少食多餐

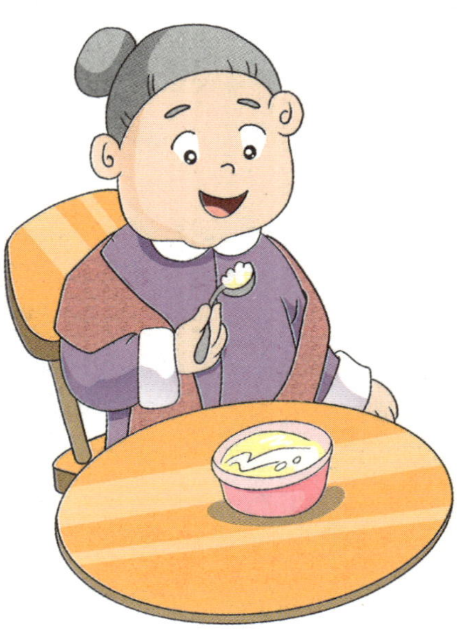

少食多餐的意思是每天多吃几顿饭，每顿饭少吃一点儿。少食多餐有利于胃肠道的消化吸收，餐后的血糖水平不会太高，避免加重胰岛的负担。一般来说，糖尿病患者基本上要做到一天不少于三餐，每餐主食不多于 2 两，避免一顿饭吃得太多。值得一提的是，糖尿病患者一定要吃早餐，如果不吃早餐，结果中午饿得要命，不但吃了午餐，还把早餐也吃回来了，由于午餐吃得太多，午餐后两小时血糖水平急剧升高，不利于血糖的控制。有人说一天吃四五次饭不现实，其实，每日早午晚餐可吃主食，加餐时可吃些水果、蛋类等副食，注意不要超量即可。

清淡饮食

“清”就是少油，“淡”就是不甜不咸。这里要说说，糖尿病患者也要注意低盐饮食，如果过多摄入盐，体内血糖浓度会升高，病情会加重，时间长了还会出现高血压等并发症。糖尿病患者每日盐的摄入量应不超过 5 克，还应包括限制酱油、鸡精等含盐调味品及咸蛋、咸鱼等腌渍食物。

限制脂肪的摄入量

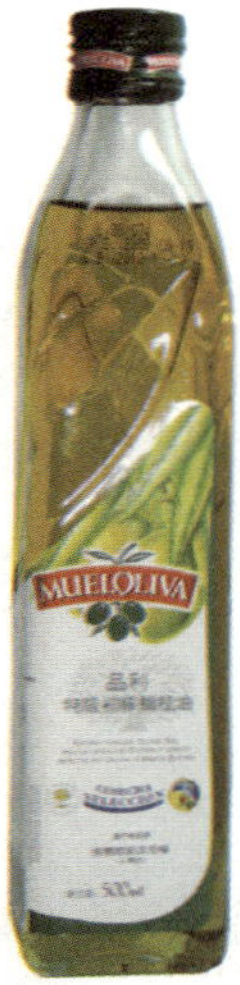

过量摄入脂肪会降低身体内胰岛素的活性，使血糖升高。低脂饮食可使糖尿病并发症发作概率下降 50%左右，所以糖尿病患者应限制脂肪的摄入量。糖尿病患者无须完全戒除脂肪，而是应适量摄入，因为一味地远离脂肪，会导致低胆固醇血症，更会增加心血管疾病的发病率，比如脑卒中。糖尿病患者的脂肪摄入量可根据自己的病情而定，一般 1 日需要量 = 标准体重（千克）×（0.6~1.0）(克)。胆固醇过高或高脂蛋白血症患者，每天胆固醇摄入量应低于 300 毫克。

高膳食纤维饮食

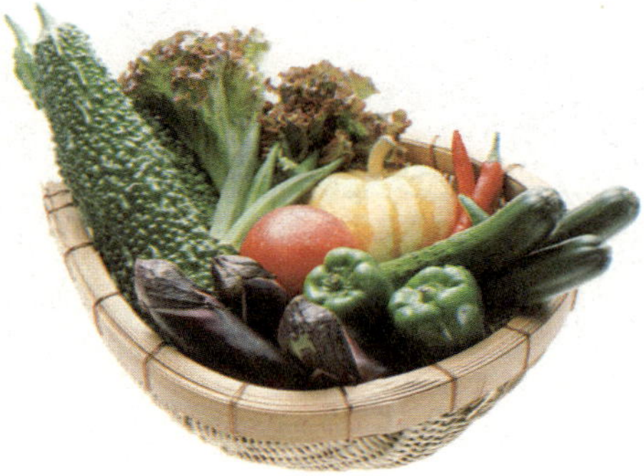

膳食纤维可降低葡萄糖的吸收速度，防止餐后血糖急剧上升，维持血糖平衡，有利于糖尿病患者病情的改善。糖尿病患者每天膳食纤维的摄入量应不低于 25 克。增加膳食纤维摄入量的方法有：用部分粗粮代替精米和白面，每天吃些绿豆、豆腐等豆类及豆制品，每天必须吃绿色蔬菜。但在充分认识膳食纤维益处的同时，糖尿病患者还应清醒地意识到，膳食纤维的摄入也不是越多越好。过多地摄入膳食纤维，会出现腹胀、消化不良，降低蛋白质的消化吸收率，影响钙、铁、锌和一些维生素的吸收。膳食纤维主要来源于植物性食物，如粗粮、豆类、蔬菜、水果等。膳食纤维的摄入量应循序渐进地增加，不宜突然在短时间内由低膳食纤维饮食迅速转变为高膳食纤维饮食，否则会出现胃肠胀气、腹痛、腹泻等不适。

尽量不饮酒

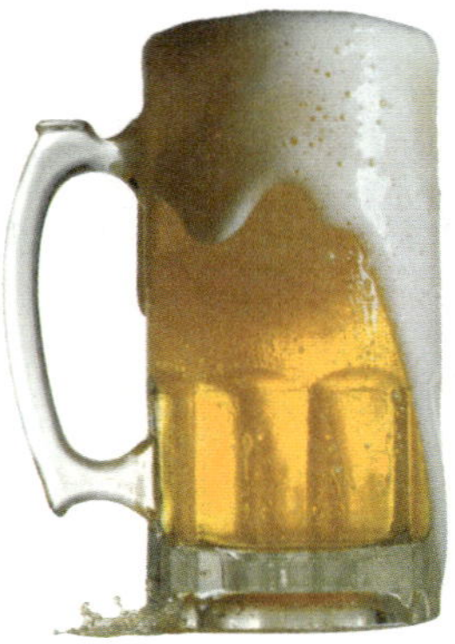

糖尿病患者最好不饮酒，如果想喝只能少量饮用酒精浓度低的啤酒、果酒，并且避免空腹饮用。重症糖尿病合并肝胆疾病者，尤其是正在使用胰岛素和口服降血糖药物的患者，一定要严禁饮酒。如果肝功能正常的糖尿病患者，以前能喝酒，觉得喝酒是一种生活乐趣的话，不必彻底戒酒，可以少喝一点，但一定要限量，每天白酒的饮用量少于 20 毫升，啤酒的饮用量少于 200 毫升，葡萄酒的饮用量少于 100 毫升，最好喝红葡萄酒，不饮烈性酒。切记不能在饮酒的同时进食大量的肉类和豆类食物，这样容易摄入过多的热量，不利于血糖的控制。另外，饮酒量应计入每日主食的范围内，1 罐啤酒、半两二锅头或 2 两红葡萄酒，大约相当于半两主食的热量，饮酒时应减少相应的主食量。

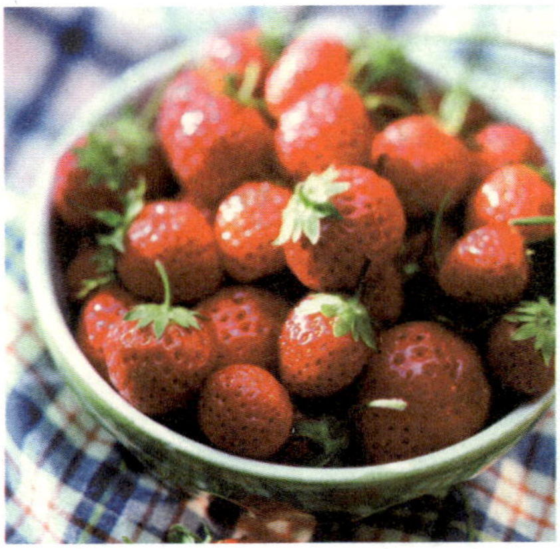

适当多吃些富含维生素的食物

防治并发症，维生素首当其冲，尤其是维生素 A、维生素 B_1、维生素 B_6、维生素 C 等。维生素 A 能防治糖尿病性视网膜病变；维生素 B_1 能防治糖尿病患者易并发的神经系统疾病；维生素 B_6 能缓解由糖尿病引起的肾脏病变，还能预防糖尿病性视网膜病变，改善糖耐量；维生素 C 能预防糖尿病性血管病变，还能预防糖尿病患者发生感染性疾病。

适当增加微量元素的摄入量

糖尿病患者应适当增加钙、镁、锌、铬等矿物质元素的摄入。补钙不足可影响儿童糖尿病患者的发育，还会导致成人糖尿病患者患上骨质疏松症；适当补充镁，能够防止糖尿病性视网膜病变；锌不但参与胰岛素合成，还有稳定胰岛素结构的作用；铬对糖代谢有直接作用，能促进蛋白质合成，激活胰岛素。

别陷入糖尿病的饮食误区

误区一：饮食控制就是饥饿疗法

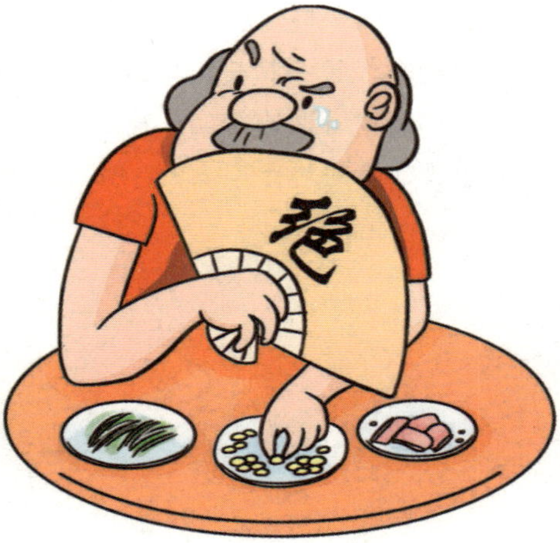

很多糖尿病患者都认为得了糖尿病就应采用“饥饿疗法”，尤其要少吃主食。其实，这是对饮食控制的一种误解。糖尿病饮食治疗是因人而异地控制饮食总热量，维持合理的饮食结构，而不是单纯的饥饿或不吃主食。

如果糖尿病患者一天所吃的主食少于150克，会产生以下不良后果：首先，人体在饥饿时，体内的生糖激素将很快升高，不仅使血糖升高，而且会自动分解体内的脂肪与蛋白质，产生大量的代谢产物，这些代谢产物需要肝脏的分解和肾脏的排泄，久而久之，可引起肝肾功能的损害。另外，长期采取“饥饿疗法”还会引起多种营养素的缺乏，使人体的抵抗力下降，增加患病的机会。

吃得越少越好

每个患者对热量和各种营养素的需求量应根据年龄、职业、体重及并发症等基础情况而有所区别。以正常体重的轻体力劳动者而言，每千克体重日需热量约30~35千卡，中等体力劳动者和重体力劳动者在此基础上分别增加5~10千卡。对肥胖病人和高脂蛋白血症患者则应酌情减少，使体重缓慢降到正常标准。

对甲状腺功能亢进合并血糖升高的患者，一般不应限制饮食，待甲状腺功能恢复正常后血糖仍然增高者才应酌情限制热量。

不吃早餐

有些糖尿病患者不吃早餐，或早餐仅吃牛奶、鸡蛋，不吃主食，以为这是限制热量的好办法，其实这是错误的。

由于糖尿病患者自身胰岛素分泌绝对或相对不足，不仅要求限制每天的总热量，更要限制每餐的热量，后者比前者甚至更重要。所以三餐的热量必须平衡，以减少每餐热量摄入。有条件者还可在三餐之外加两餐（加餐时间为 9：00 和 15：00）。

误区二：只吃粗粮不吃细粮

有些糖尿病患者听说膳食纤维有降糖、降脂、通便的功效，而粗粮含有较多的膳食纤维，因此就不吃细粮，这种做法是不可取的。

由于粗粮富含膳食纤维，能减缓机体对葡萄糖的吸收，因此，摄入等量的粗粮和细粮，餐后转化成血糖的程度是有差异的。基于上述原因，血糖居高不下的糖尿病患者，用粗粮代替细粮是可取的。但必须注意的是，如果吃太多含有膳食纤维的粗粮，有可能增加胃肠道的负担，并影响蛋白质和一些微量元素的吸收，时间长了容易造成营养不良，反而对身体不利。所以，选择主食也要粗细搭配。

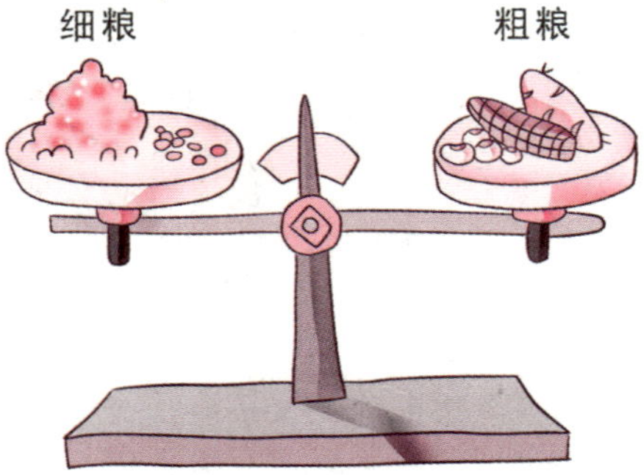

误区三：无糖食品可以放心食用

很多患者认为无糖食品不含糖，可以放心食用，这种想法是错误的。无糖食品虽然不含甜味食糖，但本身仍是由含淀粉的食物制作而成的，如果不加节制地大量食用，仍会导致血糖升高。面对无糖食品，我们应该理智地选择，不应一味地选择无糖食品，而是选择低生糖指数、低热量指数的食品。

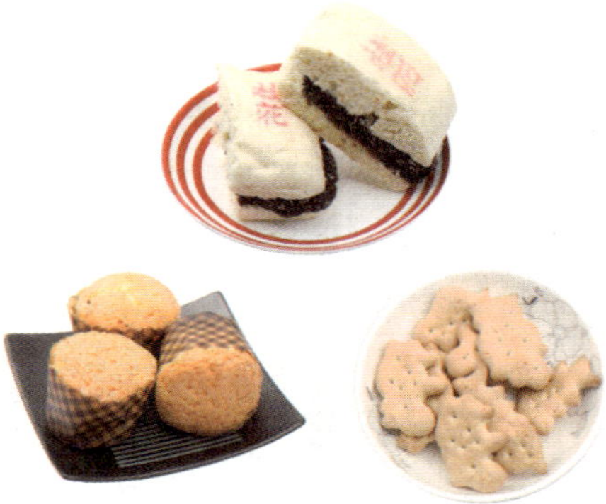

误区四：副食含糖少，可以多吃

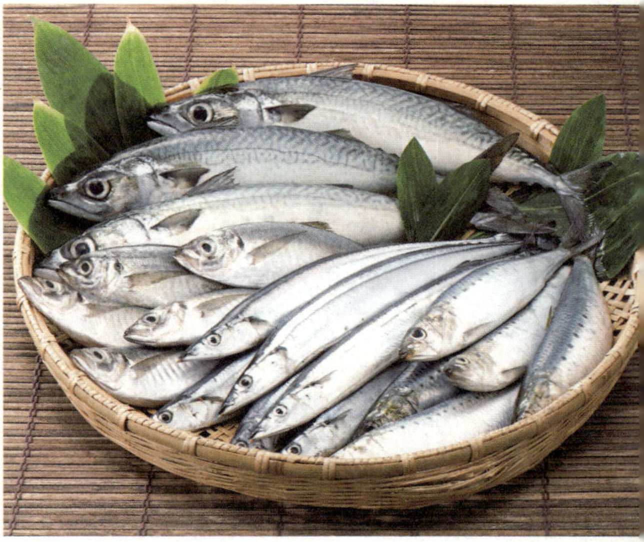

肉、蛋、鱼虽然含糖量不高，但却富含蛋白质和脂肪，在体内可转变成葡萄糖，此过程在糖尿病病人体内尤为活跃，多食会升高血糖，只是比主食迟缓得多。另外，过多摄入蛋白质会加重肾脏负担，并能引起高尿酸血症。

坚果类（如花生、瓜子、核桃、杏仁等）不含糖，成为很多病人的消遣食品。坚果除含丰富的蛋白质外，还含有油脂。大量食用坚果，不仅使热量大为增加，还使血脂升高。一部分血脂可通过异生作用转化为葡萄糖，不利于病情的控制。所以，吃花生、瓜子要注意数量，以减少油脂的摄入。

误区五：水果含糖量高，不能吃

水果中含有大量维生素、膳食纤维和矿物质，这些对糖尿病人有益。水果含的糖分有葡萄糖、果糖和蔗糖，其中果糖在代谢时不需要胰岛素参加，所以，糖尿病人在血糖已获控制后不要一味排斥水果。

糖尿病患者如果空腹血糖控制在 6~7 毫摩尔 / 升之间、餐后血糖控制在 6~8 毫摩尔 / 升之间，可以在两餐之间适当地吃一些水果，也可以在用正餐时和主食进行交换，适当减少主食的摄入量，以水果作为补充。不过，最好能根据生糖指数的高低来选择水果。如果患者的血糖水平不在这个范围内，最好征求医生或者营养师的建议。

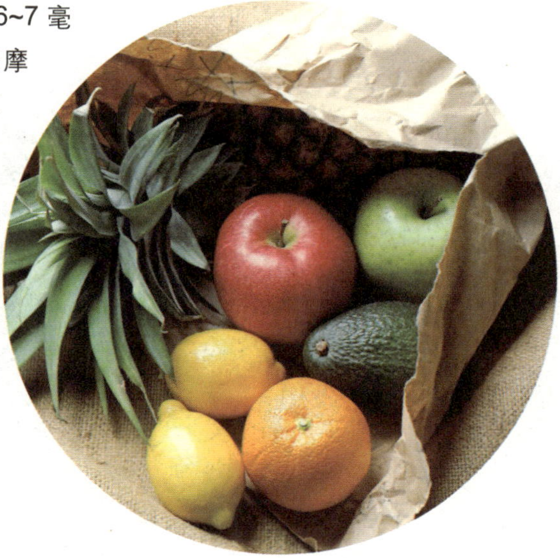

养成良好的饮食习惯

合理的饮食调养和良好的饮食习惯，有利于控制糖尿病病情的发展，还能避免并发症的发生。对于病情较轻的糖尿病患者来说，养成良好的饮食习惯尤其重要。

具体来说，应该做到以下几点：

1. 改变用餐顺序。糖尿病患者进食时，应先吃粗纤维的蔬菜，增加饱腹感，从而不自觉地减少后面主食的摄入。而主食应少稀多干，多吃一些富含膳食纤维的食物，如小米、窝头等。肉类等食物应放在主食后食用。糖尿病患者吃了一定数量的主食后，摄入的肉类自然就会相应减少。

2. 吃饭时应注意力集中，细嚼慢咽。集中注意力是为了保证胃液的正常分泌，促进食物的消化和吸收。不要一边吃饭一边看电视、上网或者同时进行其他活动。细嚼慢咽是为了使食物与唾液充分混合，从而使食物的营养被充分吸收利用。

3. 保持愉快的进餐情绪。不良的情绪会抑制摄食中枢，而波动的情绪可引起交感神经兴奋，促使糖原分解，导致血糖水平升高，对糖尿病病情控制不利。所以，糖尿病患者进餐时应保持愉快的情绪。

4. 进食多样化。糖尿病患者应在规定的总热量内，做到营养均衡。在掌握了一定的热量计算方法后，了解自己每日每餐应吃的食物种类和数量，糖尿病患者就可以参照食物交换法，选择灵活的烹调方法，做出合乎自己口味的食物。

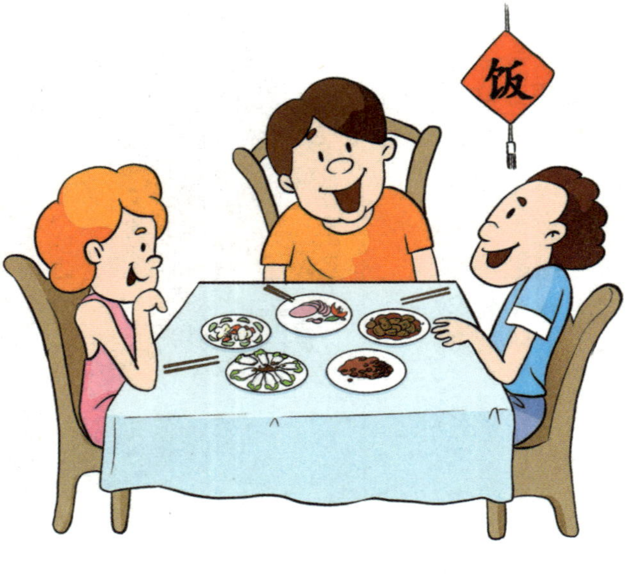

注重饮食细节，更好地控制血糖

改变用餐顺序	饭前先吃一些生菜、黄瓜或西红柿等可以生吃的蔬菜。 饭前先喝汤，然后再吃主食和蔬菜。
改变用餐方法	要一口一口地吃，不宜狼吞虎咽。 应专心地吃，不要边吃边看电视或干活。 饭要一次盛好，不要一点一点盛饭。 吃完饭立即放下筷子，离开餐桌。
改变用餐习惯	少细多粗、少稀多干、少荤多素、少肉多鱼、少油多清淡、少盐多醋、少烟多茶、少吃零食、少量多餐、少吃多动。
改变用餐品种	不要吃富含淀粉的食物，如果吃要减少主食的摄入量。 应吃带叶、茎类的蔬菜，少吃根、块茎类的蔬菜。 喝汤时撇去汤面上的油。 吃鸡肉时去掉鸡皮和鸡油。 吃带刺的鱼比吃鱼块好，可以减慢进餐速度，增加饱腹感。 血糖控制好的患者可在两餐中间吃水果，但不宜喝瓶装的果汁。
改变烹调方法	用氽、煮、拌、蒸、卤等方法做出来的菜比用炒、煎、炸等方法做成的菜好，可以减少油脂的摄入量。 不吃油腻的食物或油炸食品。 吃肉丝比吃肉片、红烧肉好。 吃带骨头的肉比吃炖肉好，既满足食欲，吃进的肉量又不大。 吃鱼以清蒸为好。

糖尿病日常饮食安排三步走

每天应吃多少食物

我们成年人一天到底应该摄入多少能量？下面教给大家一个简单的方法，算一算就知道了。

1 衡量一下个人的体重情况

实际身高（厘米）－ 105= 标准体重（千克）

知道了标准体重，怎么知道是不是超重呢？可以这样来计算：

计算身体质量指数

身体质量指数（BMI）公式：BMI= 现有体重（千克）÷［身高（米）］^{2}

对照下表判断自己是胖还是瘦。

中国成人 BMI 标准

消瘦	正常	超重	肥胖
<18.5	18.5~23.9	24~27.9	≥ 28

注：单位为千克 / 米^2。

2 根据个人的劳动强度计算每天需要的总热量

每天需要的总热量 = 标准体重 × 每天每千克体重耗费的热量

每天每千克体重耗费的热量需要根据劳动强度来定，比如，你是办公室工作人员，你的劳动强度是轻体力劳动，每天每千克体重耗费热量是 30~35 千卡。然后根据你的标准体重来计算一天需要的总热量。

不同劳动强度下每天需要的总热量

劳动强度	消瘦（千卡 / 千克）	体重正常（千卡 / 千克）	超重或肥胖（千卡 / 千克）
轻体力劳动	35	30	20~25
中等体力劳动	40	35	30
重体力劳动	40~45	40	35

中国成人体力劳动分级标准

轻体力劳动	教师、售货员、办公室职员、钟表修理工
中等体力劳动	学生、司机、电工、外科医生
重体力劳动	建筑工、搬运工、伐木工、农民、舞蹈演员

3 根据中国营养学会推荐的正常成人每日膳食中三大生热营养素的生热比来计算三大营养素所占的热能，蛋白质供给的能量占总能量的 12%~14%；脂肪占 20%~30%；碳水化合物占 55%~65%。

小例子

一个年轻人，从事司机工作，身高 180 厘米，体重 75 千克，所需热能为 75（千克）×35（千卡 / 千克）约为 2600 千卡。

根据中国营养学会推荐的正常成人每日膳食中三大生热营养素的生热比来计算三大生热营养素所占的热能，那么这个人所需的热量分别为：

蛋白质	2600千卡×（12%~14%）=312~364千卡
脂肪	2600千卡×（20%~30%）=520~780千卡
碳水化合物	2600千卡×（55%~65%）=1430~1690千卡

4 分别计算三大营养素每天所需量

因蛋白质、脂肪、碳水化合物三大营养素的生热系数分别为：4 千卡 / 克、9 千卡 / 克、4 千卡 / 克，所以全天所需蛋白质、脂肪、碳水化合物的重量分别为：

蛋白质	蛋白质供给的热能÷4=蛋白质每天所需量
脂肪	脂肪供给的热能÷9=脂肪每天所需量
碳水化合物	碳水化合物供给的热能÷4=碳水化合物每天所需量

小例子中的年轻人每天所需的三大营养素的量：

蛋白质	（312千卡~364千卡）÷4=78克~91克
脂肪	（520千卡~780千卡）÷9≈58克~87克
碳水化合物	（1430千卡~1690千卡）÷4=357.5克~422.5克

由此就可以知道一个正常人一天所需要的热能、三大供能营养素所占热能的比例及供给量，糖尿病患者尤其要严格按照标准来进餐。

一日三餐的能量应该怎样分配

糖尿病人每餐的能量摄入也有严格的限制，要根据每天的总能量来分配三餐能量，要做到定时、定量。每天可以有 3~6 餐，做到少食多餐，这样可以有效地控制血糖，并且每餐的间隔时间也比较短，就不容易出现低血糖现象。

单纯进行饮食控制的人，可以按照自己的饮食习惯，将早餐、午餐、晚餐按照 1/5、2/5、2/5 的比例来分配，或者按照 1/3、1/3、1/3 的比例进行分配。要避免因为吃过多的食物给胰岛带来负担，导致血糖升高。如果有加餐，就将加餐的能量从上一餐的能量总数中减去。总之，一天的能量要严格限定在标准范围之内。

糖尿病饮食的核心：少量多餐、定时、定量。

蛋白质

健康成人每日膳食供给量（RDA）标准，即 1.0 克 / 千克 · 天，能量比为全天能量的 10%~20%。一旦肾小球滤过率降低或确诊为糖尿病肾病，则需限制蛋白质摄入量，降为 0.6 克 / 千克 · 天。

脂肪和糖类

若蛋白质供能比为 10%~20%，则 80%~90% 的热量来自脂肪和糖类。饱和脂肪和多不饱和脂肪供能比均应小于 10%，剩下的 70%~80% 的热量来自单不饱和脂肪和糖类。

每日胆固醇摄入量不超过 300 毫克。

膳食纤维

膳食纤维推荐量为 25~30 克 / 天。

钠

血压及肾功能正常的糖尿病患者，摄入的钠量应小于 2.4 克 / 天；伴高血压者，为 1~2 克 / 天；伴高血压和肾病者，应小于 1 克 / 天。

怎样制订食谱

制订食谱第一步：确定主食量

在确定每日总能量后，第一步是确定主食量。

大米、玉米、小米、面粉等，主要含碳水化合物，其含量约为80%，是全天食物中热量的主要来源。糖尿病病人必须控制主食的摄入量，那么是不是主食吃得越少越好呢?不是的。因为一个人每天所需要的热量不仅仅来自主食，副食（如肉、蛋、奶、烹调油等）所提供的热量同样可以使血糖升高，主食中所含的碳水化合物还有刺激胰岛素分泌的作用，所以要适当提高碳水化合物的比例，主张每日碳水化合物产热比不低于50%。具体到个人需折合成主食量来指导进食。

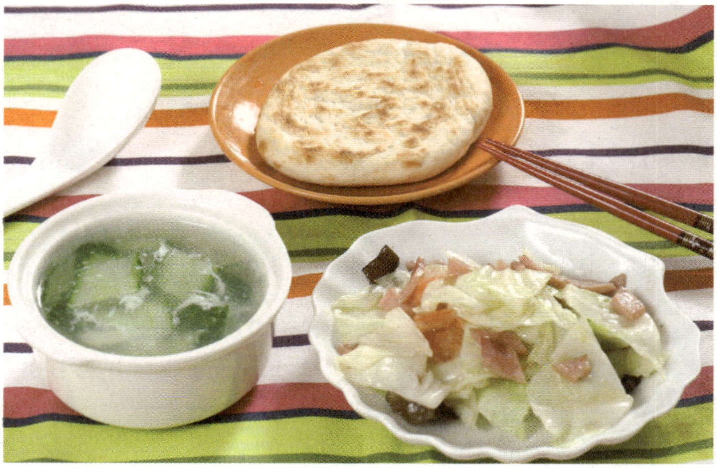

制订食谱第二步：确定副食量

一般情况下，糖尿病病人每日副食及其用量大致如下：

牛奶或奶制品	每日 250 毫升
中等大小鸡蛋	每日 1 个（或鸡蛋清 2 个）
瘦肉	每日 100~150 克（2~3 两）
豆类及其制品	每日 50~100 克（1~2 两）
蔬菜	每日 500 克（1 斤）
水果	每日 200 克（在病情允许的情况下按规定食用）
油脂	每日 2 汤匙

不同能量下的主食量	
1200千卡的主食量约为每日150克	3两
1300千卡的主食量约为每日175克	3.5两
1400千卡的主食量约为每日200克	4两
1500千卡的主食量约为每日225克	4.5两
1600千卡的主食量约为每日250克	5两
1700千卡的主食量约为每日275克	5.5两
1800千卡的主食量约为每日300克	6两
1900千卡的主食量约为每日325克	6.5两
2000千卡的主食量约为每日350克	7两
2100千卡的主食量约为每日375克	7.5两
2200千卡的主食量约为每日400克	8两

备注：上面没有列出1200千卡以下能量对应的主食量，因为一般情况下，成人的每日能量不应低于1200千卡，主食也就不应低于每日150克（3两）。摄入过低可能造成能量负平衡，会造成体重减轻，并可能出现低血糖反应。

食品交换份

食品交换份是营养学上的一个概念，凡能产生 90 千卡热量的食物即为一个食品交换份。换句话说，每个食品交换份的食物所含的热量都是 90 千卡，但其重量可以不同，例如，1 个食品交换份的食物相当于米面 25 克、绿叶蔬菜 500 克、水果 200 克、牛奶 160 克、瘦肉 50 克，鸡蛋 50 克、油 10 克，等等。

因此，运用食品交换份，糖尿病患者就可以比较自由地选择不同的食物，品尝不同佳肴，使饮食不再单调。

等值大豆类食品交换表

每一交换份大豆类食品提供蛋白质 9 克、脂肪 4 克、热量 90 千卡。

食品	重量（克）	食品	重量（克）
腐竹	20	北豆腐	100
黄豆	25	南豆腐	150
黄豆粉	25	豆浆（黄豆一份加 8 倍的水磨浆）	400
豆腐丝、豆腐干	50		

等值谷薯类食品交换表

每一交换份谷薯类食品提供蛋白质 2 克、碳水化合物 20 克、热量 90 千卡。

食品	重量（克）	食品	重量（克）
大米、小米、糯米、薏米	25	干粉条、干莲子	25
高粱米、玉米楂	25	绿豆、红豆、芸豆、干豌豆	25
面粉、玉米面	25	油条、油饼、苏打饼干	25
混合面	25	烧饼、烙饼	35
燕麦片、莜麦面	25	咸面包、窝头	35
荞麦面、苦荞面	25	生面条、魔芋	35
各种挂面	25	土豆	100
龙须面	25	湿粉皮	150
通心粉	25	鲜玉米（中等大小，带棒心）	200

等值蔬菜类食品交换表

每一交换份蔬菜类食品提供蛋白质5克、碳水化合物17克、热量90千卡。

食品	重量（克）	食品	重量（克）
大白菜、圆白菜、菠菜、油菜	500	白萝卜、青椒、茭白、冬笋	400
韭菜、茴香、茼蒿	500	南瓜、菜花	350
芹菜、甘蓝、莴笋	500	鲜豇豆、扁豆、洋葱、蒜苗	250
黄瓜、茄子、丝瓜	500	胡萝卜	200
芥蓝、小白菜	500	山药、荸荠、藕、凉薯	150
空心菜、苋菜、龙须菜	500	百合、芋头	100
绿豆芽、鲜蘑、水发海带	500	毛豆	70
西葫芦、西红柿、冬瓜、苦瓜	500	鲜豌豆	70

等值油脂类食品交换表

每一交换份油脂类（包括坚果类）食品提供脂肪6克、热量90千卡。

食品	重量（克）	食品	重量（克）
花生油、香油（1汤匙）	10	猪油	10
玉米油、菜籽油（1汤匙）	10	牛油	10
豆油	10	羊油	10
红花油	10	黄油	10
核桃、杏仁	25	葵花子（带壳）	20
花生米	25	西瓜子（带壳）	40

等值奶类食品交换表

每一交换份奶类食品提供蛋白质5克、脂肪5克、碳水化合物6克、热量90千卡。

食品	重量（克）	食品	重量（克）
奶粉	20	牛奶	160
脱脂奶粉	25	羊奶	160
奶酪	25	无糖酸奶	130

等值肉蛋类食品交换表

每一交换份肉蛋类食品提供蛋白质 9 克、脂肪 6 克、热量 90 千卡。

食品	重量（克）	食品	重量（克）
熟火腿、香肠	20	蟹肉、水发鱿鱼	100
肥瘦猪肉	25	鸡蛋（大个带壳）	60
熟叉烧肉（无糖）、午餐肉	35	松花蛋（大个带壳）、鸭蛋	60
熟酱牛肉、熟酱鸭	35	鹌鹑蛋（6 个带壳）	150
瘦猪肉、牛肉、羊肉	50	鸡蛋清	80
排骨（带骨）	50	草鱼、比目鱼、鲤鱼、甲鱼	80
鸭肉	50	大黄鱼、鳝鱼、鲢鱼、鲫鱼	80
鹅肉	50	对虾、青虾、鲜贝	80
兔肉	100	水发海参	350

等值水果类食品交换表

每一交换份水果类食品提供蛋白质 1 克、碳水化合物 21 克、热量 90 千卡。

食品	重量（克）	食品	重量（克）
柿子、香蕉、荔枝（带皮）	150	李子、杏	200
梨、桃、苹果	200	葡萄	200
橘子、橙子、柚子（带皮）	200	草莓	300
猕猴桃	200	西瓜（带皮）	500

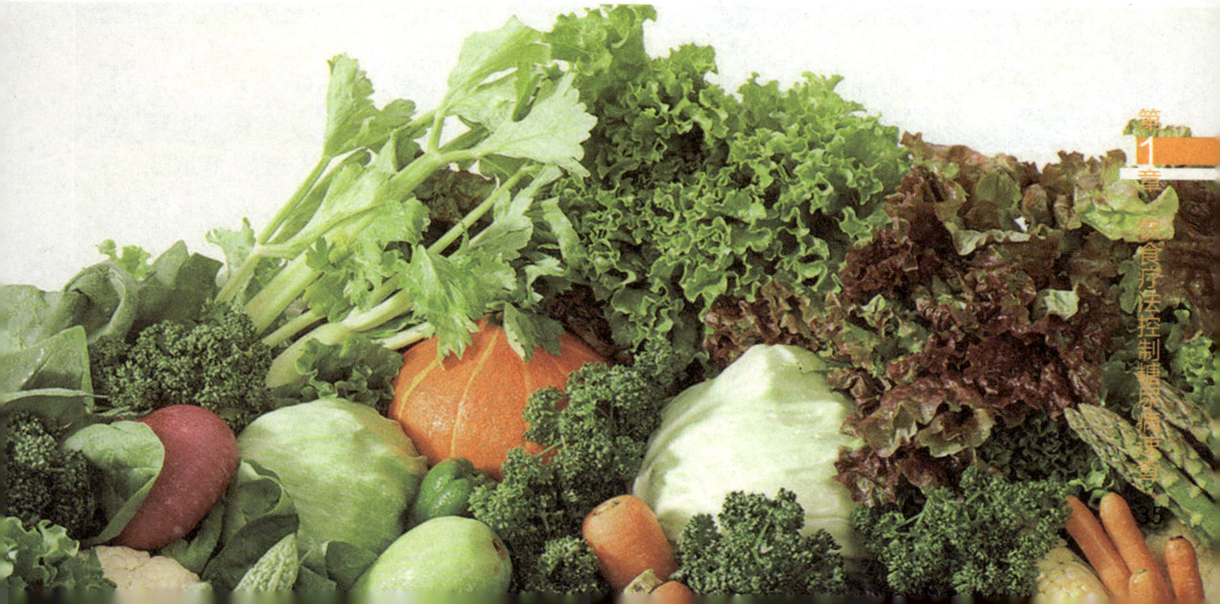

糖尿病饮食速查表

谷豆类	
可常吃的谷豆类食物	大米、小麦、薏米、玉米、小米、燕麦、荞麦、黄豆、黑豆、绿豆、红小豆、黑芝麻
适量少吃的谷豆类食物	年糕、粽子、酱豆腐、臭豆腐
尽量不吃的谷豆类食物	油条、月饼、方便面、汉堡包、三明治、比萨、粉丝、西米
蔬菜	
可常吃的蔬菜	洋葱、苦瓜、冬瓜、黄瓜、南瓜、丝瓜、胡萝卜、白萝卜、山药、柿子椒、菜花、芹菜、菠菜、西蓝花、茼蒿、空心菜、白菜、莴苣、圆白菜、油菜、番茄、芦笋、魔芋、蒜薹、茄子、豆芽、银耳、木耳、蘑菇
适量少吃的蔬菜	辣椒、雪里红、酸菜、榨菜、酱黄瓜
尽量不吃的蔬菜	甜菜、芋头、菱角、炸薯片、糖蒜
肉食	
可常吃的肉食	兔肉、柴鸡、乌鸡、鸡胗、鸭肉、鹅肉、鸽肉、鹌鹑、牛蹄筋、牛肉、猪瘦肉
适量少吃的肉食	动物肝脏、动物肾脏、动物心脏及猪肺、猪肠、猪蹄
尽量不吃的肉食	香肠、火腿、午餐肉、动物脑、炸鸡
水产类	
可常吃的水产类食物	海带、紫菜、海参、扇贝、鳝鱼、泥鳅、鲫鱼、牡蛎、鲢鱼、黄鱼、武昌鱼、鲈鱼、草鱼、黑鱼、三文鱼、青鱼、海蜇皮、鳕鱼
适量少吃的水产类食物	淡菜、烤鱿鱼、煮鲍鱼、鲮鱼罐头
尽量不吃的水产类食物	螃蟹、带鱼、墨鱼
蛋类	
可常吃的蛋	鸡蛋清、鸭蛋清、鹅蛋清
尽量不吃或少吃的蛋	松花蛋、咸鸭蛋、鸡蛋黄、鸭蛋黄、鹅蛋黄
水果类	
可常吃的水果	苹果、樱桃、菠萝、木瓜、橘子、橙子、火龙果、猕猴桃、石榴、草莓、山楂、柚子、桑葚
适量少吃的水果	西瓜、甜瓜、杨桃、芒果
尽量不吃的水果	香蕉、柿子、荔枝、枇杷、椰子、杨梅、水果罐头、果脯蜜饯
油脂类	
可常吃的油脂	橄榄油、大豆油、玉米油、花生油、芝麻油、葵花子油、色拉油、菜籽油、核桃油、深海鱼油
适量少吃的油脂	棕榈油、椰子油、可可油、辣椒油
尽量不吃的油脂	猪油、牛油、羊油、奶油、黄油

第2章

稳定血糖的营养素速查

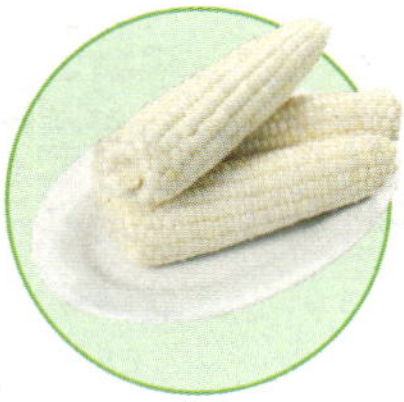
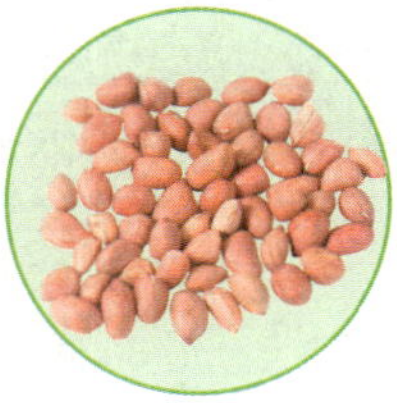
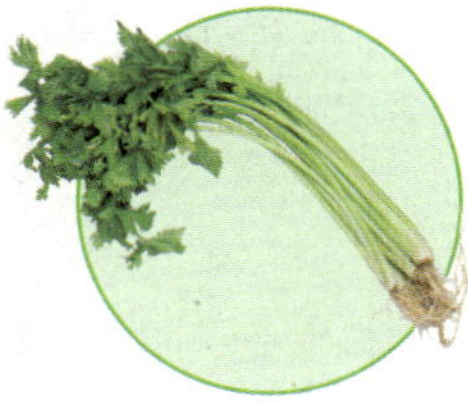
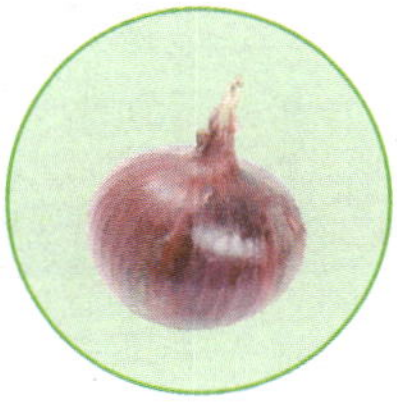
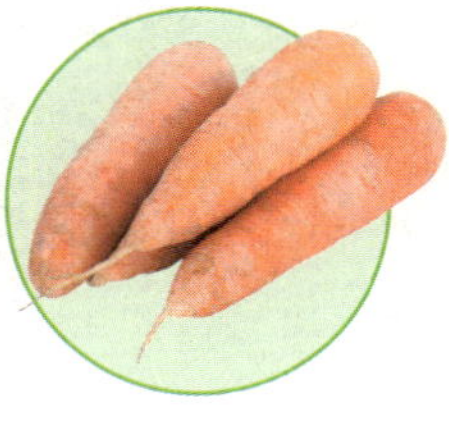
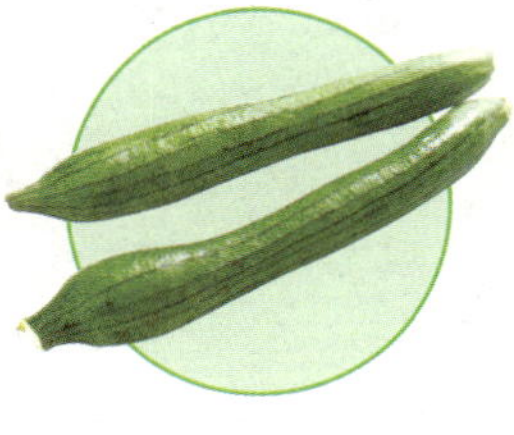
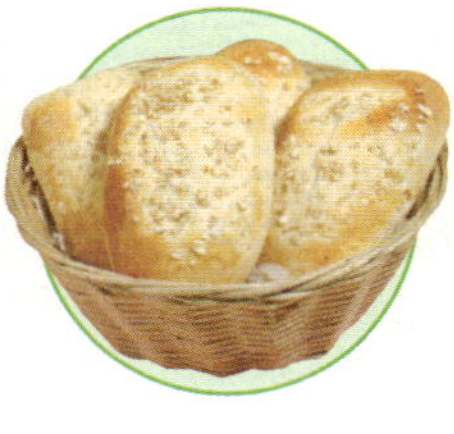
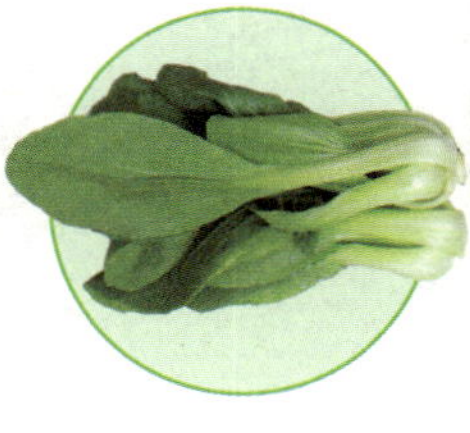

维生素A

对抗破坏胰岛素的自由基，控制血糖水平

推荐摄入量：每日700~800微克

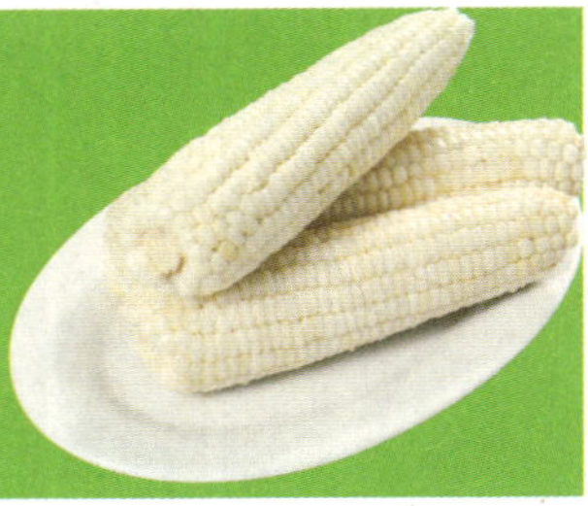

降血糖作用

具有抗氧化作用，能够对抗破坏胰岛素的自由基，稳定胰岛素水平，进而控制血糖水平，特别是对1型糖尿病影响极大。

保健功效

增强身体对疾病感染的抵抗力；维持正常视力，降低夜盲症的发生；促进蛋白质的消化和分解，保护消化系统、肾脏、膀胱等脏器的上皮细胞。

缺乏症状

头发干枯、稀疏且没有光泽；眼睛干涩，夜间视力减退，适应黑暗的能力降低；皮肤粗糙、干涩，浑身起小疙瘩；食欲降低，并伴有疲倦、腹泻等症状。

易缺乏人群

患慢性腹泻、慢性痢疾等消化疾病者；运动量大的人；素食者；吸烟者。

补给小叮咛

维生素A是脂溶性维生素，在烹调富含维生素A的食物时要在油中翻炒几下或与肉类同炖，以提高维生素A的吸收率。

食物来源

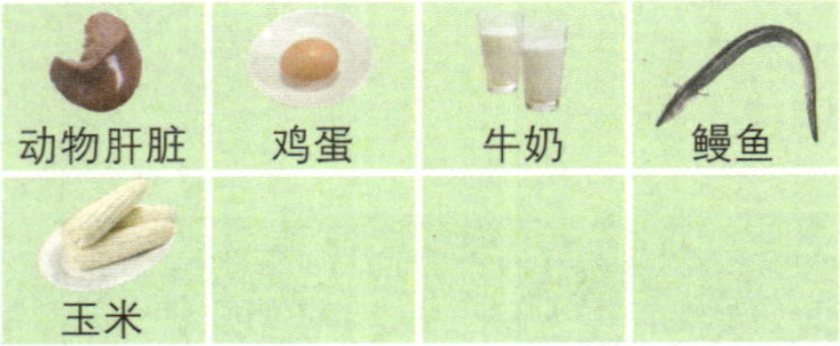

推荐食谱

猪肝黄瓜汤

材料： 猪肝100克，黄瓜30克。

调料： 料酒、高汤、盐、酱油、鸡精各适量，香油3克。

做法：

1.猪肝洗净，切成长3厘米、宽1厘米、厚0.2厘米的小柳叶片；黄瓜切成薄片，备用。

2.猪肝用沸水焯至刚泛白时，捞出，控干水分。

3.锅置大火上，加高汤、酱油、盐、鸡精、料酒煮沸，加入猪肝片，再沸后，撇去浮沫，撒上黄瓜片，淋上香油即可。

能量计算器

总热量	蛋白质	脂肪	糖类
约159千卡	19.3克	6.5克	5.8克

维生素 B_1

有维持正常糖代谢和神经传导的功能

➔ 推荐摄入量：每日1.2~1.4毫克

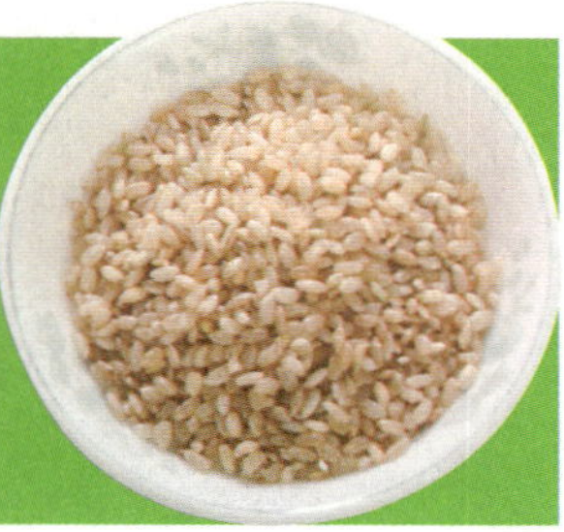

降血糖作用

有维持正常糖代谢和神经传导的功能，预防并发微血管病变和肾病。

保健功效

有助于防止因晕车、晕船或晕飞机而发生的呕吐症状；可增强胃肠和心脏肌肉的活力；在人体内与磷酸结合，能刺激胃肠蠕动，促进食物排空而增进食欲；还可起到营养神经、消除疲劳的作用。

缺乏症状

容易疲劳，烦躁易怒，情绪不稳定；胃口不好，消化不良；尿少、腹痛、腹泻或便秘。

易缺乏人群

有抽烟、喝酒习惯的人；妊娠期、哺乳期或服用避孕药的女性；运动量大的人。

补给小叮咛

1. 用开水煮粥或蒸米饭，可减少谷类中维生素 B_1 的损失。

2. 淘米时不宜用手搓米，并且淘米的次数不宜多，不然米中的维生素 B_1 会流失。

食物来源

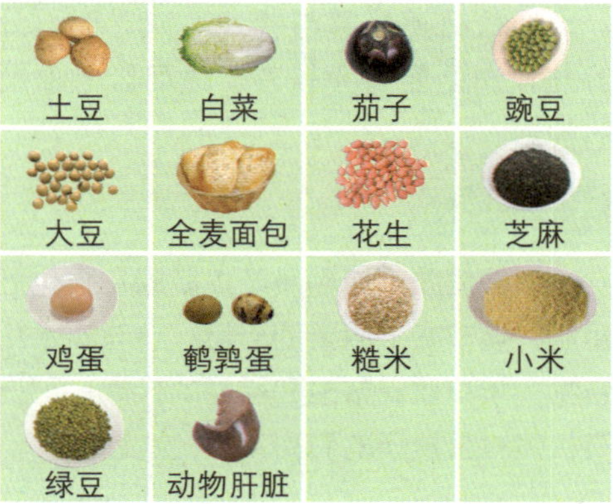

推荐食谱

绿豆大米粥

材料： 绿豆15克，大米60克。

做法：

1.绿豆淘洗干净，在清水中泡约2小时；大米淘洗干净。

2.绿豆放入锅中加适量清水煮沸，放入大米，再次煮沸后改小火熬煮至豆烂米熟即可。

能量计算器

总热量	蛋白质	脂肪	糖类
约253千卡	7.9克	0.5克	55.7克

维生素B_2

帮助糖类分解与代谢

推荐摄入量：每日1.2~1.4毫克

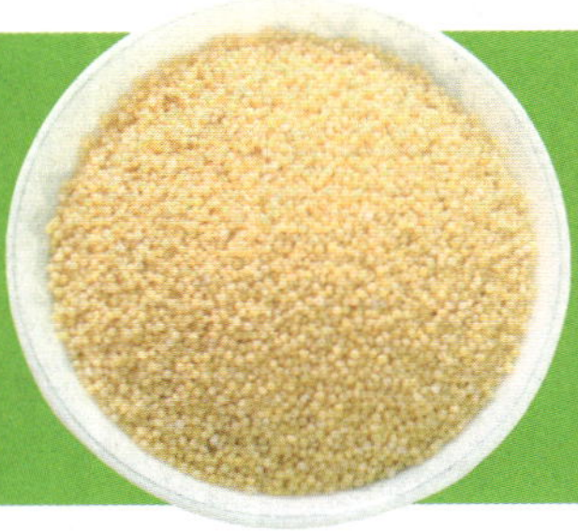

降血糖作用

帮助糖类分解与代谢。缺乏时，分解与代谢的能力会较差，进而影响血糖的控制。

保健功效

保护皮肤毛囊黏膜及皮脂腺；强化肝功能、调节肾上腺素的分泌；参与碳水化合物、蛋白质、核酸和脂肪的代谢，可提高机体对蛋白质的利用率。

缺乏症状

口角溃烂、鼻腔红肿、失眠、头痛、精神倦怠、眼怕光、眼角膜发炎、皮肤多油脂、头皮屑增多、手心脚心有烧热感等。

易缺乏人群

长期服用抗生素的人；经常吸烟或饮酒过度者；经常熬夜的人；不常吃瘦肉和奶制品的人；容易患口腔溃疡的人；精神紧张、压力大的人。

补给小叮咛

维生素B_2为水溶性维生素，容易通过尿液排出体外，所以要时常以食物来补充；冬季膳食中脂肪和热量都会增加，需要消耗较多的维生素B_2，因此，在冬季尤其要注意补充维生素B_2。

食物来源

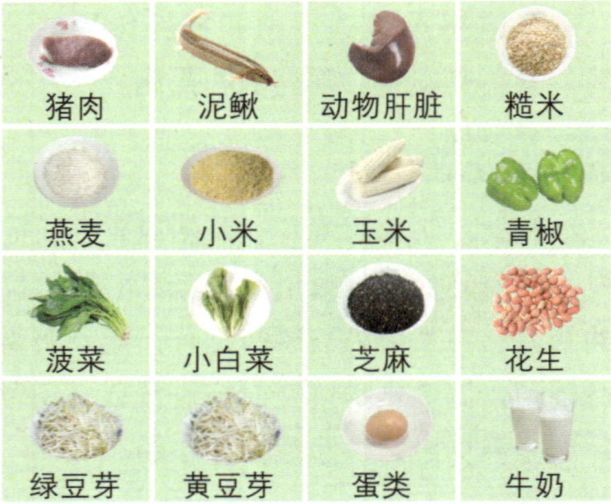

推荐食谱

韭菜炒绿豆芽

材料： 绿豆芽200克，韭菜100克。

调料： 盐、醋、鸡精各适量，植物油5克。

做法：

1.绿豆芽掐头、掐尾，放入水中浸泡一会儿，捞出沥干；韭菜择洗干净，切成5厘米左右的长段。

2.炒锅倒油烧热，放入绿豆芽翻炒一会儿，倒入醋、盐、韭菜段快炒至熟，加鸡精调味即可。

能量计算器

总热量	蛋白质	脂肪	糖类
约104千卡	6.4克	5.6克	9.9克

维生素C

能增强胰岛素的作用，调节糖代谢

推荐摄入量：每日100毫克

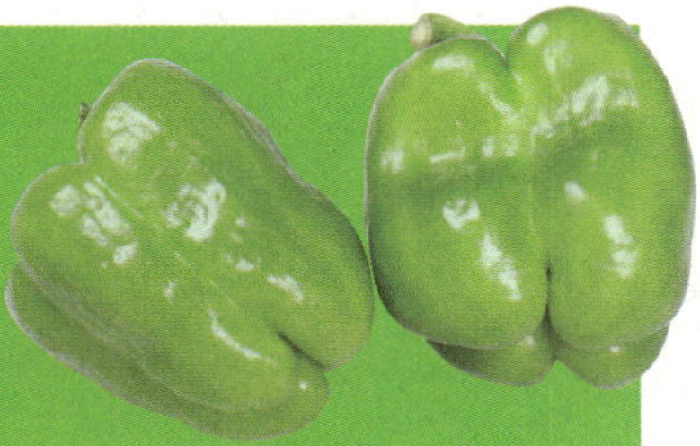

降血糖作用

能够清除对人体有害的自由基，增强胰岛素的作用，调节糖代谢，可预防糖尿病合并神经和血管病变。

保健功效

增强人体对外界环境的抵抗能力和免疫力；促进骨胶原的生物合成，利于伤口更快愈合；能对抗坏血病，降低慢性疾病的发生率，并能减轻感冒症状；降低过敏物质对身体的影响；帮助身体更好地吸收铁、钙及叶酸。

缺乏症状

骨质疏松、牙齿松动、伤口难愈合、牙床出血、易患感冒和微血管破裂，严重的出现败血症。

易缺乏人群

从事剧烈运动和高强度劳动的人；长期服用阿司匹林、安眠药、避孕药、降压药的人；抽烟的人；工作紧张、精神压力大的人。

补给小叮咛

为了尽量减少食物中维生素C的损失，最好吃新鲜的蔬菜、水果；用蔬菜和水果烹调时不要将其切得太碎，最好现吃现切、现切现烧。

食物来源

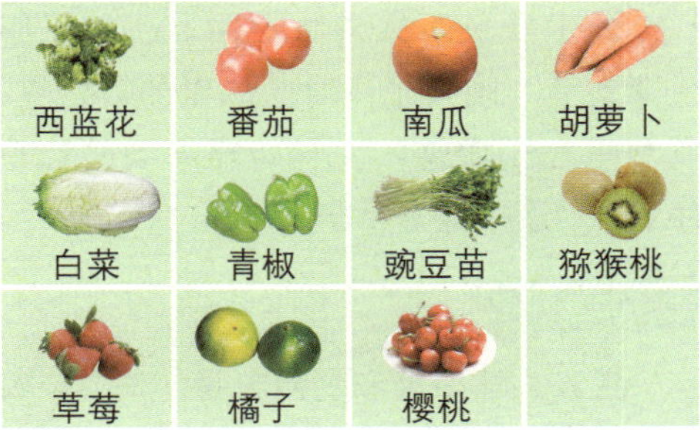

推荐食谱

香菇西蓝花

材料： 鲜香菇、西蓝花各150克。

调料： 葱花、盐、鸡精各适量，植物油3克。

做法：

1.鲜香菇去柄，洗净，入沸水中焯透，捞出，凉凉，切丝；西蓝花择洗干净，掰成小朵，入沸水中焯1分钟，捞出。

2.炒锅置火上，倒入适量植物油，待油烧至七成热，放葱花炒出香味，放入香菇丝和西蓝花翻炒均匀，用盐和鸡精调味即可。

能量计算器

总热量	蛋白质	脂肪	糖类
约97千卡	8.4克	4.2克	13.2克

维生素E

抑制胆固醇氧化，预防糖尿病并发心脑血管疾病

推荐摄入量：每日14毫克

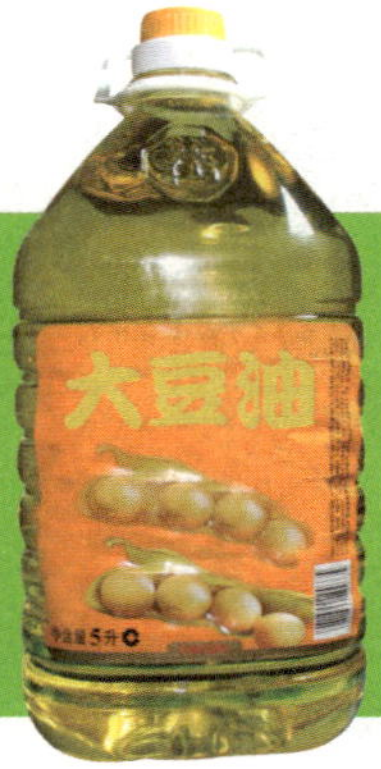

降血糖作用

维生素E可以清除自由基、纠正脂代谢紊乱、改善机体对胰岛素的敏感性，有利于控制血糖，并且能够起到防治糖尿病慢性并发症的作用。

保健功效

提高人体对磷和钙的吸收，使血浆磷和血浆钙的水平达到饱和状态；减轻腿抽筋和手足僵硬的状况；降低患缺血性心脏病的概率；提高免疫力、延缓衰老。

缺乏症状

肌肉萎缩，皮肤粗糙、干燥、缺少光泽、容易脱屑，头发干枯、分叉，易出虚汗，性能力减退，女性容易痛经。

易缺乏人群

更年期妇女；中老年人；抽烟、喝酒、压力大的人。

补给小叮咛

在吃富含维生素E的食物时宜同时吃谷类、肉、鱼及奶类等硒含量较为丰富的食物，能促进维生素E的吸收。

食物来源

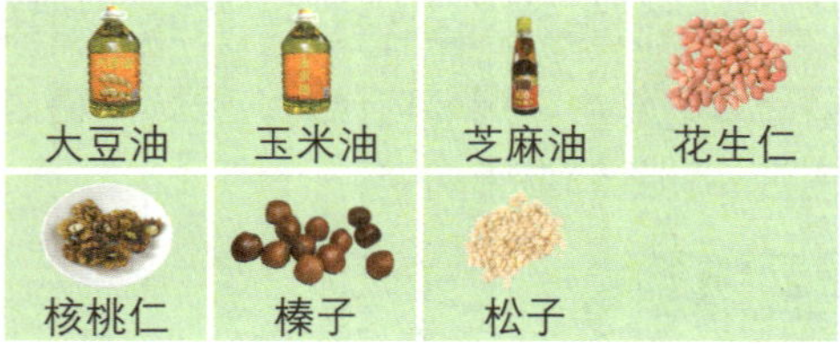

推荐食谱

芝麻花生粥

材料： 黑芝麻20克，花生仁50克，糯米50克。

做法：

1.将花生仁和黑芝麻洗净，沥干水分，用搅拌机搅成末；糯米淘洗干净备用。

2.锅置火上，倒入800毫升水煮沸，放入糯米煮开，改小火熬成粥，再放入花生芝麻末同煮至黏稠即可上桌享用了。

能量计算器

总热量	蛋白质	脂肪	糖类
约562千卡	19.9克	31.9克	54.8克

钙

参与胰岛素的合成和分泌，有效降低血糖

推荐摄入量：每日800毫克

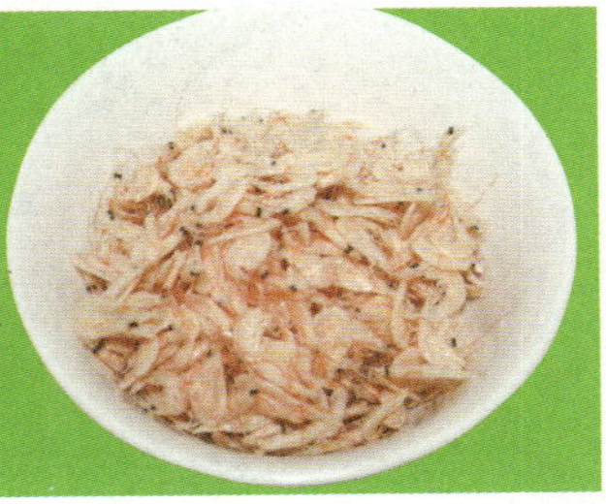

降血糖作用

参与胰岛素的合成和分泌，还可以使胰岛素受体的敏感性增加，有效降低血糖，而且还能预防并发骨质疏松。

保健功效

钙是构成骨骼和牙齿的主要成分，维护骨骼和牙齿的健康；是参与肝细胞修复的重要元素，保护肝细胞的排毒功能；促进血液中的免疫球蛋白合成，增强人体免疫力。

缺乏症状

经常性的倦怠、乏力、抽筋、腰酸背疼、易过敏、易感冒、食欲不振、情感淡漠、脆弱、心律失常、嗜睡、多尿、皮肤瘙痒等。

易缺乏人群

缺乏运动的人；偏食、节食的人；妊娠期、哺乳期和绝经期妇女。

补给小叮咛

食补是补钙最安全的途径，没有常见钙剂的副作用，膳食中长期不能满足钙的需求量时，才应选择钙保健品。补充钙的同时要注意补充维生素D，能更好地促进钙的吸收和利用。

食物来源

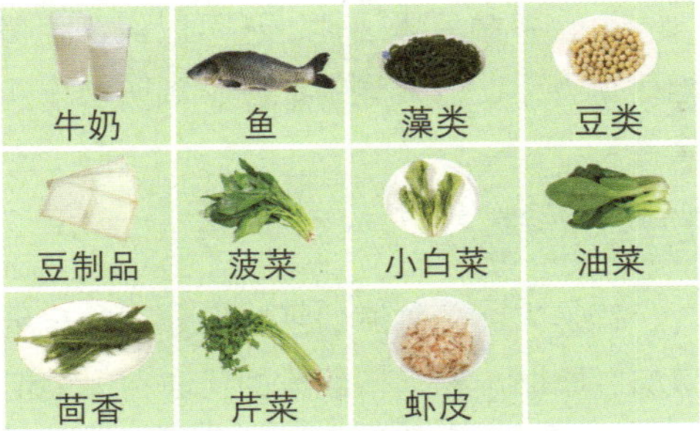

推荐食谱

菠菜虾皮粥

材料： 大米100克，鲜虾皮50克，菠菜50克。

调料： 盐适量，香油3克。

做法：

1. 将大米淘洗干净，浸泡；菠菜洗净，切段，待用。
2. 锅置火上，倒入适量清水，放入大米煮沸，放入虾皮，以小火煮至软烂，加盐调味，撒上菠菜段稍煮，淋上香油即可。

能量计算器

总热量	蛋白质	脂肪	糖类
约460千卡	23.9克	5.0克	81.2克

锌

改善胰岛素活性，有效调节血糖

推荐摄入量：每日8.5~12毫克

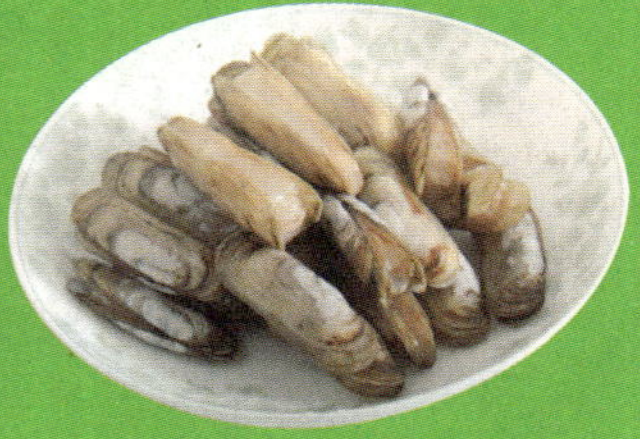

降血糖作用

可改善胰岛素活性，还可以纠正葡萄糖耐量异常，有效调节血糖，预防糖尿病及并发症。

保健功效

锌是人体多种酶的组成部分，参与蛋白质、脂肪、糖、核酸等的代谢；促进伤口的愈合；提高免疫功能。

缺乏症状

免疫力降低，增加肺炎、腹泻等疾病的感染率，伤口愈合缓慢；容易紧张、疲倦；食欲差，有异食癖；指甲上有白斑，指甲、头发无光泽、易断。

易缺乏人群

爱出汗的人；酗酒者；前列腺患者；痛经的女性。

补给小叮咛

夏季天气炎热，出汗较多，锌会随汗液流失，且食欲降低，对锌的摄入减少，更应该适量增加富含锌的食物；吃富含锌的食物时宜同时吃些含钙与铁的食物，可促进锌的吸收与利用。

食物来源

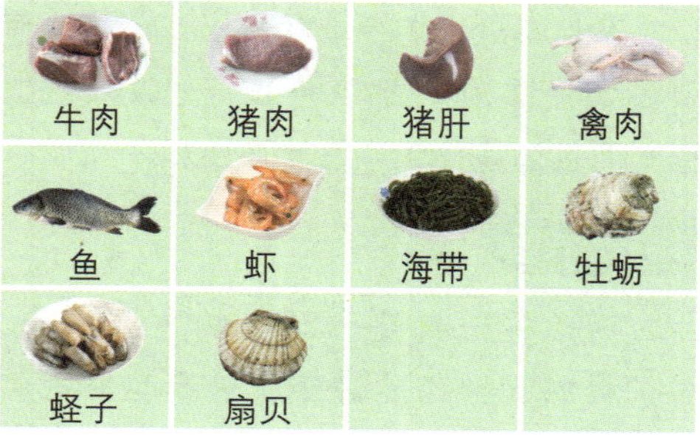

推荐食谱

牡蛎煎蛋

材料： 去壳牡蛎50克，鸡蛋1个（约60克）。

调料： 葱花、花椒粉、盐各适量，植物油3克。

做法：

1. 牡蛎洗净；鸡蛋洗净，磕入碗内，打散，放入牡蛎、葱花、花椒粉、盐，搅拌均匀。
2. 锅置火上，倒入植物油，待油烧至六成热，淋入蛋液煎至两面呈金黄色即可。

能量计算器

总热量	蛋白质	脂肪	糖类
约164千卡	9.5克	12.0克	4.8克

镁

预防心脑血管疾病

推荐摄入量：每日320~330毫克

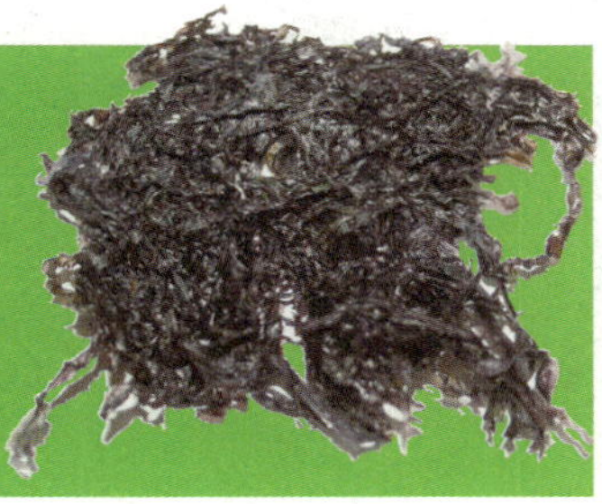

降血糖作用

在胰岛素的敏感性及糖代谢的稳定中起着十分重要的作用，能预防2型糖尿病和降低1型糖尿病患者患心脑血管疾病的风险。

保健功效

保护骨骼健康；维持神经和肌肉的正常功能；有利于心脏的舒张与休息；预防肾结石、胆结石；改善消化不良；与钙并用能协助抵抗忧郁症，可作为天然的镇静剂。

缺乏症状

肌肉松颤、手足抽搐、心律不齐、心动过速、情绪不安、容易激动。

易缺乏人群

超负荷脑力劳动及高强度体力劳动或剧烈运动的人；经常大量饮酒、咖啡和浓茶的人；患有严重腹泻、慢性肾衰竭、营养不良等病症的人。

补给小叮咛

食物中动物性脂肪的含量过高时，会影响人体对镁的吸收，所以在吃富含镁的食物时不要吃高脂肪的食物。

食物来源

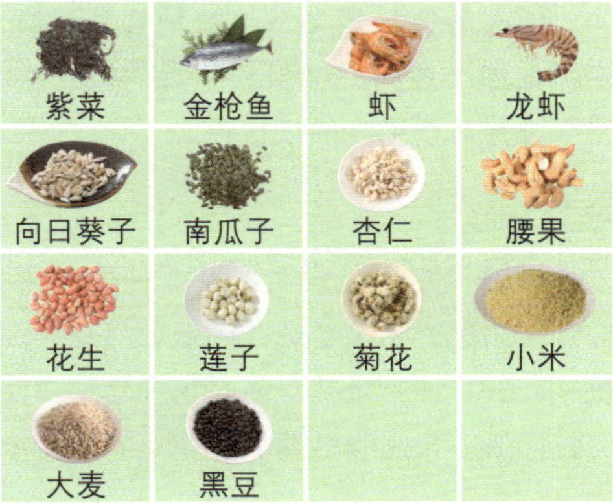

推荐食谱

海带紫菜粥

材料： 大米100克，海带150克，紫菜5克。

调料： 淡色酱油适量，香油3克。

做法：

1.大米淘洗干净，浸泡30分钟；海带洗净，切丝；紫菜泡开。

2.锅中倒入适量清水，放入大米以大火煮沸，再转小火煮约30分钟，待粥软稠后，加入海带丝、淡色酱油、香油拌匀，熟后盛入碗中，点缀上紫菜即可。

能量计算器

总热量	蛋白质	脂肪	糖类
约404千卡	10.4克	4.0克	84.6克

铬

改善糖尿病患者的葡萄糖耐量，降低血糖

推荐摄入量：每日30~35微克

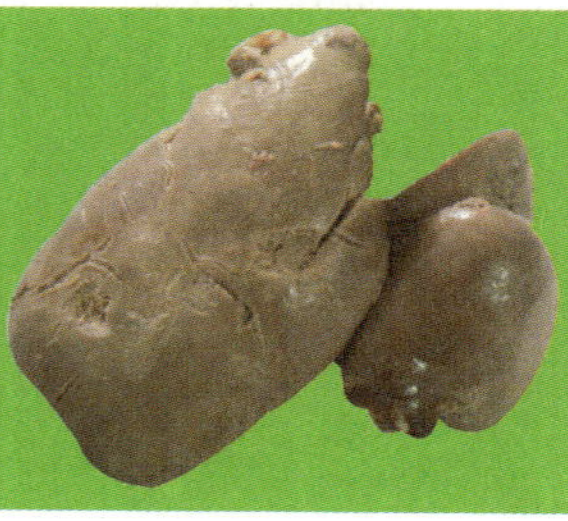

降血糖作用

能改善糖耐量异常者的葡萄糖耐量，降低血糖、血脂，增强胰岛素的敏感性，还可减轻对胰岛素的抵抗性。

保健功效

在糖代谢和脂代谢中发挥特殊作用；抑制胆固醇的生物合成，降低血清总胆固醇和三酰甘油含量并提高高密度脂蛋白胆固醇含量；预防心脏病。

缺乏症状

血脂异常；胆固醇高；高血糖；易患心脑血管病；动脉粥样硬化；心脏病；同时会出现尿频、尿量过多、口渴感、易饿、体重减轻、疲倦等多种症状。

易缺乏人群

血糖高的人；血压高的人；老年人。

补给小叮咛

铬与铁有拮抗作用，含铬的食物与含铁的食物不宜一起吃，不然会影响铬的吸收。

食物来源

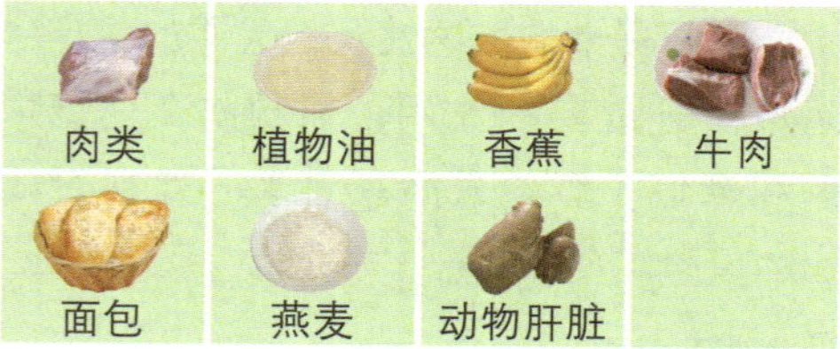

推荐食谱

萝卜烧牛肉

材料： 白萝卜100克，牛肉100克，板栗50克。

调料： 葱、姜、酱油、料酒、植物油各适量。

做法：

1.将白萝卜洗净，去皮，切成块；牛肉切块；将板栗的两层皮都剥去；葱切段；姜切块。

2.将牛肉放入加入凉水的锅中煮至七成熟，捞出。

3.锅烧热放油，将葱、姜爆香，然后放牛肉、白开水、酱油、料酒，用旺火烧开，再放入白萝卜块及板栗，至变软后再稍煮收汁即可。

能量计算器

总热量	蛋白质	脂肪	糖类
约232.5千卡	20.8克	4.3克	8.6克

膳食纤维

延缓葡萄糖的吸收，降低餐后血糖

推荐摄入量：每日25~30克

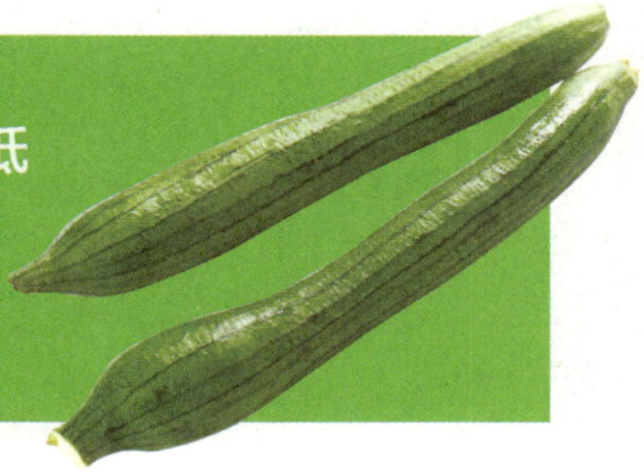

降血糖作用

能延缓食物中葡萄糖的吸收，降低胰岛素需求量，减轻对胰岛细胞的负担，能起到降低餐后血糖的作用。

保健功效

可与胆固醇、胆汁酸结合，减少肠道对胆固醇的吸收，降低血脂；刺激肠蠕动，减少有害物质的吸收，防治便秘、痔疮和结肠癌；增加饱腹感，且减少部分糖和脂质的吸收，从而减肥。

缺乏症状

排便不畅、排便时间长、粪便又少又细、几天排一次便。

易缺乏人群

大便干结、习惯性便秘、肥胖者；患有高血压、高血脂、动脉硬化、结石病者；色斑沉着、面部暗黄、长痘者；喜欢吃肉，不喜欢吃蔬菜的人。

补给小叮咛

膳食纤维的摄入量不宜过多，否则会导致腹部不适，影响其他营养素如蛋白质的消化及钙、铁的吸收。

食物来源

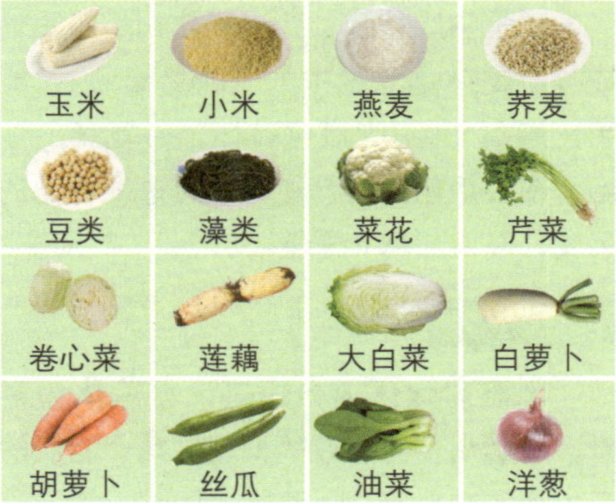

推荐食谱

香菇炒芹菜

材料： 芹菜400克，水发香菇200克。

调料： 葱末、姜丝、鸡精、料酒、酱油、盐各适量，植物油4克。

做法：

1. 水发香菇洗净，切块；芹菜洗净，切斜丝；香菇块、芹菜丝分别在沸水中焯透，捞出，沥干，待用。
2. 炒锅置火上，倒油烧热，放入葱末、姜丝煸炒片刻，放入香菇块、芹菜丝继续煸炒。
3. 最后烹入料酒，调入鸡精、酱油、盐即可。

能量计算器

总热量	蛋白质	脂肪	糖类
约111千卡	6.5克	4.9克	20.7克

硒

促进葡萄糖运转，降低血糖

推荐摄入量：每日60微克

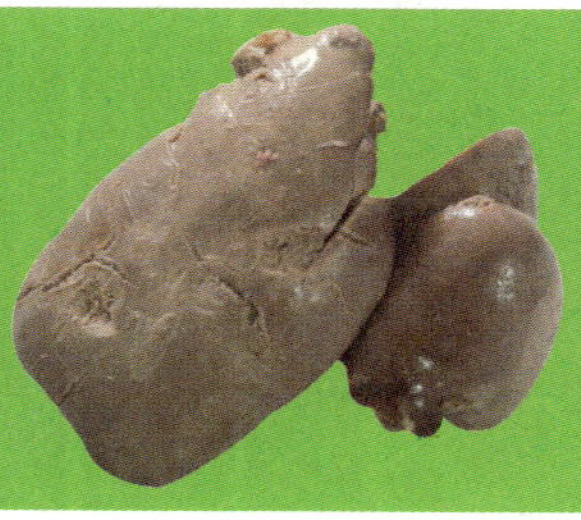

降血糖作用

硒是构成谷胱甘肽过氧化物酶的活性成分，是微量元素中的“胰岛素”，它能防止胰岛 β 细胞氧化破坏，修复胰岛细胞，使其功能正常，还可以促进葡萄糖的运转，降低血糖和尿糖。

保健功效

硒能清除体内自由基，排除体内毒素，抗氧化，能有效的抑制过氧化脂质的产生，防止血凝块，清除胆固醇，增强人体免疫功能。此外，硒对心脏肌体有保护和修复的作用。

缺乏症状

人体缺硒会导致免疫力下降、头晕目眩、肌肉萎缩疼痛、四肢关节增粗变形、心功能不全，容易诱发心血管病、糖尿病、肝病、前列腺病、心脏病、癌症等多种疾病。

食物来源

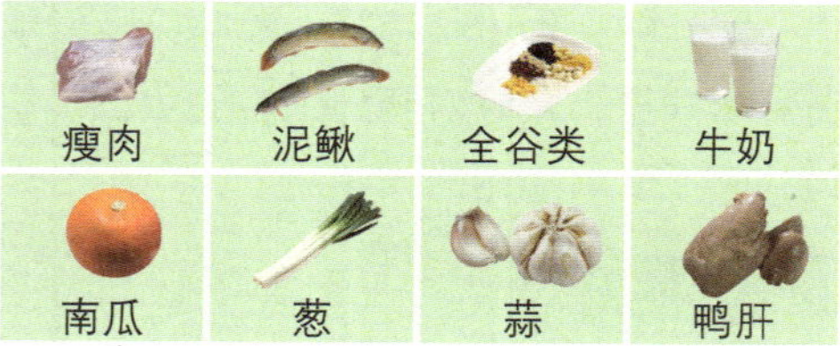

推荐食谱

玉米粒炒饭

材料： 米饭250克，鲜玉米粒30克，黄瓜、胡萝卜各50克，鸡蛋1个。

调料： 葱花、盐、胡椒粉各适量，植物油5克。

做法：

1. 将黄瓜、胡萝卜去皮洗净，切成丁；鸡蛋打散成蛋液；鲜玉米粒洗净，浸泡6小时。
2. 锅中倒入油烧热，放葱花爆香，再倒入蛋液炒散，盛出备用。
3. 锅中再倒入少许油烧热，放入玉米粒、黄瓜丁、胡萝卜丁和鸡蛋一起翻炒，炒至胡萝卜丁油亮再放入米饭一起炒散，放盐、胡椒粉炒匀即可。

能量计算器

总热量	蛋白质	脂肪	糖类
约426千卡	15.8克	5.9克	79.3克

第3章

降糖食物速查

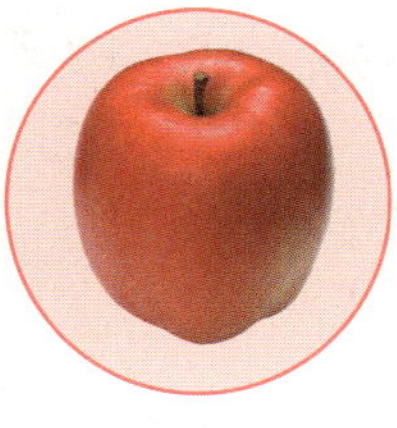
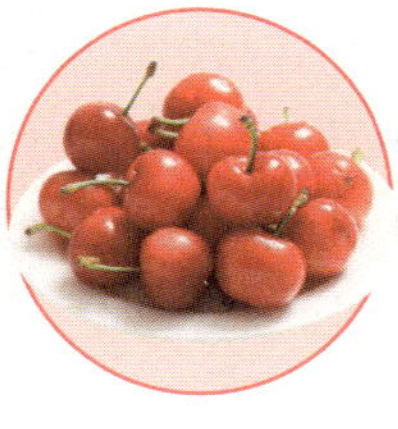
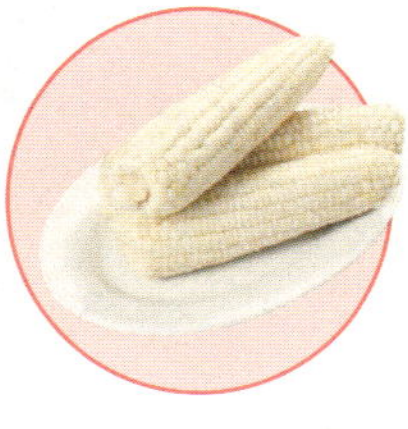
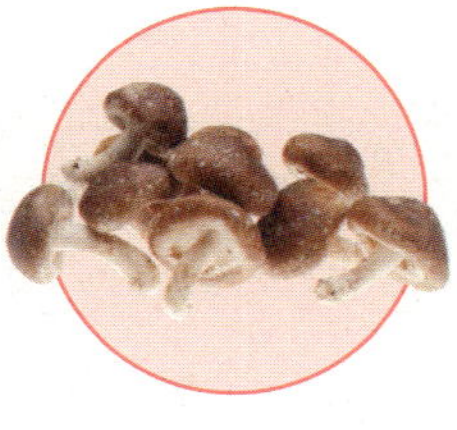
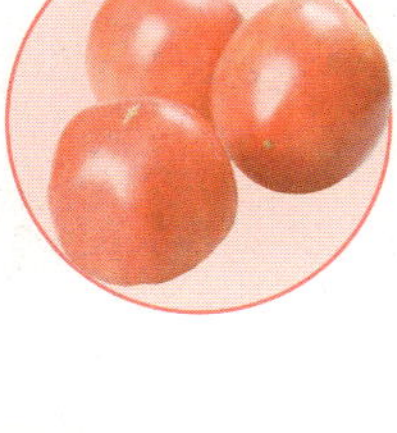
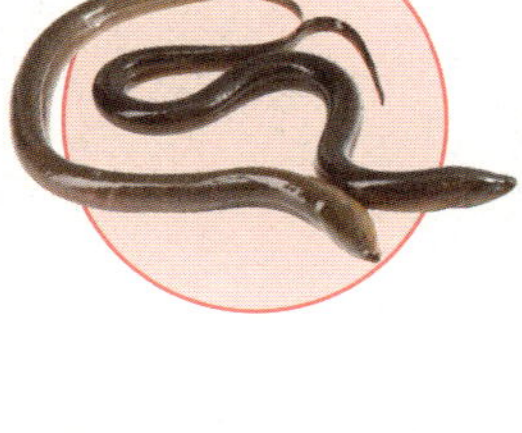
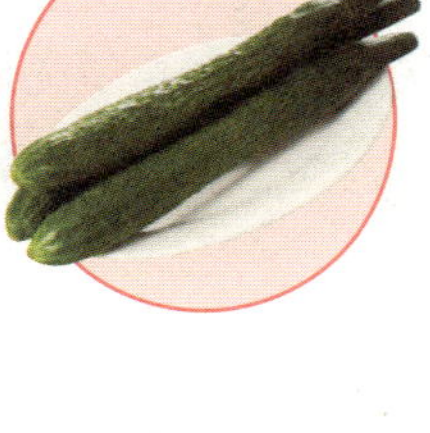
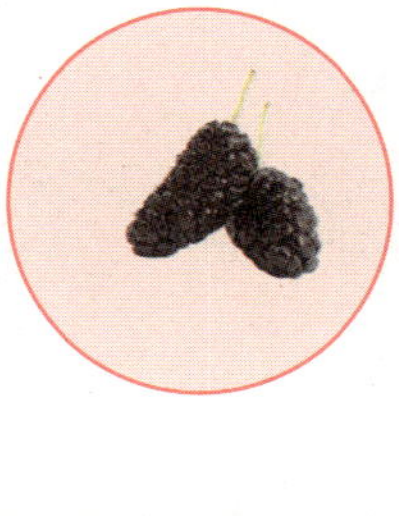

玉米

改善葡萄糖耐量，稳定血糖

- 生糖指数：55 ㊥
- 推荐摄入量：鲜玉米每日不应超过100克，玉米面每日70克为宜

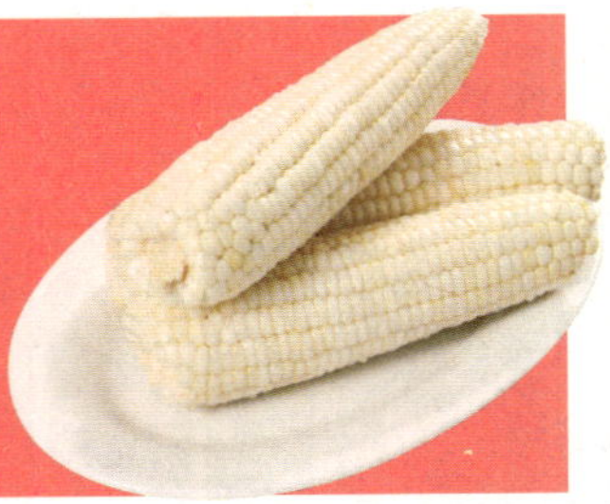

营养成分	含量	含量比较	养生功效
热量	112千卡	高★★★	玉米含有的黄体素、玉米黄质可以对抗眼睛老化，还含有类黄酮，对预防视网膜黄斑有一定作用；玉米富含膳食纤维，能刺激胃肠蠕动，可防治便秘、肠炎、肠癌等疾病。
糖类	22.8克	高★★★	
蛋白质	4.0克	中★★☆	
脂肪	1.2克	中★★☆	

注：每100克可食部分含量，比较标准见本页下方的表格。

对糖尿病的好处

降糖营养素 膳食纤维、镁、谷胱甘肽

玉米富含膳食纤维，具有降低血糖、血脂及改善葡萄糖耐量的功效；玉米中所含的镁，有强化胰岛素功能的功效；谷胱甘肽则能清除破坏胰岛素的自由基，稳定糖尿病患者的血糖水平。

对并发症的好处

玉米油中含有丰富的不饱和脂肪酸，特别是亚油酸含量高达60%以上，它和玉米胚芽中维生素E协同作用，能有效降低血液胆固醇浓度，并防止其沉积于血管壁，对预防高血压、高血脂、冠心病有积极的作用。

降糖吃法

玉米中的尼克酸不是单独存在的，而是和其他物质结合在一起，很难被人体吸收利用。如果在烹调玉米时添加少量食用碱就能使尼克酸释放出来，被人体充分利用。

最佳搭配

玉米＋豆类 玉米的蛋白质中缺乏色氨酸，单一食用玉米易发生糙皮病，所以宜与富含色氨酸的豆类食品搭配食用。

食用宜忌

糖尿病患者应选择含膳食纤维较多的老玉米，尽量少吃含糖量高的甜玉米和淀粉含量高、食用后易升高血糖的糯玉米。

热量比较标准	100千卡以下，为低热量食品 100~200千卡，为中热量食品 200千卡以上，为高热量食品
蛋白质含量比较标准	3克以下，为低蛋白质含量食品 3~10克，为中蛋白质含量食品 10克以上，为高蛋白质含量食品
脂肪含量比较标准	1.8克以下，为低脂肪含量食品 1.8~3.5克，为中脂肪含量食品 3.5克以上，为高脂肪含量食品
糖类含量比较标准	6克以下，为低糖食品 6~30克，为中糖食品 30克以上，为高糖食品
生糖指数比较标准	低于55，为低生糖指数食品 55~75，为中生糖指数食品 高于75，为高生糖指数食品

推荐降糖食谱

蔬菜玉米饼

材料： 玉米1个，鸡蛋1个，面粉100克，韭菜、胡萝卜各25克。

调料： 葱、盐各适量，植物油5克。

做法：

1.将韭菜、葱分别洗净，切段；胡萝卜洗净，切丝；玉米入沸水锅煮熟，捞出，凉凉，掰下玉米粒；面粉加温水、鸡蛋，调成面糊，放入韭菜段、葱段、胡萝卜丝、玉米粒、盐搅拌均匀。

2.锅置火上，倒油烧热，将面糊舀出平摊在锅中，小火煎至两面金黄色即可。

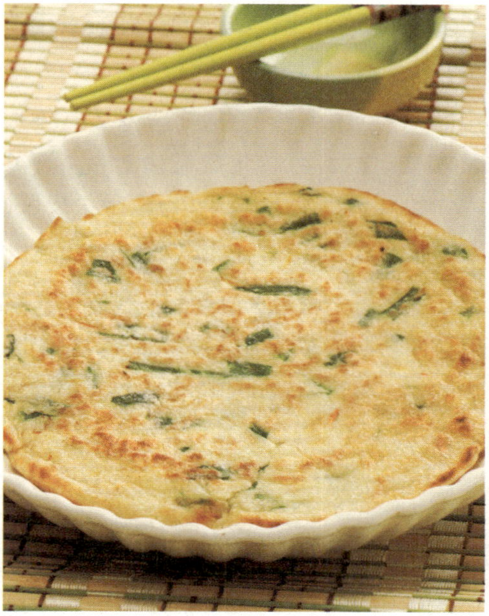

能量计算器

总热量	蛋白质	脂肪	糖类
约628千卡	24.6克	12.9克	110.1克

空心菜炒玉米

材料： 空心菜250克，熟玉米粒120克，榨菜15克。

调料： 盐3克，干辣椒节5克，植物油3克，花椒少许。

做法：

1.空心菜洗净，入沸水中焯烫，沥干，切段备用；榨菜切末。

2.置大火上，倒油烧热，下干辣椒节炸至棕红色，下花椒、榨菜末炒香，倒玉米粒、空心菜段炒熟，加盐调匀即可。

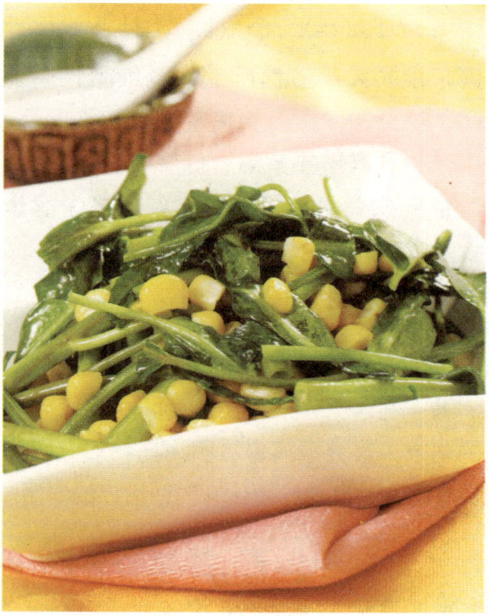

能量计算器

总热量	蛋白质	脂肪	糖类
约197千卡	9.3克	5.1克	35.2克

小米

预防因高血糖所致的肾细胞代谢紊乱

生糖指数：71 高

推荐摄入量：每日50克为宜

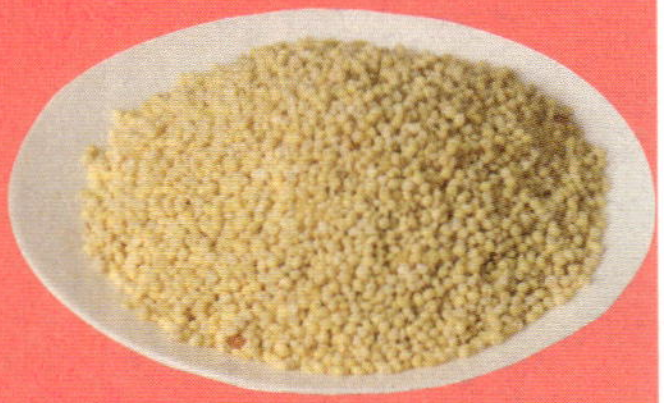

营养成分	含量	含量比较	养生功效
热量	361千卡	高★★★	小米能清热解渴、健脾去湿、和胃安眠、缓解呕吐，有效预防血管硬化，还有利于恢复体力，改善产妇的虚寒体质。
糖类	75.1克	高★★★	
蛋白质	9.0克	高★★★	
脂肪	3.1克	高★★★	

对糖尿病的好处

降糖营养素 维生素 B_1、锌、硒、镁

小米中的维生素 B_1 有维持正常糖代谢和神经传导的功能，维持微血管健康，预防因高血糖所致的肾细胞代谢紊乱，避免并发微血管病变和肾病。此外，小米还具有清热解渴、健脾去湿的功效，适合糖尿病尤其是肠胃不好的糖尿病患者经常食用。

对并发症的好处

小米有清热健脾、滋阴养血、止呕、消渴、利尿的作用，还具有防止血管硬化的功效，对糖尿病患者服用药物引起的肠胃不适及并发动脉硬化有辅助治疗的作用。

降糖吃法

1. 烹调小米时不宜放碱。

2. 小米宜与大豆或肉类食物混合食用，这是由于小米中的氨基酸缺乏赖氨酸，而大豆和肉类的氨基酸中富含赖氨酸，可以补充小米缺乏赖氨酸的不足。

最佳搭配

小米＋肉类 小米宜与肉类搭配在一起食用，因为小米中的氨基酸缺乏赖氨酸，而肉类的氨基酸中富含赖氨酸，可弥补小米中缺乏赖氨酸的不足。

小米＋黄豆 小米中的类胡萝卜素在维生素A缺乏时，可转化成维生素A，与黄豆中的异黄酮发生作用，可以保护皮肤，对眼睛有好处。

小米＋南瓜 小米可以抑制血管收缩、降低血压；南瓜所含的膳食纤维可以吸附体内的钠，使体内钠含量降低，从而辅助降低血压。

食用宜忌

煮小米粥时不宜放碱，因为碱会破坏小米中的维生素 B_1、B_2 和维生素C等，造成营养流失。

推荐降糖食谱

杂粮馒头

材料： 小米面80克，黄豆面30克，面粉50克，酵母5克。

做法：

1.将酵母用接近40℃的温水化开并调匀；小米面、黄豆面、面粉倒入容器中，慢慢地加酵母水和适量清水搅拌均匀，揉成表面光滑的面团，饧发40分钟。

2.将饧发好的面团搓粗条，切成大小均匀的面剂子，逐个团成圆形，制成馒头生坯，再次饧发至原来的两倍大，送入烧开的蒸锅蒸15~20分钟即可。

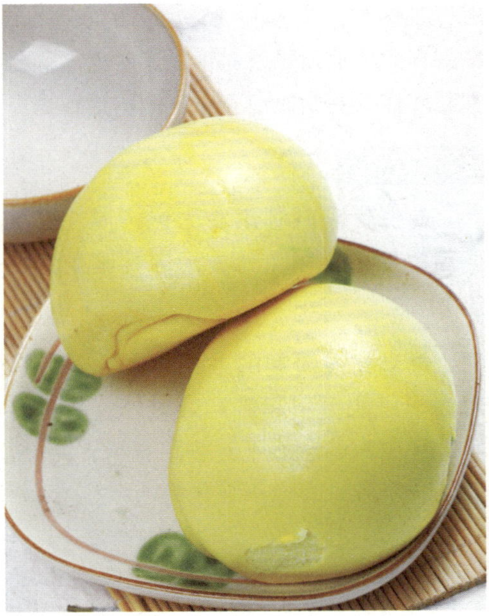

能量计算器

总热量	蛋白质	脂肪	糖类
约552.6千卡	23.6克	7.9克	107.9克

二米饭

材料： 大米100克，小米30克。

做法：

1.将大米、小米淘洗干净。

2.在电饭锅中加入适量清水，放入大米和小米，按下煮饭键，跳键后不要马上开盖，再焖一小会儿更佳。

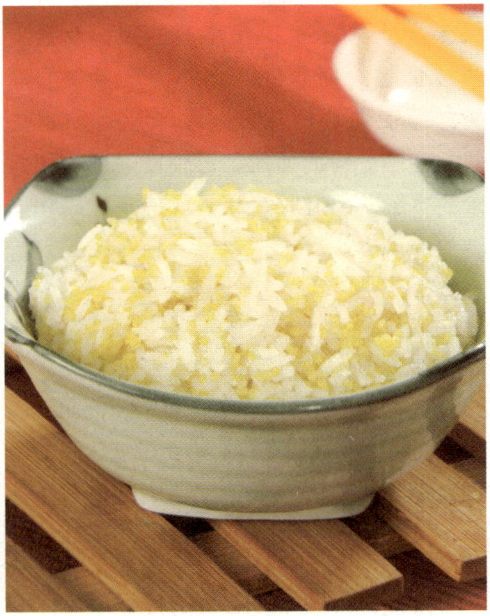

能量计算器

总热量	蛋白质	脂肪	糖类
约453.4千卡	10.1克	1.7克	100.4克

薏米

辅助治疗糖尿病人的水肿、呕吐等症状

生糖指数：45 低

推荐摄入量：每日40克为宜

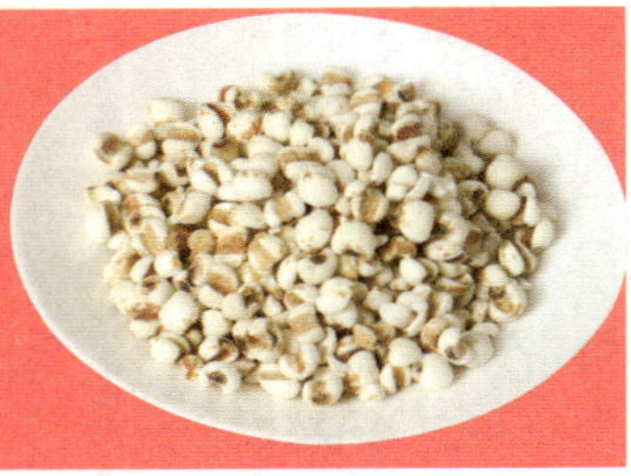

营养成分	含量	含量比较	养生功效
热量	361千卡	高★★★	常吃薏米可使皮肤光泽细腻，有助于消除粉刺、色斑，改善肤色，还能使身体轻盈，增强免疫力，减少肿瘤的发病机会。薏米还能辅助调养水肿、脾虚泄泻等病症。
糖类	71.1克	高★★★	
蛋白质	12.8克	高★★★	
脂肪	3.3克	中★★☆	

对糖尿病的好处

降糖营养素　多糖、薏米油

薏米多糖有显著的降糖作用，可抑制氧自由基对胰岛β细胞膜的损伤及肾上腺素引起的糖异生；此外，薏米中的油脂，可使血糖值降低。薏米还有利水去湿、健脾开胃的作用，可辅助治疗糖尿病人的水肿、呕吐等症状，能提高糖尿病患者的免疫力。

对并发症的好处

因为薏米含有丰富的水溶性纤维，使肠道对脂肪的吸收率降低，可以降低血液中的胆固醇以及甘油三酯，进而降低血脂。还可以预防高血压、中风、心血管疾病。

降糖吃法

浸泡薏米的水含有水溶性维生素，可与米同煮，能最大限度吸收其营养成分。

最佳搭配

薏米＋红小豆　薏米适合搭配红小豆食用，两者均含有较高的碳水化合物、蛋白质以及多种维生素和人体必需的氨基酸，搭配食用不仅能降低血糖，还对糖尿病合并肥胖症、高脂血症有一定的防治作用。

食用宜忌

淘洗薏米时宜用冷水轻轻淘洗，不要用力揉搓，以免造成水溶性维生素的流失。

薏米化湿滑利的效果显著，孕妇食用薏米可能会引起流产等意外，所以患妊娠糖尿病的孕妇不宜食用薏米；此外，遗精、遗尿患者也不宜食用。

推荐降糖食谱

薏米老鸭煲

材料： 薏米50克，老鸭1只。

调料： 生姜、陈皮、盐、酱油适量。

做法：

1. 将薏米淘洗干净；陈皮洗净；老鸭宰洗干净，去内脏、尾部，切块备用。
2. 瓦煲置火上，将薏米、老鸭、生姜放在瓦煲内，加入清水2500毫升（10碗量），大火烧沸后，改小火煲约2小时，调入盐即可。

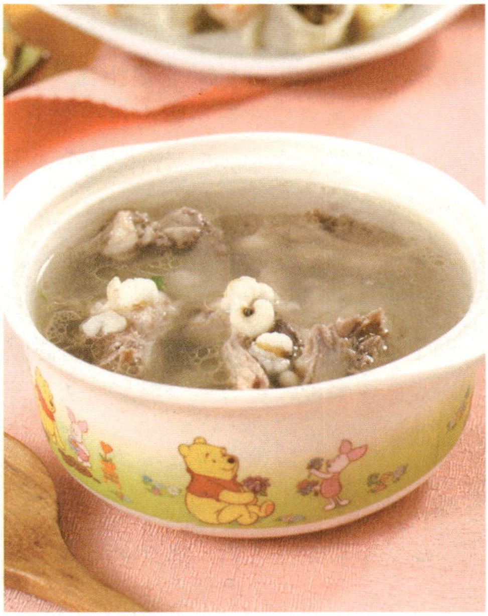

能量计算器

总热量	蛋白质	脂肪	糖类
约667.5千卡	32.7克	45.8克	36克

薏米红小豆糙米饭

材料： 薏米50克，红小豆25克，糙米125克。

做法：

1. 薏米、糙米、红小豆分别淘洗干净，用清水浸泡4~6小时。
2. 把薏米、红小豆和糙米一起倒入电饭锅中，倒入没过米面2个指腹的清水，盖上锅盖，按下蒸饭键，蒸至电饭锅提示米饭蒸好即可。

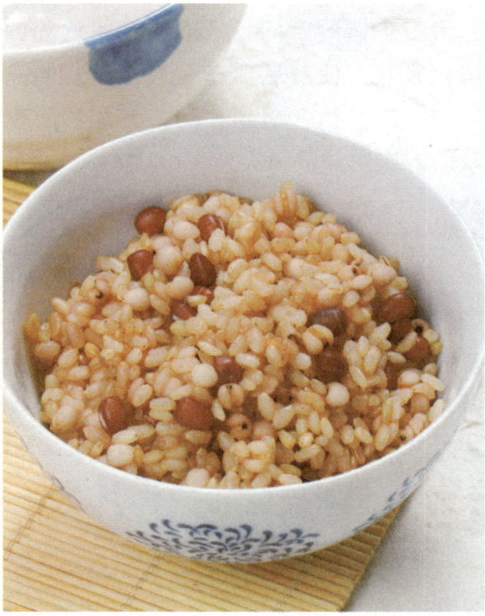

能量计算器

总热量	蛋白质	脂肪	糖类
约698千卡	17.5克	2.9克	152.4克

燕麦

延缓餐后血糖上升

生糖指数：55 ㊥

推荐摄入量：每日40克为宜

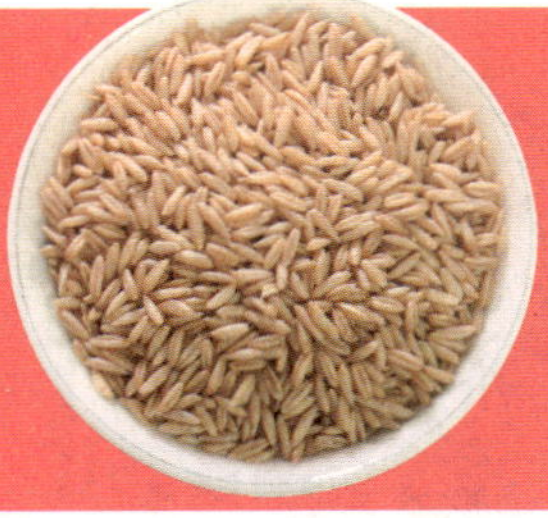

营养成分	含量	含量比较	养生功效
热量	338千卡	高★★★	燕麦可以促进血液循环，缓解生活和工作带来的压力，预防心脑血管疾病；对脂肪肝、糖尿病、浮肿、便秘等有辅助疗效，对老年人增强体力、延年益寿也大有裨益。
糖类	77.4克	高★★★	
蛋白质	10.1克	高★★★	
脂肪	0.2克	高★★★	

对糖尿病的好处

降糖营养素　膳食纤维、亚油酸

燕麦中含有的膳食纤维可延长食物在胃里停留的时间，推迟小肠对淀粉的消化吸收，使餐后血糖缓慢上升，胰岛素被合理利用，起到控制血糖和预防糖尿病的作用。

对并发症的好处

燕麦能大量吸收人体内的胆固醇并排出体外，可以预防糖尿病合并高脂血症及冠心病的发生。此外燕麦还具有润肠通便，促进血液循环，预防骨质疏松的保健功效。

降糖吃法

避免长时间高温煮燕麦片，以防止维生素被破坏。

最佳搭配

燕麦＋大米　燕麦有抑制血糖上升的作用，与含淀粉较多、容易升高血糖的大米一起食用，能较好地控制餐后血糖。

燕麦＋虾　虾中牛磺酸的含量相当丰富，可以护心、解毒；燕麦中富含维生素B_6，有利于牛磺酸的合成。二者搭配，有助于人体健康。

燕麦＋香蕉　香蕉含有较多维生素B_6，可帮助提高人体内的血清素含量；燕麦谷皮有助于提高体内血清素含量，可改善睡眠状况。二者搭配，更有助于提高血清素含量，改善睡眠。

食用宜忌

虽然燕麦营养丰富，但一次不宜食用太多，否则会造成胃痉挛或腹部胀气。

推荐降糖食谱

凉拌燕麦面

材料： 燕麦面100克，黄瓜100克。

调料： 盐、鸡精、香菜碎、蒜末各适量，香油4克。

做法：

1.燕麦面加适量水和成光滑的面团，饧20分钟后擀成一大张薄面片，将面片切成细丝后蘸干燕麦面抓匀、抖开即成手擀面。

2.将燕麦手擀面煮熟，捞出过凉；黄瓜洗净，切成丝。

3.将黄瓜丝放在煮好的燕麦手擀面上，加入盐、鸡精、香菜碎、蒜末、香油调味即可。

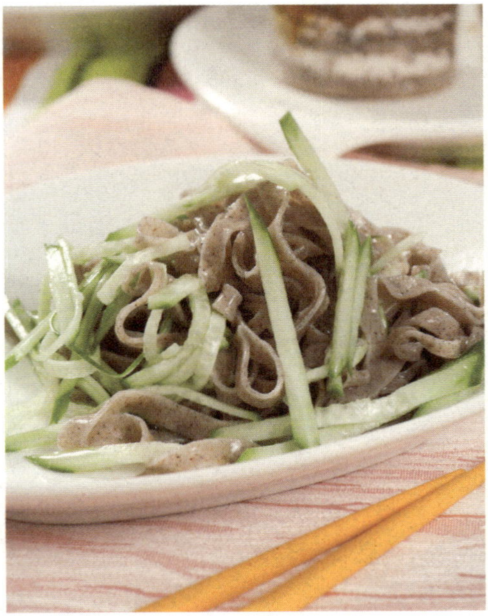

能量计算器

总热量	蛋白质	脂肪	糖类
约为417千卡	5.7克	10.9克	64.3克

豆浆麦片粥

材料： 黄豆60克，即食燕麦片100克。

做法：

1.黄豆用清水浸泡10~12小时，洗净；燕麦片倒入大碗中。

2.把浸泡好的黄豆倒入全自动豆浆机中，加水至上、下水位线之间，煮至豆浆机提示豆浆做好，取适量冲入装有燕麦片的大碗中，盖上碗盖闷10分钟，搅拌均匀即可。

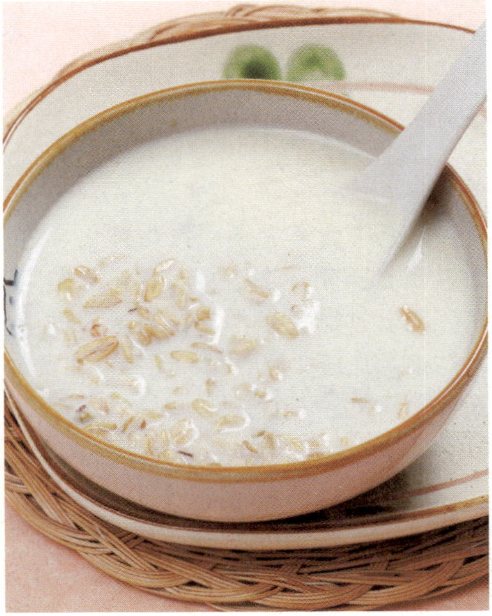

能量计算器

总热量	蛋白质	脂肪	糖类
约582.4千卡	36克	16.3克	87.4克

荞麦

调节胰岛素活性，降低血糖

生糖指数：54 低

推荐摄入量：每日60克为宜

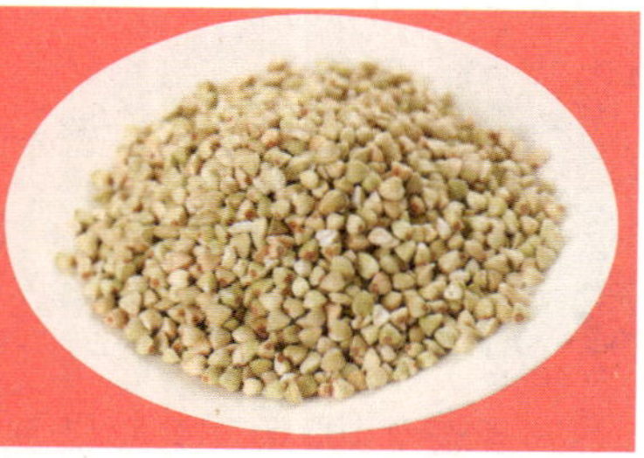

营养成分	含量	含量比较	养生功效
热量	337千卡	高★★★	荞麦具有清热去燥、补中益气、凉血和血、除烦止渴、润肠通便、软化血管及降低血脂等多种功能；荞麦对防治动脉硬化、高血脂及便秘等病症，有显著的食疗功效。
糖类	73.0克	高★★★	
蛋白质	9.3克	中★★☆	
脂肪	2.3克	中★★☆	

对糖尿病的好处

降糖营养素　膳食纤维、荞麦糖醇

荞麦富含膳食纤维，可改善葡萄糖耐量，抑制餐后血糖的升高速度。而且苦荞麦中含有荞麦糖醇，能调节胰岛素活性，具有降糖作用。

对并发症的好处

荞麦中含有大量的黄酮类化合物，尤其富含芦丁，这些物质有调节血脂、扩张冠状动脉并增加其血流量等作用，对防治高血压、冠心病、动脉硬化及血脂异常等病症很有好处。

降糖吃法

荞麦的米质较硬，直接烹煮不易做熟，烹调前宜先用清水浸泡数小时。

最佳搭配

荞麦＋大米　荞麦是粗粮，用其煮粥或蒸饭时加些大米，粗细粮搭配食用，口感更好，营养更均衡。

荞麦＋酸奶　酸奶和荞麦同食，可以降低胆固醇。

荞麦＋鸡蛋　荞麦含有烟酸，鸡蛋含色氨酸，同食可提高体内烟酸含量，有助于维持皮肤、消化和神经系统的健康。

食用宜忌

1. 荞麦是老少皆宜的主食。
2. 荞麦一次不可食用太多，否则易造成消化不良。
3. 脾胃虚寒、消化功能差、经常腹泻的人不宜食用荞麦。

推荐降糖食谱

荞麦馒头

材料： 荞麦面、面粉各200克。

调料： 发酵粉。

做法：

1.发酵粉用温水化开，混入荞麦面、面粉中，加温水和成面团，饧15分钟。

2.将饧好的面团做成小剂子，制成馒头生坯，继续饧20分钟。

3.蒸锅置火上，放入馒头生坯，用大火蒸熟即可。

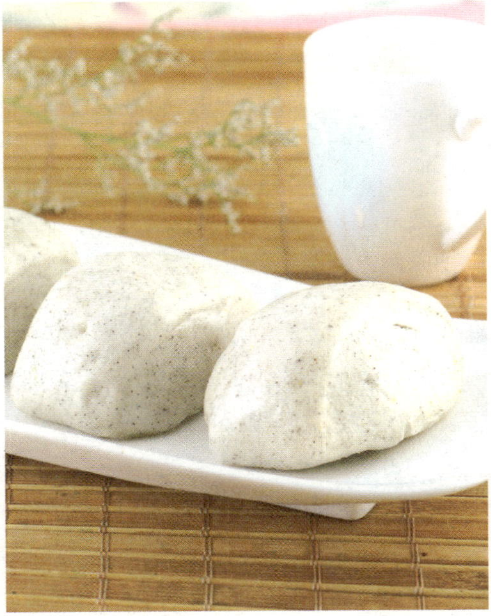

能量计算器

总热量	蛋白质	脂肪	糖类
约1282千卡	41.8克	7.2克	296.4克

素馅荞麦蒸饺

材料： 荞麦面250克，鸡蛋1个（约60克），韭菜100克，干虾仁10克。

调料： 姜末、盐、味精各适量，香油6克。

做法：

1.鸡蛋打入碗内，搅匀，加盐，放入油锅中煎成蛋饼，取出切碎；韭菜洗净，切末；干虾仁泡发洗净，切末。

2.将鸡蛋、虾仁、韭菜、姜末放入盆中，加盐、味精、香油拌匀，调成素馅。

3.荞麦面放入盆内，用温水和成软硬适中的面团，做成小剂子擀成饺子皮，包入素馅，收边捏紧，呈饺子形，码入笼屉。

4.锅中加水煮沸，放入笼屉，大火蒸20分钟即可。

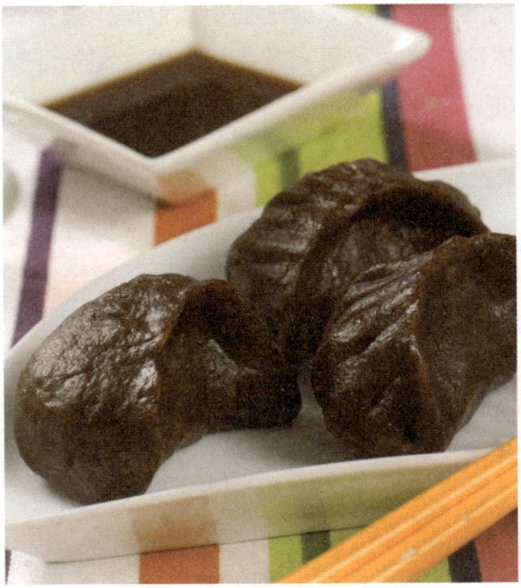

能量计算器

总热量	蛋白质	脂肪	糖类
约940千卡	37.6克	19.3克	169.8克

黑豆

提高胰岛素的敏感性

推荐摄入量：每日30克为宜

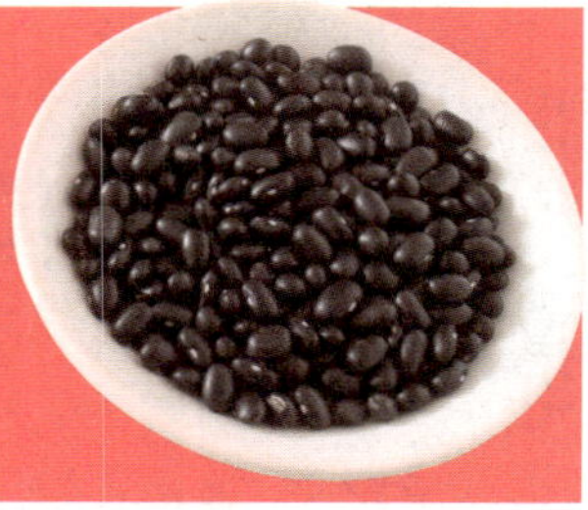

营养成分	含量	含量比较	养生功效
热量	401千卡	高★★★	黑豆能降低血胆固醇，常食黑豆能软化血管，滋润皮肤，延缓衰老，尤其适合高血压和心脏病等患者食用；黑豆可提供食物中的粗纤维，促进消化，防止便秘发生。
糖类	33.6克	高★★★	
蛋白质	36.0克	高★★★	
脂肪	15.9克	高★★★	

对糖尿病的好处

降糖营养素　铬

黑豆含有丰富的铬，铬能帮助糖尿病患者提高对胰岛素的敏感性，有助于糖尿病的治疗。黑豆的生糖指数很低，适合糖尿病人、糖耐量异常者和血糖控制不理想的人食用。

对并发症的好处

黑豆中含有丰富的钾元素，钾可以排除人体多余的钠，从而有效预防和降低高血压。黑豆不含胆固醇，只含植物固醇，而植物固醇不能被人体吸收利用，同时还有抑制人体吸收胆固醇及降低血胆固醇的作用。

降糖吃法

1. 黑豆同甘草煎汁饮用，可帮助药物中毒的人解药毒。

2. 食用黑豆时不宜去皮，黑豆皮含有花青素，是很好的抗氧化剂来源，能清除人体内的自由基。

最佳搭配

黑豆＋维生素C　黑豆中的植酸会妨碍人体吸收锌和铁，适宜搭配富含维生素C的食品。

黑豆＋米饭　二者合用可以有效帮助肥胖型糖尿病患者减肥。

食用宜忌

黑豆较难消化，消化功能不良者不宜多食，以避免引起腹泻。

推荐降糖食谱

莲藕黑豆汤

材料： 莲藕300克，黑豆50克，红枣10克。

调料： 姜丝、陈皮各5克，盐3克。

做法：

1.黑豆干炒至豆壳裂开，洗去浮皮；莲藕去皮，洗净，切片；红枣洗净；陈皮浸软。

2.锅置火上，倒入水煮沸，放入莲藕、陈皮、姜丝、黑豆和红枣煮沸，转小火煮1小时，加盐调味即可。

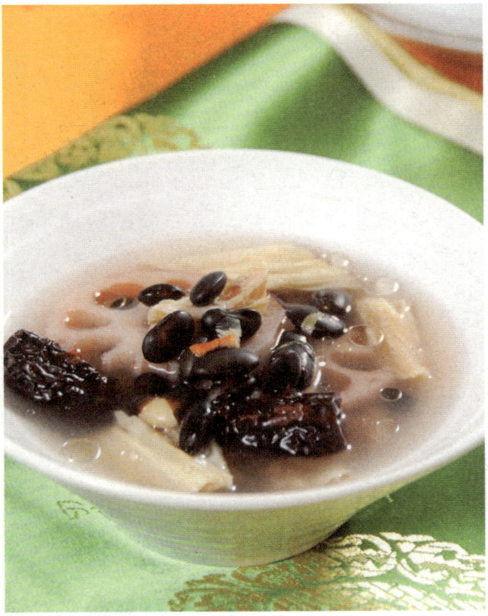

能量计算器

总热量	蛋白质	脂肪	糖类
约396千卡	23.3克	8.5克	65.5克

黑豆浆

材料： 干黑豆20克。

做法：

1.干黑豆淘洗干净，用清水浸泡6~12小时。

2.将黑豆放入豆浆机中，加入适量的水，按下制作豆浆的键。

3.取碗，倒入煮熟的黑豆浆凉至温热饮用即可。

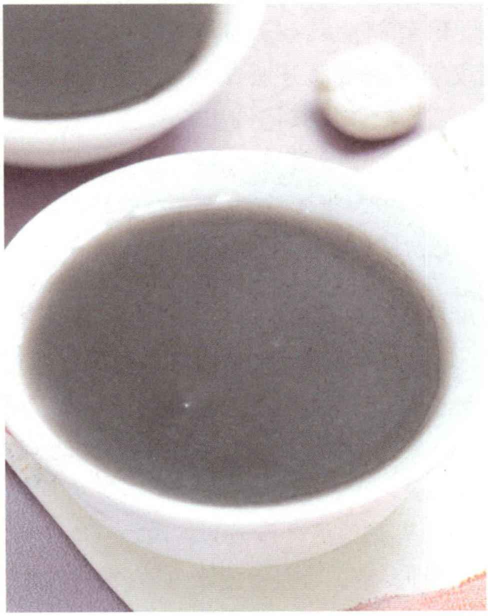

能量计算器

总热量	蛋白质	脂肪	糖类
76.2千卡	7.2克	3.18克	6.7克

黄豆

改善糖耐量和升高高密度脂蛋白胆固醇

生糖指数：18 低

推荐摄入量：每日30克为宜

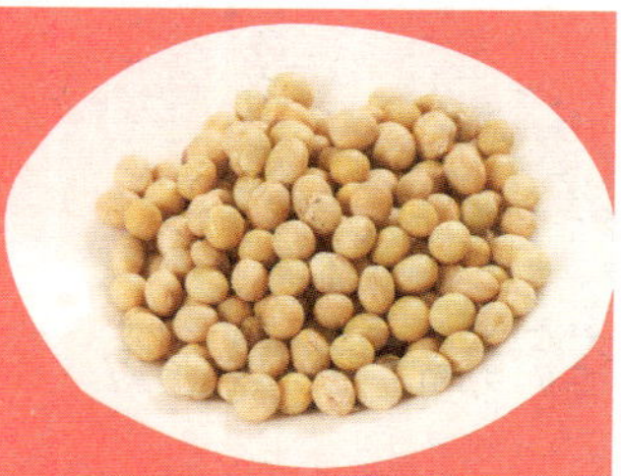

营养成分	含量	含量比较	养生功效
热量	390千卡	高★★★	黄豆中的卵磷脂可去除附着在血管壁上的胆固醇，防止血管硬化，预防心血管疾病，保护心脏。另外，黄豆中的大豆异黄酮能够延缓女性衰老，减轻女性更年期综合征症状。
糖类	34.2克	高★★★	
蛋白质	35.0克	高★★★	
脂肪	16.0克	高★★★	

对糖尿病的好处

降糖营养素 可溶性纤维、胚轴甲醇提取物

黄豆纤维中的可溶性纤维，可以延缓葡萄糖的吸收，还可以减少肠激素（如抑胃肽或胰升糖素）的分泌，促进胰岛素释放并提高周围组织的胰岛素敏感性，从而使葡萄糖代谢加强。此外，大豆胚轴甲醇提取物具有改善糖耐量和升高高密度脂蛋白胆固醇的作用。

对并发症的好处

黄豆中的植物固醇有降低血液中胆固醇含量的作用。它在肠道内可与胆固醇竞争，减少胆固醇吸收。在降低“坏胆固醇”的同时，不影响血液中的“好胆固醇”，有很好的降脂效果。黄豆还含有丰富的钾元素，可以促使体内过多的钠盐排出，有辅助降压的效果。

降糖吃法

黄豆一定要整粒地吃，才能起到好的降压效果，平时可以煮熟做凉拌菜。

最佳搭配

黄豆＋玉米 黄豆宜搭配玉米食用，因为黄豆中色氨酸、赖氨酸含量丰富，而玉米中赖氨酸、色氨酸含量较少，二者搭配在一起吃，营养可互补，蛋白质的吸收利用率更高。

黄豆＋茄子 黄豆中含有丰富的营养素，可健脾宽中，润燥清水；茄子含有烟酸，可降低毛细血管的脆性和渗透性，二者同食可润燥消肿。

食用宜忌

黄豆不宜生吃，喝了不完全熟的豆浆可能出现包括涨肚、拉肚子、呕吐、发烧等不同程度的食物中毒症状。

推荐降糖食谱

香椿芽拌黄豆

材料： 香椿芽100克，干黄豆50克。

调料： 盐、香油各3克，鸡精少许。

做法：

1.干黄豆淘洗干净，用清水浸泡8~12小时，煮熟，捞出，沥干水分，凉凉；香椿芽择洗干净，放入沸水中焯烫30~40秒，捞出，沥干水分，凉凉，切末。

2.取小碗，加盐、鸡精、香油搅拌均匀，制成调味汁。

3.取盘，放入黄豆和香椿，淋入调味汁拌匀即可。

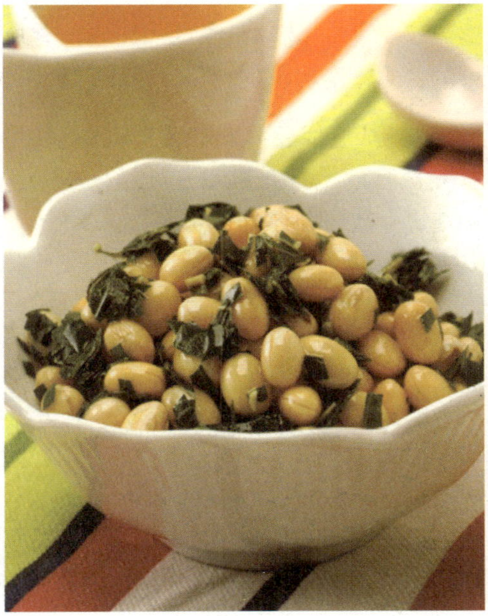

能量计算器

总热量	蛋白质	脂肪	糖类
约506千卡	20.2克	2.4克	106.2克

黄豆猪蹄汤

材料： 猪蹄250克，黄豆50克。

调料： 姜片、葱段各5克，盐4克。

做法：

1.黄豆用清水浸泡8小时；猪蹄洗净，剁成块，入沸水中烫一下，捞出用水冲洗净。

2.锅中加水煮沸，放入猪蹄、姜片、葱段大火煮1小时，再加入黄豆煮30分钟至猪蹄、黄豆熟烂，加入盐调味即可。

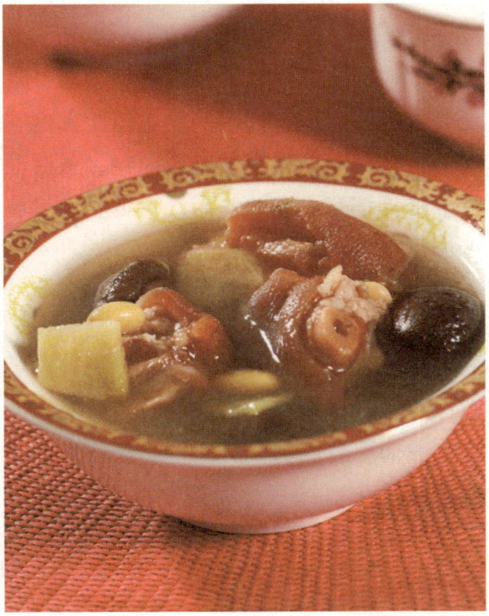

能量计算器

总热量	蛋白质	脂肪	糖类
约570千卡	51.4克	36.2克	17.1克

绿豆

有益于肥胖的糖尿病患者

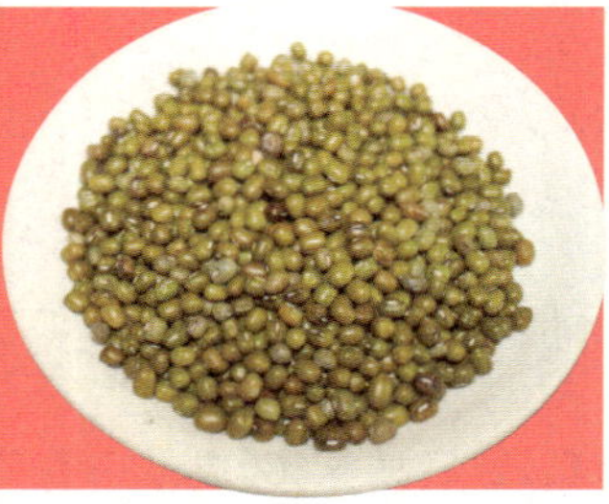

生糖指数：27.2 低

推荐摄入量：每日40克为宜

营养成分	含量	含量比较	养生功效
热量	329千卡	高★★★	绿豆对葡萄球菌以及多种病毒能起到抑制作用；具有抗过敏作用，可辅助治疗荨麻疹；还能清热降暑、解毒、止渴利尿、降血脂和胆固醇。
糖类	62.0克	高★★★	
蛋白质	21.6克	高★★★	
脂肪	0.8克	低★☆☆	

对糖尿病的好处

降糖营养素 低聚糖

绿豆淀粉中含有相当数量的低聚糖（戊聚糖、半乳聚糖等），因人体胃肠道没有相应的水解酶，这些低聚糖很难被消化吸收，所以绿豆提供的能量值比其他谷物低，对糖尿病患者的空腹血糖、餐后血糖的降低都有一定的作用，适合肥胖者和糖尿病患者食用。

对并发症的好处

绿豆含有丰富的胰蛋白酶抑制剂，可以保护肝脏，减少蛋白分解，减少氮质血症，因而可以保护肾脏，预防糖尿病并发肾功能不全。绿豆还能抑制脂肪的吸收，可用于防治糖尿病并发脂肪肝。

降糖吃法

1. 绿豆性凉，身体虚寒或脾胃虚寒者不宜过量食用，否则会出现腹痛腹泻等症状。

2. 绿豆不宜煮得过烂，以免使有机酸和维生素遭到破坏，降低清热解毒的功效。

最佳搭配

绿豆＋南瓜 南瓜和绿豆一起吃，有良好的保健作用。

绿豆＋大米 绿豆可以搭配大米煮粥，能补充更多的微量元素和B族维生素，还能增进食欲。

食用宜忌

1. 服用温补的药物时不宜吃绿豆，会降低药物的药效。

2. 绿豆性寒，脾胃虚寒及爱拉肚子的人不宜多吃。

推荐降糖食谱

苦瓜绿豆汤

材料： 苦瓜100克，绿豆50克。

调料： 陈皮少许。

做法：

1.绿豆洗净，浸泡30分钟；苦瓜洗净，切块；陈皮洗净备用。

2.锅置火上，加入适量清水，放入陈皮，煮沸后放入苦瓜、绿豆，炖约30分钟至绿豆熟即可。

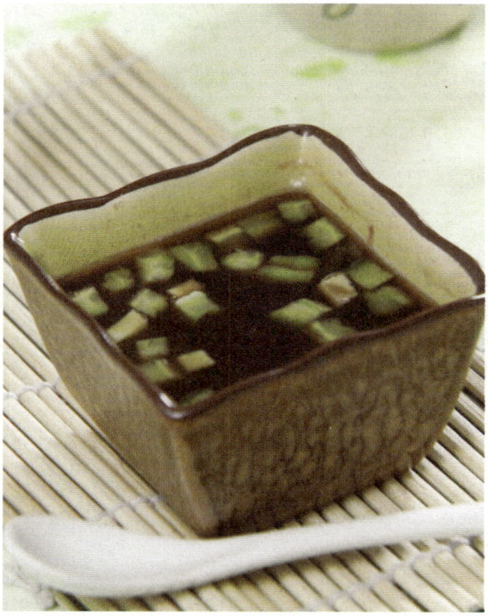

能量计算器

总热量	蛋白质	脂肪	糖类
约173千卡	11.6克	0.5克	35.0克

绿豆牛奶冰

材料： 绿豆100克，牛奶150克，冰块100克。

做法：

1.绿豆淘洗干净，用清水浸泡4小时。

2.锅置火上，放入绿豆及适量清水，大火烧沸后转小火煮至绿豆熟软且汤汁黏稠，自然冷却。

3.冰块用刨冰机打成冰屑，放入透明的玻璃杯中。

4.取适量绿豆放在杯中的冰屑上，淋入牛奶即可。

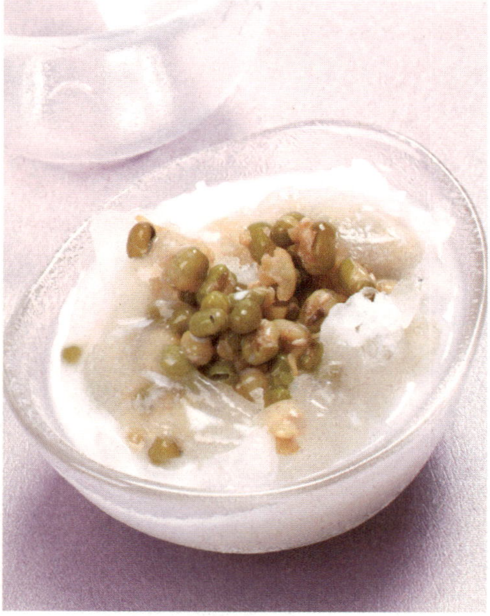

能量计算器

总热量	蛋白质	脂肪	糖类
约397千卡	26.1克	5.6克	67.1克

白菜

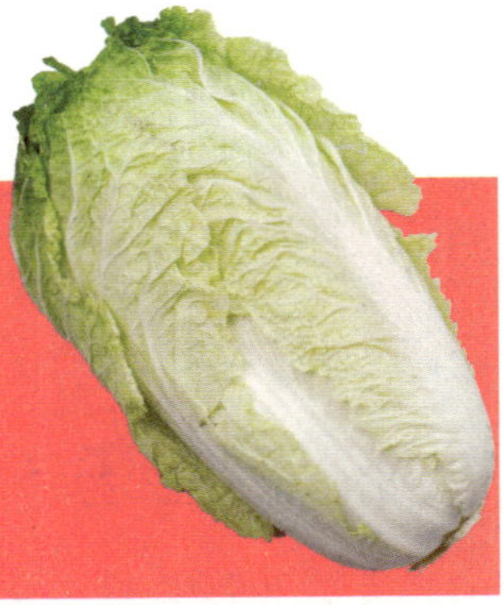

保护胰岛细胞免受自由基的侵害

推荐摄入量：每日100克为宜

营养成分	含量	含量比较	养生功效
热量	20千卡	低 ★☆☆	白菜中丰富的膳食纤维，能起到润肠、促进排毒、帮助消化的作用；大白菜所富含的维生素C和维生素E，具有护肤养颜的功效。
糖类	3.4克	低 ★☆☆	
蛋白质	1.6克	低 ★☆☆	
脂肪	0.2克	低 ★☆☆	

对糖尿病的好处

降糖营养素 膳食纤维、维生素 E、钙

白菜中膳食纤维的含量相当丰富，不仅能够促进胃肠蠕动，还具有降血糖的功效。维生素 E 可保护胰岛细胞免受自由基的侵害，还能保护心血管，防治糖尿病慢性心血管并发症。白菜是低糖食品，不会引起餐后血糖的剧烈变化。

对并发症的好处

白菜中所含的果胶，可以帮助人体排出多余的胆固醇，降低血脂。此外，白菜中钠的含量也很少，不会使机体保存多余水分，可以减轻肾脏负担。

降糖吃法

1. 白菜烹调时，不宜用水焯透，以免损失大量的维生素和微量元素。

2. 切白菜时宜顺其纹理切，这样切不但易熟，口感好，而且维生素流失少。

最佳搭配

白菜＋豆腐 大白菜和豆腐是最好的搭档，豆腐含钙丰富，白菜则富含维生素 C，维生素 C 能促进钙的吸收。

食用宜忌

1. 忌吃腐烂的白菜，白菜在腐烂的过程中会产生亚硝酸盐，亚硝酸盐能使血液中的血红蛋白丧失携氧能力，使人体发生严重缺氧，甚至危及生命。

2. 不要吃隔夜的熟白菜，因为隔夜的熟白菜会产生亚硝酸盐，亚硝酸盐在人体内会转化为致癌物质亚硝胺。

3. 白菜性凉偏寒，胃寒腹痛、大便溏泻及寒痢者不可多食。

推荐降糖食谱

小白菜豆腐汤

材料： 小白菜、豆腐各100克。

调料： 葱花、花椒粉、盐、鸡精各适量，植物油2克。

做法：

1.小白菜择洗干净；豆腐洗净，切小块。

2.汤锅倒入植物油烧至七成热，下葱花、花椒粉炒出香味，放入豆腐和适量水烧开。

3.加入小白菜煮2分钟，用盐和鸡精调味即可。

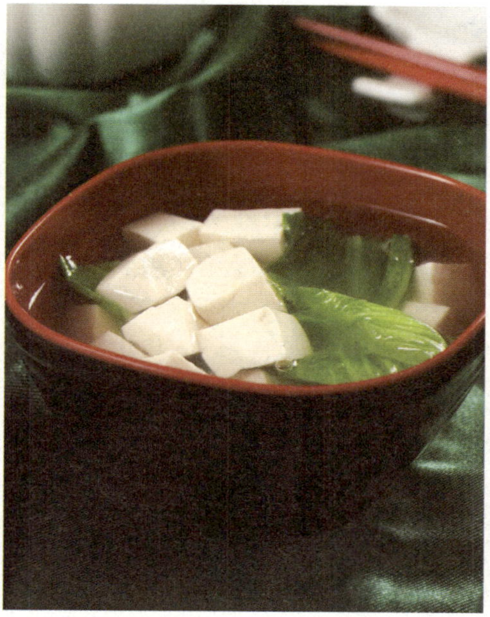

能量计算器

总热量	蛋白质	脂肪	糖类
约131千卡	13.7克	7.1克	4.7克

白菜心拌海蜇

材料： 大白菜心200克，海蜇皮100克。

调料： 蒜泥、盐、味精、醋各适量，香油2克。

做法：

1.海蜇皮放冷水中浸泡3小时，洗净，切细丝；大白菜心择洗干净，切成细丝。

2.海蜇丝和大白菜丝一同放入盘中，加蒜泥、盐、味精、醋、香油拌匀即可。

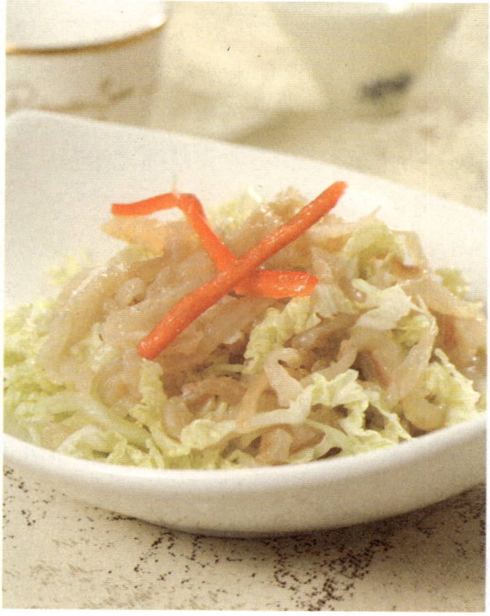

能量计算器

总热量	蛋白质	脂肪	糖类
约75千卡	5.9克	2.5克	8.6克

菠菜

减缓餐后血糖的升高，减轻胰腺的负担

推荐摄入量：每日80~100克为宜

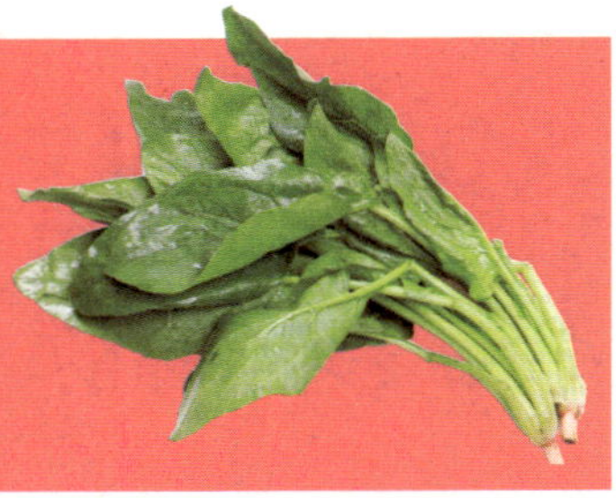

营养成分	含量	含量比较	养生功效
热量	28千卡	低 ★☆☆	菠菜富含酶，能刺激肠胃、胰腺的分泌，起到助消化、润肠道的作用，有利于大便顺利排出；菠菜含有丰富的胡萝卜素、维生素B_2等，能够保护视力，防治夜盲症、口角炎、口腔溃疡等。
糖类	4.5克	低 ★☆☆	
蛋白质	2.6克	低 ★☆☆	
脂肪	0.3克	低 ★☆☆	

对糖尿病的好处

降糖营养素 膳食纤维、类胰岛素样物质

菠菜叶中含有一种类胰岛素样物质，其作用与胰岛素非常相似，糖尿病患者（尤其2型）经常食用菠菜有利于血糖保持稳定。菠菜中含有的膳食纤维可以减缓糖分和脂类物质的吸收，从而减缓餐后血糖的升高，减轻胰腺的负担。

对并发症的好处

菠菜中的类胡萝卜素和维生素A，可以减轻阳光对视网膜造成的损害，还能防治夜盲症，对糖尿病性视网膜病变有辅助疗效。菠菜还含有丰富的叶酸，能促进红血球生成，增加血管弹性，促进血液循环，有效预防心脏病。

降糖吃法

菠菜含有草酸，圆叶菠菜的草酸含量较多，食后会影响人体对钙质的吸收，因此食用菠菜前宜焯水，以减少草酸的含量。同时应尽可能地多吃一些碱性食品，如海带、蔬菜、水果等，以提高尿液碱性，促使草酸钙溶解排出，预防结石。

最佳搭配

菠菜＋猪肝 菠菜和猪肝搭配可增强补血效用，因为猪肝富含叶酸、维生素B_{12}以及铁等造血原料，菠菜也含有较多的叶酸和铁，两者同食，补血效果更强。

菠菜＋鸡蛋 菠菜中含有类胡萝卜素，鸡蛋中含有维生素A，均可保护视力。菠菜含有叶酸，与鸡蛋同食，可提高对鸡蛋中维生素B_{12}的吸收率。

食用宜忌

1. 菠菜烹熟后软滑易消化，特别适合年老体弱者食用，也适合计算机工作者、爱美的人群常食。

2. 婴幼儿和缺钙、软骨病、肺结核、肾结石、腹泻的人不宜食用生的菠菜。

推荐降糖食谱

菠菜拌粉丝

材料： 菠菜300克，干粉丝10克。

调料： 葱花、盐、鸡精适量，香油3克。

做法：

1.菠菜择洗干净，入沸水中焯30秒，捞出，沥干水分，凉凉；干粉丝切成10厘米左右的段，洗净，入沸水中煮熟，捞出，过凉，沥干水分。

2.取盘，放入菠菜段和粉丝，用葱花、盐、鸡精和香油调味即可。

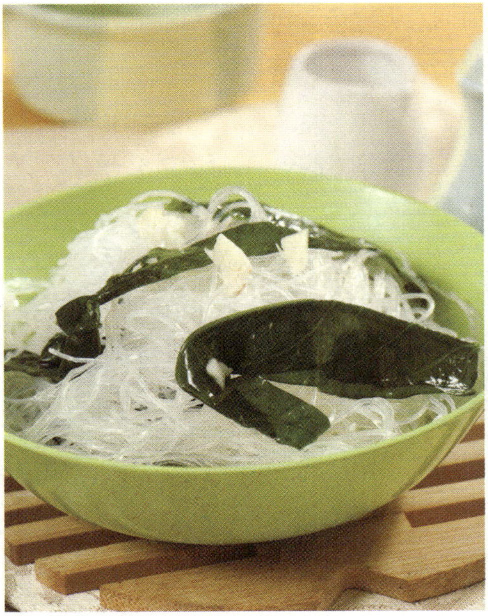

能量计算器

总热量	蛋白质	脂肪	糖类
约207千卡	14.0克	6.6克	32.4克

花生菠菜

材料： 熟花生仁50克，菠菜250克。

调料： 蒜末、盐、鸡精各适量，香油3克。

做法：

1.熟花生仁去皮；菠菜择洗干净，入沸水中焯30秒，捞出，凉凉，沥干水分，切段。

2.取小碗，放入蒜末、盐、鸡精和香油搅匀。

3.取盘，放入菠菜段，淋入调味汁拌匀，撒上花生拌匀即可。

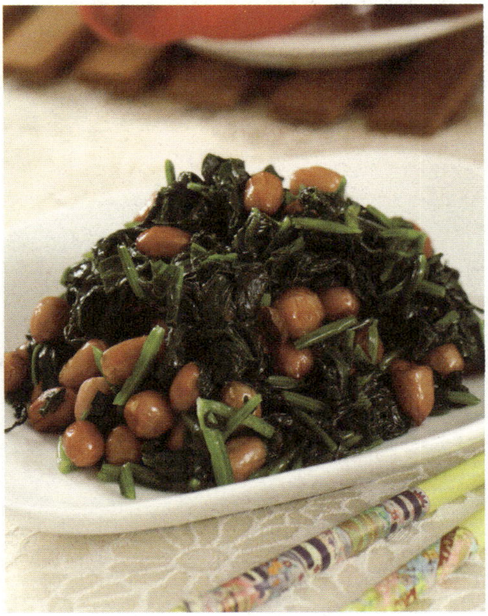

能量计算器

总热量	蛋白质	脂肪	糖类
约371千卡	17.7克	25.9克	22.9克

油菜

延缓或改善糖尿病周围神经病变

推荐摄入量：每日80克为宜

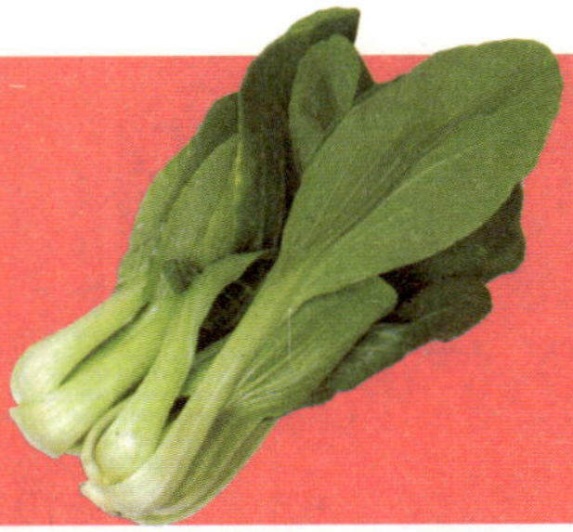

营养成分	含量	含量比较	养生功效
热量	12千卡	低 ★☆☆	油菜对进入人体内的致癌物质有吸附排斥作用，故有防癌功能；油菜能减少脂类的吸收，可用来辅助降血脂，还有促进血液循环、散血消肿的作用。
糖类	1.6克	低 ★☆☆	
蛋白质	1.3克	低 ★☆☆	
脂肪	0.2克	低 ★☆☆	

对糖尿病的好处

降糖营养素　维生素 C

油菜中的维生素 C 有助于维持胰岛素的功能，促进组织对葡萄糖的利用及胰岛素形成；此外，还可以抑制醛糖还原酶的作用，延缓或改善糖尿病周围神经病变。

对并发症的好处

油菜为低脂肪蔬菜，且含有丰富的膳食纤维，能与胆酸盐和食物中的胆固醇及甘油三酯结合，并从粪便中排出，从而减少脂类的吸收，有效预防糖尿病并发高脂血症。

降糖吃法

油菜的食用方法较多，可采用炒、烧、炝、扒等烹调方法，油菜心可做配料。

最佳搭配

油菜＋香菇　油菜和香菇中都富含膳食纤维，搭配食用能缩短食物在胃肠中停留的时间，促进肠道代谢，减少脂肪在体内的堆积，防治便秘。

油菜＋海米　油菜和海米同食不仅能提供丰富的维生素和钙质，还能消肿散血、清热解毒。

油菜＋豆腐　豆腐含有丰富的植物蛋白，油菜含有丰富的维生素和植物纤维素，二者搭配可起到生津润燥、清肺解毒的效果。

食用宜忌

孕早期妇女、眼疾患者、小儿麻疹后期、疥疮、狐臭等慢性病患者要少食。

推荐降糖食谱

香菇油菜

材料： 油菜100克，香菇200克。

调料： 盐、酱油、味精、植物油各适量。

做法：

1.油菜择洗干净，沥干；香菇用温水泡发，去蒂，挤干水分，切丁。

2.炒锅置火上，倒油烧热，放入油菜，并适量加盐，翻炒片刻，盛出待用。

3.另一锅置火上，倒油烧至五成热，放入香菇丁均匀翻炒，然后调入盐、酱油炒至香菇熟。

4.最后用味精调味，放入炒熟的油菜翻炒均匀即可。

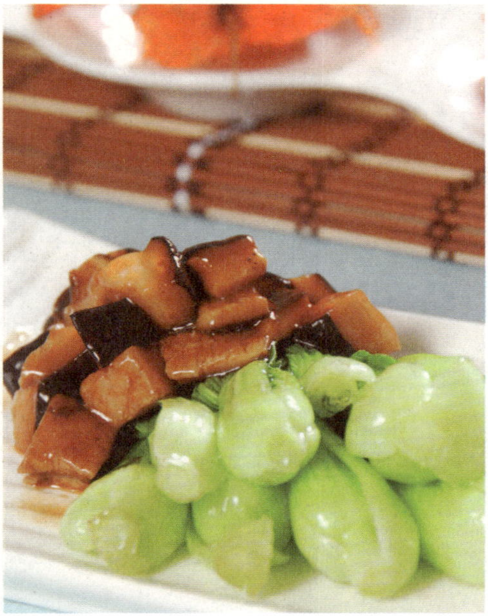

能量计算器

总热量	蛋白质	脂肪	糖类
109.9千卡	5.8克	6.3克	12.8克

芝麻油菜

材料： 油菜150克，白芝麻25克。

调料： 盐、鸡精各适量，香油3克。

做法：

1.油菜择洗干净，入沸水中焯1分钟，捞出，凉凉，沥干水分；白芝麻挑去杂质。

2.炒锅置火上烧热，放入白芝麻炒熟，盛出，凉凉。

3.取盘，放入油菜，加盐、鸡精和香油拌匀，撒上熟白芝麻即可。

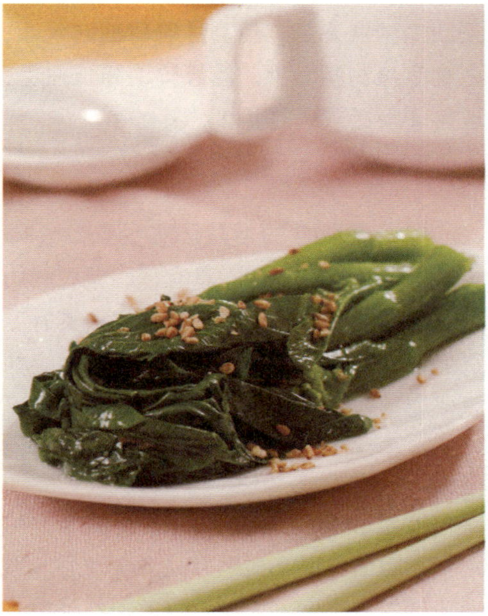

能量计算器

总热量	蛋白质	脂肪	糖类
约186千卡	6.9克	13.2克	11.7克

空心菜

改善2型糖尿病的症状

推荐摄入量：每日50克为宜

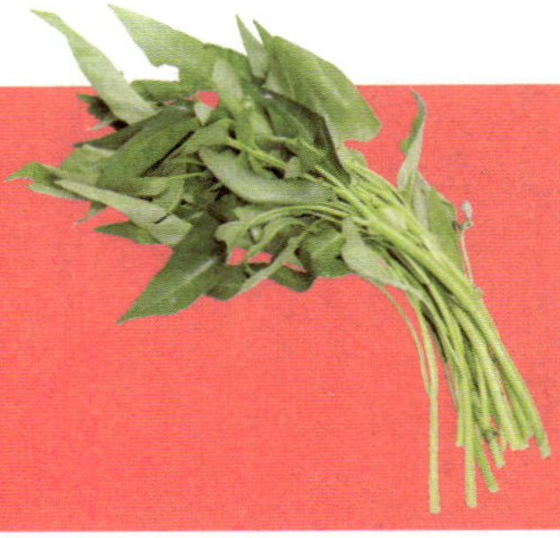

营养成分	含量	含量比较	养生功效
热量	19千卡	低 ★☆☆	空心菜可降低肠道的酸度，预防肠道内的菌群失调，对防癌有益；降低胆固醇、甘油三酯，具有降脂减肥的功效；可洁齿，防龋齿，除口臭，健美皮肤；具有促进肠蠕动、通便解毒的作用。
糖类	4.0克	低 ★☆☆	
蛋白质	2.2克	低 ★☆☆	
脂肪	0.2克	低 ★☆☆	

对糖尿病的好处

降糖营养素 膳食纤维、植物胰岛素

空心菜中含有丰富的膳食纤维，可降低胰岛素需要量，控制进餐后糖的代谢；还含有植物胰岛素，能够辅助降低血糖，改善 2 型糖尿病的症状。

对并发症的好处

空心菜所含的烟酸、维生素 C 能降低胆固醇、甘油三酯，具有降脂减肥的功效。它的膳食纤维的含量较丰富，具有促进肠蠕动、通便解毒的作用，对糖尿病并发便秘有很好的辅助疗效。

降糖吃法

1. 空心菜生熟皆宜，荤素俱佳，可炒食、煮面、做汤，也可用沸水焯后加调料凉拌。宜用大火快炒，避免营养流失。

2. 空心菜买回后，很容易因为失水而发软、枯萎，烹调前宜将其在清水中浸泡约半小时，即可恢复鲜嫩、翠绿的质感。

最佳搭配

空心菜＋蒜 凉拌或清炒空心菜时，最好放点蒜，因为蒜能缓解空心菜的寒凉，避免引起或加重腹泻。

空心菜＋鸡爪 鸡爪含有丰富的胶原蛋白，空心菜富含膳食纤维，二者同食可以清热解毒、利尿消肿。

食用宜忌

空心菜含纤维素较多，可刺激胃肠蠕动，促进排便，大便干结者宜食。空心菜性寒滑利，故体质虚弱、脾胃虚寒、大便溏泄者不宜多食；体质虚寒的人不宜过量食用，易引起小腿抽筋。

推荐降糖食谱

蒜拌空心菜

材料： 空心菜200克。

调料： 蒜蓉、酱油、盐、味精、香油、醋各适量。

做法：

1.空心菜择洗干净，切10厘米长的段，放入开水中焯一下，捞出沥水，凉凉。

2.将蒜蓉与酱油、醋、香油一起拌匀，浇在空心菜上，加盐、味精调味即可。

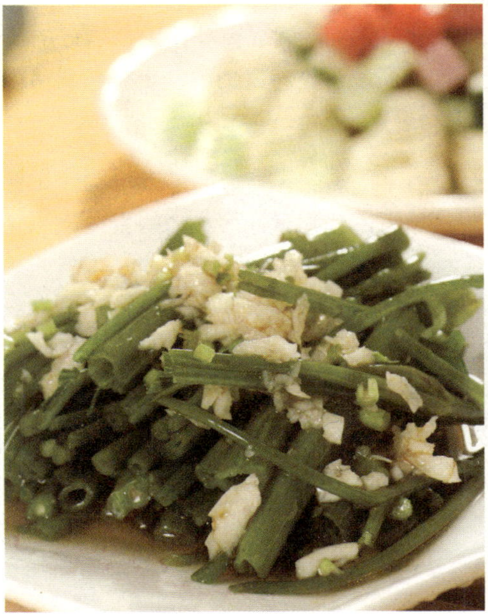

能量计算器

总热量	蛋白质	脂肪	糖类
约76.9千卡	4.4克	3.3克	7.2克

腐乳炒空心菜

材料： 空心菜300克，腐乳1小块。

调料： 葱花5克，植物油10克，鸡精少许。

做法：

1.空心菜择去根、茎和老叶，洗净，沸水焯烫，沥干水分。

2.炒锅置火上，倒入植物油烧热，炒香葱花，放入腐乳用锅铲碾碎，下入空心菜翻炒至熟，加鸡精调味即可。

小提示 腐乳含盐量较高，不需再另加盐调味。

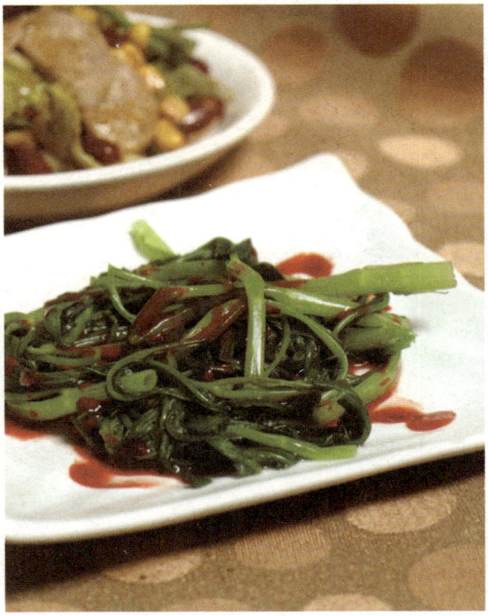

能量计算器

总热量	蛋白质	脂肪	糖类
约103千卡	7.4克	5.3克	9.8克

豌豆苗

维持胰岛素的正常功能

推荐摄入量：每日50克为宜

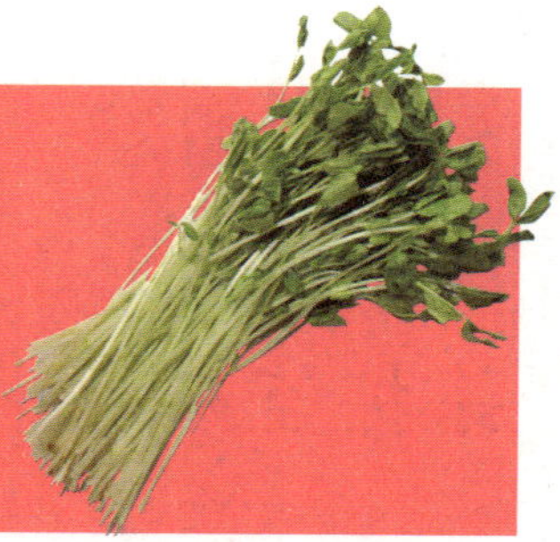

营养成分	含量	含量比较	养生功效
热量	32千卡	低 ★☆☆	豌豆苗含有的维生素C能够清除对人体有害的自由基，增强胰岛素的作用，调节糖代谢，而且豌豆苗所含的丰富的蛋白质能补充糖尿病患者因代谢紊乱而失去的蛋白质。
糖类	2.6克	低 ★☆☆	
蛋白质	4.8克	中 ★★☆	
脂肪	0.8克	低 ★☆☆	

对糖尿病的好处

降糖营养素　维生素 C、膳食纤维

豌豆苗含有的维生素 C 能够清除对人体有害的自由基，增强胰岛素的作用，调节糖代谢。豌豆苗中还含有大量的膳食纤维，经常食用可促进胃肠道蠕动，减少消化系统对糖分的吸收，是糖尿病患者的理想食品。

对并发症的好处

豌豆苗所含的维生素和膳食纤维，可预防心血管疾病，促进肠胃蠕动，帮助消化，防止便秘。此外，豌豆苗中的胡萝卜素具有保护眼睛的作用，可以预防糖尿病性视网膜病变。

降糖吃法

豌豆苗颜色嫩绿，具有豌豆的清香味，适合烹制汤菜。

豌豆苗的烹调时间不宜过久，以免造成维生素的流失，降低其营养价值。

最佳搭配

豌豆苗＋猪肉　豌豆苗和猪肉是很好的搭配，有利尿、止泻、消肿、止痛和助消化等作用。

豌豆苗＋鸡蛋　二者搭配可以帮助补充糖尿病患者因代谢紊乱而失去的蛋白质。

食用宜忌

1. 有脚气及下肢浮肿的人适宜食用豌豆苗。

2. 患有动脉硬化、高血压、高脂血症和糖尿病的人适宜食用豌豆苗。

推荐降糖食谱

豌豆苗炒鸡片

材料： 豌豆苗200克，鸡脯肉100克，鸡蛋1个。

调料： 盐、味精、料酒、鲜汤、植物油各适量。

做法：

1.豆苗摘尖，洗净；鸡脯肉洗净，切片，用料酒、鸡蛋清拌匀，挂浆；味精、盐、料酒、鲜汤制成调味汁待用。

2.锅内倒油烧热，倒入鸡片，滑熟，捞出沥油待用。

3.锅留底油烧热，倒入豌豆苗翻炒片刻，再倒入鸡片炒匀，淋入调味汁即可。

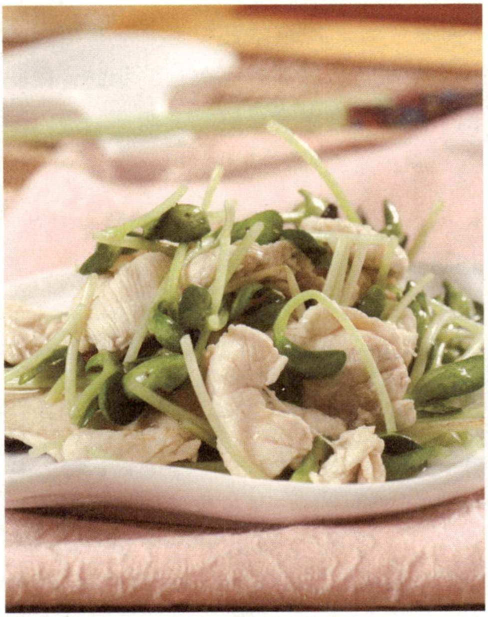

能量计算器

总热量	蛋白质	脂肪	糖类
约322.4千卡	35.4克	16克	13.4克

豆苗蛋汤

材料： 豌豆苗250克，鸡蛋1个（约60克）。

调料： 葱花、花椒粉、盐、鸡精各适量，香油3克。

做法：

1.鸡蛋打入碗中，搅散成蛋液；豌豆苗择洗干净。

2.汤锅内放水，煮沸，放入豌豆苗、葱花、花椒粉。

3.开锅后淋入蛋液，蛋液浮起，加盐、鸡精和香油调味即可。

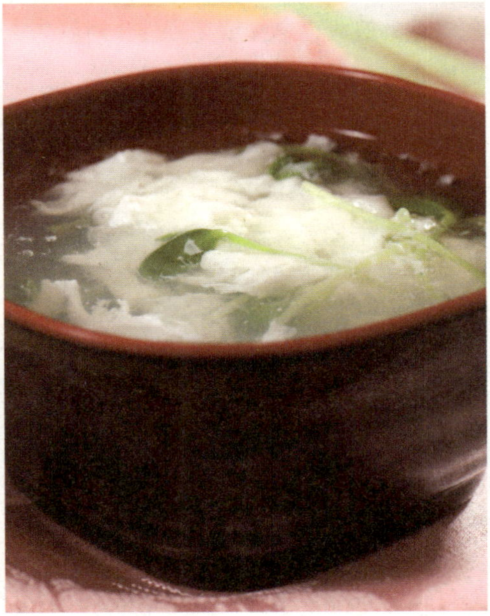

能量计算器

总热量	蛋白质	脂肪	糖类
约182千卡	15.4克	10.6克	10.6克

芹菜

减少糖尿病患者胰岛素的用量

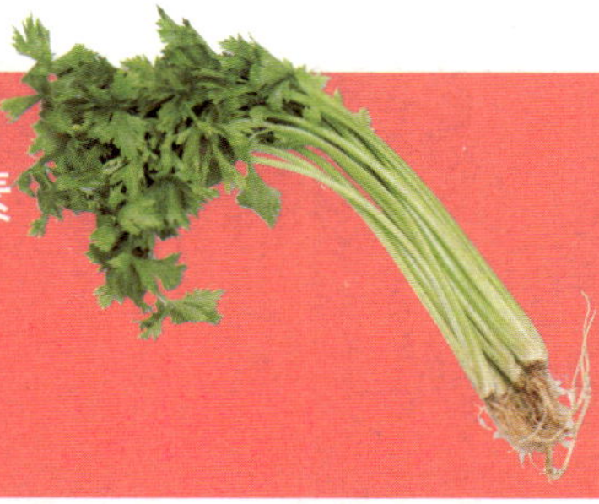

➔ 推荐摄入量：每日50克为宜

营养成分	含量	含量比较	养生功效
热量	13千卡	低 ★☆☆	芹菜含有膳食纤维、胡萝卜素、B族维生素、维生素C、钙、磷、铁等营养成分。芹菜中丰富的膳食纤维可抑制肠内细菌产生致癌物质，有效防癌；芹菜含有挥发性的芳香油，对增进食欲、帮助消化和吸收都大有好处。
糖类	1.8克	低 ★☆☆	
蛋白质	1.4克	低 ★☆☆	
脂肪	0.2克	低 ★☆☆	

对糖尿病的好处

降糖营养素 膳食纤维

芹菜含丰富的膳食纤维，能阻碍消化道对糖的吸收，增加胰岛素受体对胰岛素的敏感性，促使血糖下降，从而减少糖尿病患者胰岛素的用量。

对并发症的好处

芹菜中的芹菜素有明显的降压作用，此外还有降低总胆固醇、甘油三酯的作用，对高脂血症、动脉粥样硬化、冠心病有辅助疗效。

降糖吃法

1. 芹菜叶中所含的胡萝卜素和维生素C比茎多，因此吃时不要把能吃的嫩叶扔掉。

2. 烹调实心芹菜切丝、切段均适宜，而空心芹菜不宜切丝，只能加工成段，否则容易从中断裂、翻卷不成形，影响菜品的美观。

3. 芹菜可炒、拌、炝或作配料，也可作馅。

最佳搭配

芹菜＋坚果 芹菜适宜和坚果一起搭配食用，坚果可以补充芹菜欠缺的脂肪，同时由于芹菜富含膳食纤维，又能抑制摄入过量油脂，避免加重肠胃负担。

芹菜＋番茄 芹菜含有丰富的膳食纤维，有明显的降压作用，番茄可健胃消食，对高血压、血脂异常症患者尤为适用。

食用宜忌

1. 芹菜可以降低血压，高血压及其并发症患者食用较好；动脉硬化、神经衰弱者也宜常吃；但血压偏低者慎食。

2. 女性更年期患者宜常吃些芹菜，能有效缓解不适症状。

3. 芹菜性凉质滑，脾胃虚寒、肠滑不固者谨慎食用。

推荐降糖食谱

炝拌芹菜腐竹

材料： 芹菜100克，水发腐竹75克。

调料： 葱花、花椒粉、盐、鸡精各适量，植物油4克。

做法：

1.水发腐竹洗净，切菱形块，放入沸水中迅速焯一下，捞出，沥干；芹菜洗净，切段，倒入沸水中焯熟，过凉；取盘，放入腐竹、芹菜段、盐和鸡精。

2.炒锅倒入植物油烧至七成热，下葱花、花椒粉炒出香味，关火。

3.将炒锅内的油连同葱花和花椒粉一同淋在腐竹和芹菜段上拌匀即可。

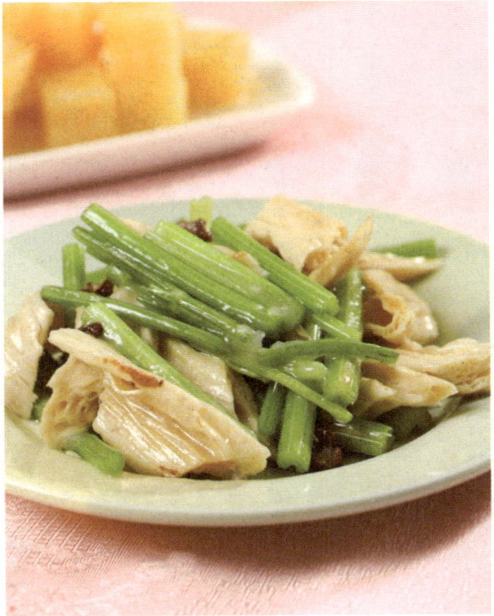

能量计算器

总热量	蛋白质	脂肪	糖类
约211千卡	16.4克	11.8克	11.9克

什锦芹菜

材料： 芹菜200克，胡萝卜100克，香菇20克，冬笋50克。

调料： 姜末5克，盐4克，香油3克。

做法：

1.将芹菜择洗干净，入沸水焯熟，过凉，捞出沥干，切斜段，撒少许盐拌匀；香菇泡发，去蒂，洗净，切丝；冬笋去壳，削去老硬部分，洗净切丝；胡萝卜洗净，切丝；将胡萝卜丝、香菇丝、冬笋丝分别放入沸水中焯透，捞出沥干。

2.将芹菜段、胡萝卜丝、香菇丝、冬笋丝放入盘中，加入姜末、盐、香油拌匀即可。

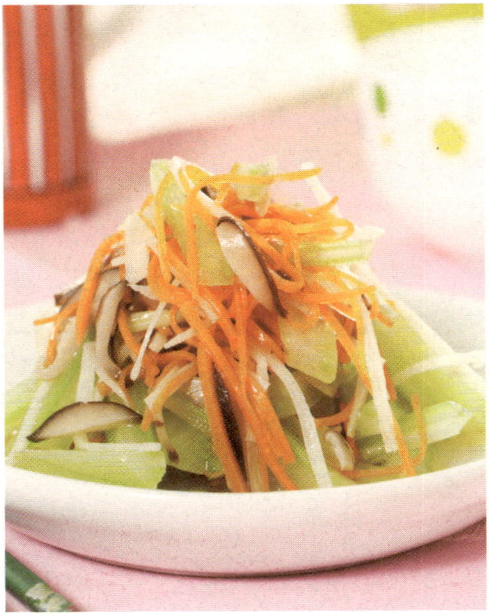

能量计算器

总热量	蛋白质	脂肪	糖类
约124千卡	3.7克	3.4克	17.3克

西蓝花

适用于预防和控制2型糖尿病

推荐摄入量：每日70克为宜

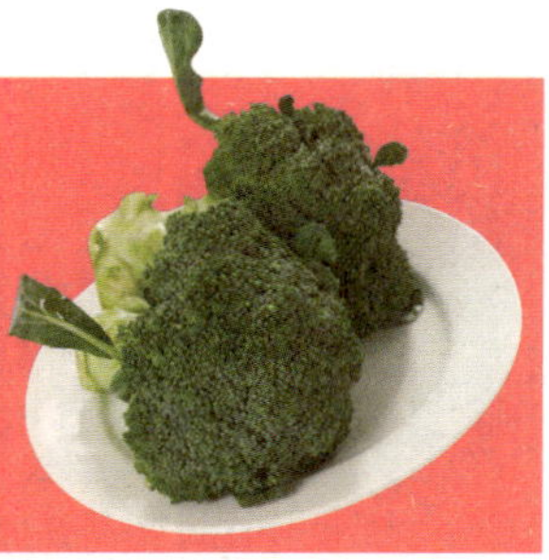

营养成分	含量	含量比较	养生功效
热量	27千卡	低 ★☆☆	西蓝花富含钙和维生素K，可促进骨组织钙化，抑制破骨细胞引起的骨吸收，从而增加骨密度，对防治骨质疏松有很好的效果；西蓝花还含有丰富的维生素C，能增强肝脏的解毒能力，提高机体免疫力。
糖类	3.7克	低 ★☆☆	
蛋白质	3.5克	中 ★★☆	
脂肪	0.6克	低 ★☆☆	

对糖尿病的好处

降糖营养素 铬

西蓝花含有丰富的微量元素铬，能提高胰岛素的敏感性，减少胰岛素的需要量，加上膳食纤维能有效控制肠胃对葡萄糖的吸收，对控制糖尿病的病情很有帮助，尤其适用于预防和控制 2 型糖尿病。

对并发症的好处

西蓝花富含钾，可以促进钠排出体外，对降低血压有一定功效。另外，西蓝花含有丰富的维生素 C 和一定量的类黄酮物质，对高血压、心脏病等糖尿病并发症有预防的功效。

降糖吃法

西蓝花烧煮的时间不宜过长，否则会破坏其防癌抗癌的营养成分。

最佳搭配

西蓝花 + 番茄 番茄含有番茄红素，是天然的防癌的重要营养素；西蓝花中的硫黄则有助于消除体内能导致肿瘤的毒素。二者搭配具有很强的抗癌作用。

西蓝花 + 香菇 西蓝花和香菇都含有维生素 C，可维持胰岛素的功能，促进组织对葡萄糖的利用；香菇可降低胆固醇，防止血管硬化；两者共用，有较强的降脂、降压作用。

食用宜忌

西蓝花含有少量的致甲状腺肿大的物质，食用后容易出现甲状腺肿大，吃西蓝花时可以通过食用富含碘的食物来中和掉这种导致甲状腺肿大的物质，富含碘的食物有海鱼、海带、紫菜、碘盐等。

推荐降糖食谱

番茄炒西蓝花

材料： 西蓝花150克，番茄50克。

调料： 花椒1克，盐3克，植物油5克，鸡精少许。

做法：

1.西蓝花去柄，掰成小朵，洗净，放入沸水中焯一下，立即捞出，放入凉水中过凉，捞出沥干；番茄洗净，切块，待用。

2.炒锅置火上，倒油烧热，放入西蓝花，快速翻炒，再放入番茄块，最后放盐和鸡精稍炒即可。

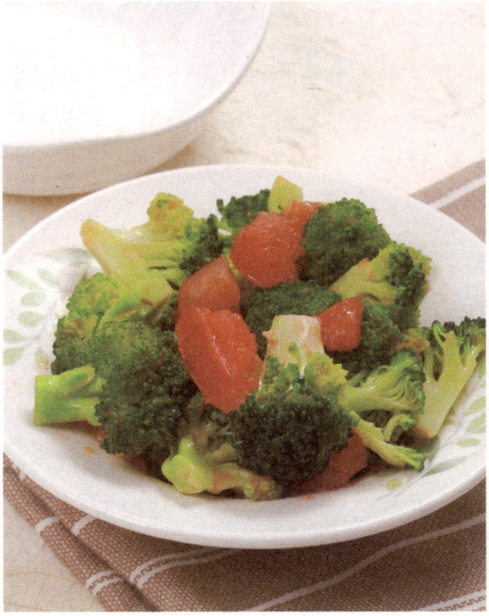

能量计算器

总热量	蛋白质	脂肪	糖类
约96千卡	5.6克	5.9克	7.2克

香菇西蓝花

材料： 香菇、西蓝花各150克。

调料： 葱花、盐、植物油各适量。

做法：

1.鲜香菇去柄，洗净，入沸水中焯透，捞出，凉凉，切丝；西蓝花择洗干净，掰成小朵，入沸水中焯1分钟，捞出。

2.炒锅置火上，倒入适量植物油，待油烧至七成热，放葱花炒出香味，放入香菇丝和西蓝花翻炒均匀，用盐调味即可。

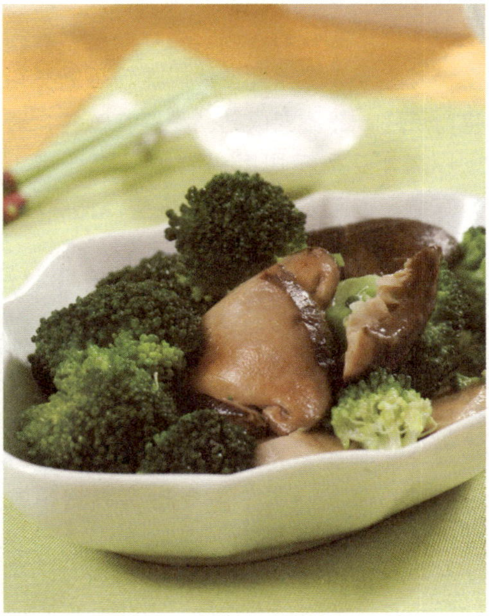

能量计算器

总热量	蛋白质	脂肪	糖类
约122.9千卡	9.5克	6.3克	14.3克

冬瓜

有益于2型糖尿病患者中的肥胖者

推荐摄入量：每日60克为宜

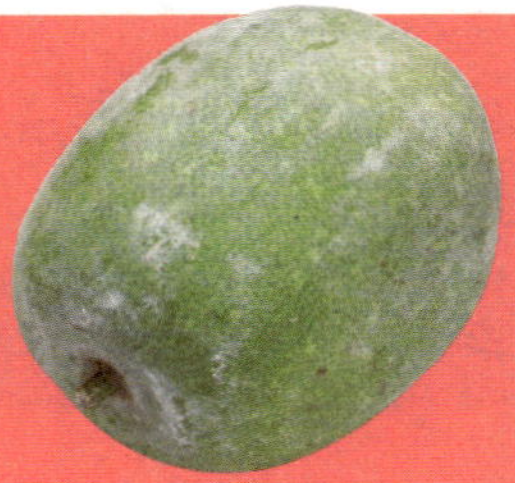

营养成分	含量	含量比较	养生功效
热量	10千卡	低 ★☆☆	冬瓜能清热生津，消暑除烦；冬瓜中所含的丙醇二酸，能有效地抑制糖类转化为脂肪，对于防止人体发胖具有重要意义。
糖类	2.4克	低 ★☆☆	
蛋白质	0.3克	低 ★☆☆	
脂肪	0.2克	低 ★☆☆	

对糖尿病的好处

降糖营养素 丙醇二酸、葫芦巴碱、多种维生素

冬瓜中含有的丙醇二酸、葫芦巴碱和多种维生素，能够促使体内淀粉等糖类转化为热能，而不变成脂肪积聚在体内，对于中老年2型糖尿病患者中的肥胖者十分有益。而且冬瓜又是低热量、低脂肪、含糖量极低的食物，不会升高餐后血糖。

对并发症的好处

冬瓜为低热量、低脂肪的高钾食品，对糖尿病尤其是中老年糖尿病患者合并高血压、血脂异常症以及肾病有较好的辅助治疗作用。另外，冬瓜含有的膳食纤维能促进胃肠蠕动，润肠通便，可以辅助治疗糖尿病并发便秘。

降糖吃法

冬瓜皮含大量的营养成分，不但具有保健价值，而且具有药用价值。吃冬瓜时不应削去冬瓜皮，最好连皮一起炖。

最佳搭配

冬瓜＋海米 冬瓜含有维生素K，海米含有钙，两者同食，可以强化人体对钙的吸收，促进骨骼生长。

冬瓜＋甲鱼 冬瓜和甲鱼一起吃，可以生津止渴、除湿利尿、散热解毒，多吃还有助于减肥。

冬瓜＋火腿 冬瓜和火腿一起食用，不仅能提供丰富的蛋白质、脂肪、维生素C和钙、磷、钾、锌等矿物质，对小便不爽还有辅助疗效。

食用宜忌

1. 久病与阴虚火旺者应少吃冬瓜。

2. 冬瓜适宜肾病、水肿、肝硬化腹水、癌症、脚气病、高血压、糖尿病、动脉硬化、冠心病、肥胖以及缺乏维生素C者常食。

3. 冬瓜性寒，能清热生津、消暑除烦，适合夏季食用。

推荐降糖食谱

鲫鱼冬瓜汤

材料： 鲫鱼300克，冬瓜100克。

调料： 植物油、盐各5克，料酒、葱段、姜片各10克，香菜段少许。

做法：

1.鲫鱼去鳞，除鳃和内脏，洗净，控水；冬瓜去皮除子，洗净，切成薄片。

2.锅置火上，放植物油烧热，先下葱段、姜片爆香，然后放入鲫鱼，待鱼皮煎黄后，加料酒、盐，至酒香溢出时，加冷水3大碗煮沸。

3.将鲫鱼连汤倒入沙锅内，加冬瓜片，小火慢煨约半小时，至鱼汤呈奶白色，鱼肉熟烂，放上香菜段即可。

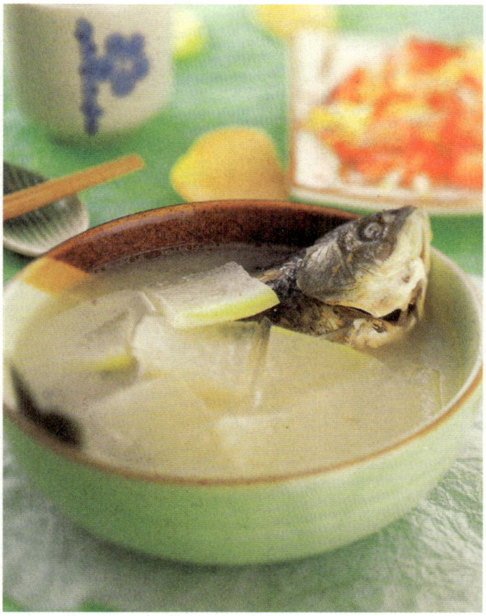

能量计算器

总热量	蛋白质	脂肪	糖类
约229千卡	28.0克	9.5克	8.2克

海米冬瓜

材料： 冬瓜500克，海米20粒。

调料： 葱花、姜末各5克，料酒10克，盐3克，鸡精少许，植物油10克。

做法：

1.冬瓜削去外皮，去掉内瓤及子，冲洗干净，切成片，用少许盐腌5分钟，滗去水；海米用温水泡软。

2.炒锅烧热，倒入油烧至六成热，放入冬瓜片炒至嫩绿时捞出控油。

3.锅内留少许底油，放入葱花、姜末炝锅，倒入半杯水、盐、料酒、鸡精、海米，烧开后放入冬瓜片，用大火翻炒均匀，待烧开后转小火焖烧至冬瓜透明入味即可。

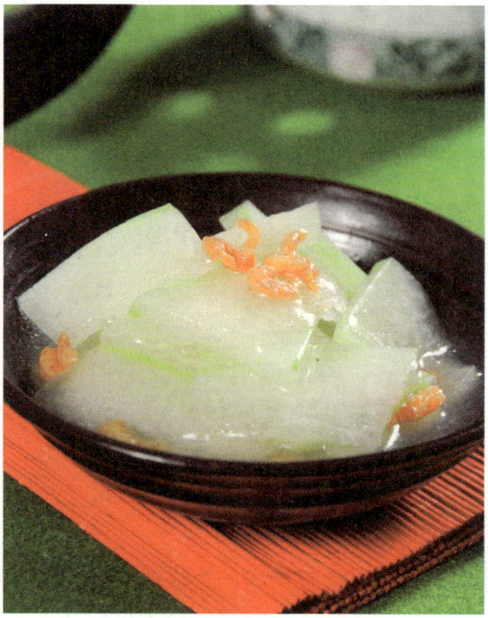

能量计算器

总热量	蛋白质	脂肪	糖类
约154千卡	6.0克	11.1克	10.4克

黄瓜

有效抑制糖类物质在体内转变成脂肪

推荐摄入量：每日1根为宜

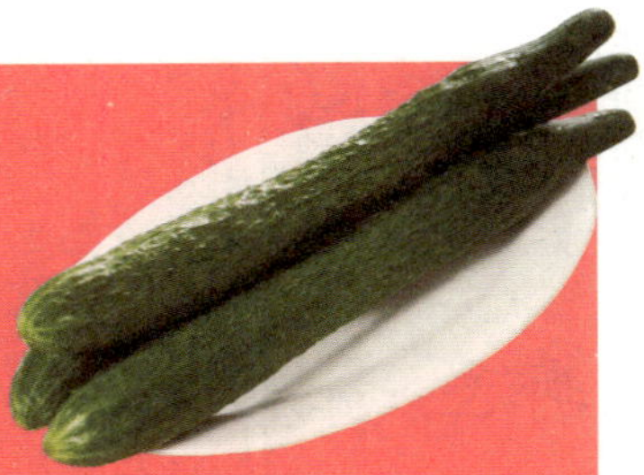

营养成分	含量	含量比较	养生功效
热量	16千卡	低 ★☆☆	黄瓜中含有的葫芦素C具有提高人体免疫功能的作用，达到抗肿瘤的目的；黄瓜中所含的丙氨酸、精氨酸和谷胺酰胺对肝脏病人，特别是对酒精性肝硬化患者有一定的辅助治疗作用。
糖类	2.9克	低 ★☆☆	
蛋白质	0.8克	低 ★☆☆	
脂肪	0.2克	低 ★☆☆	

对糖尿病的好处

降糖营养素 丙醇二酸、葡萄糖苷、果糖

黄瓜中的丙醇二酸能有效抑制糖类物质在体内转变成脂肪，这对防治糖尿病具有重要作用。而且黄瓜中所含的葡萄糖苷、果糖等不参与通常的糖代谢，所以糖尿病患者食用后对血糖的影响比较小。

对并发症的好处

黄瓜中的膳食纤维对促进人体肠道内腐败物质的排出和降低胆固醇有一定作用，中老年糖尿病患者尤其是2型糖尿病患者，经常食用黄瓜，不仅可以改善临床症状，还有助于防治糖尿病合并高脂血症。

降糖吃法

黄瓜加热后食用，不仅能保留其消肿功效，还能改变其凉性性质，即使肠胃不好的人也可以食用。

黄瓜含有抗坏血酸氧化酶，生吃时会破坏维生素C，所以最好是熟吃，或在两餐之间吃，以免造成其他蔬菜、水果中的维生素C被破坏。

最佳搭配

黄瓜＋豆腐 黄瓜适合搭配豆腐一起食用，营养互补，可起到清热利尿、解毒消炎、养肺行津、润燥平胃等作用。

食用宜忌

1. 黄瓜性凉，久病体虚、脾胃虚寒者不宜多吃。

2. 有肠胃病、肝病、高血压及心血管病的人不要吃腌黄瓜。

推荐降糖食谱

香菜黄瓜汤

材料： 黄瓜250克，香菜25克。

调料： 姜丝5克，大蒜1瓣，盐3克，香油4克，胡椒粉、鸡精各少许。

做法：

1.黄瓜洗净，切片；香菜洗净，切段；大蒜去皮，洗净，切末。

2.锅中加适量清水，加鸡精、蒜末、姜丝煮沸，放入黄瓜片煮沸，调入盐、胡椒粉，撒入香菜段，淋上香油即可。

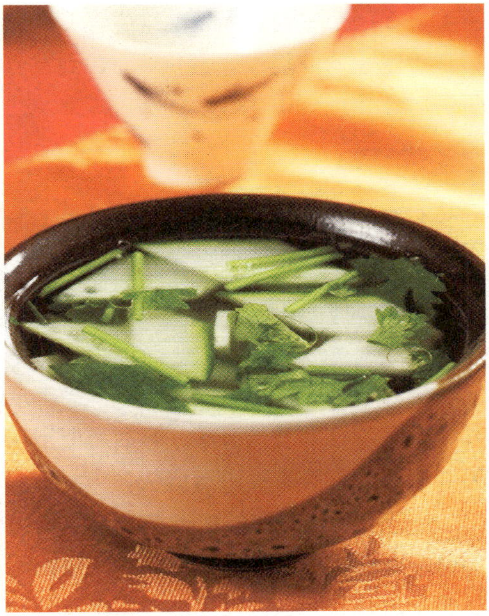

能量计算器

总热量	蛋白质	脂肪	糖类
约77千卡	2.2克	4.5克	7.9克

木耳拌黄瓜

材料： 水发黑木耳、黄瓜各100克。

调料： 醋10克，盐3克，辣椒油5克，蒜末5克，鸡精少许。

做法：

1.水发木耳择洗干净，入沸水中焯透，捞出，沥干水分，凉凉，切丝；黄瓜洗净，去蒂，切丝。

2.取小碗，放入醋、盐、鸡精、蒜末和辣椒油拌匀，制成调味汁。

3.取盘，放入黄瓜丝和木耳丝，淋入调味汁拌匀即可。

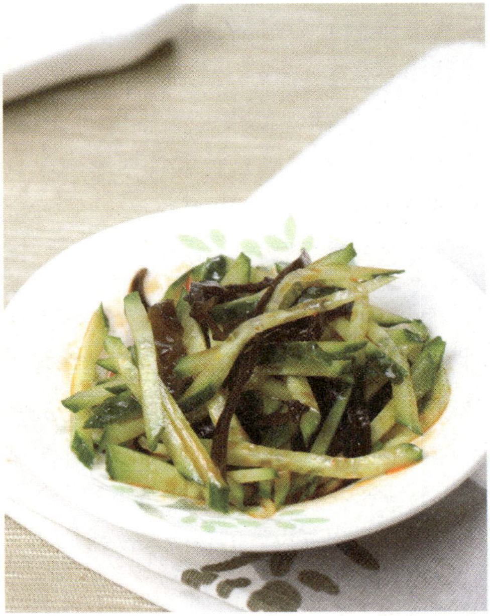

能量计算器

总热量	蛋白质	脂肪	糖类
约80千卡	2.2克	5.4克	8.7克

番茄

提高胰岛素质量和受体敏感性

推荐摄入量：每日1~2个为宜

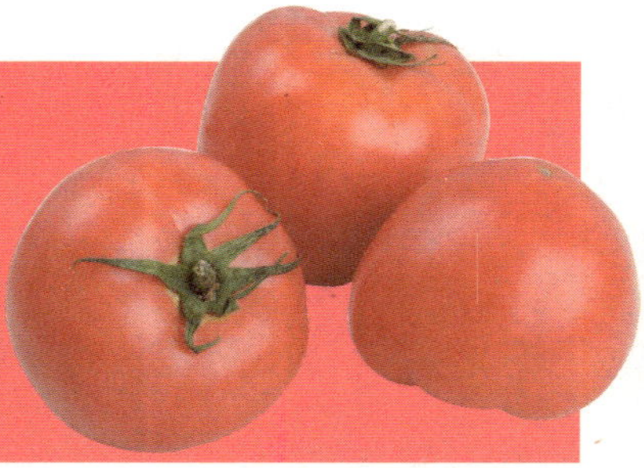

营养成分	含量	含量比较	养生功效
热量	15千卡	低 ★☆☆	番茄中的番茄红素具有独特的抗氧化性，可清除体内自由基，具有防癌抗衰老的功效；番茄中的苹果酸和柠檬酸等有机酸，有增加胃液酸度、帮助消化、调理胃肠功能的作用。
糖类	3.3 克	低 ★☆☆	
蛋白质	0.9克	低 ★☆☆	
脂肪	0.2克	低 ★☆☆	

对糖尿病的好处

降糖营养素 番茄红素

番茄含有大量的番茄红素，可减少对胰岛细胞及受体的损害，提高胰岛素质量和受体敏感性，使血糖下降。另外，番茄属于低糖、低脂、低热量的食物，吃后不会使人发胖，是适合糖尿病患者食用的蔬菜。

对并发症的好处

番茄所含的维生素 C、芦丁、番茄红素及果酸，可降低血胆固醇，预防动脉粥样硬化及冠心病。番茄中还含有大量的钾及碱性矿物质，能促进血液中钠盐的排出，有降压、利尿、消肿的作用，对高血压、肾脏疾病有良好的辅助治疗作用。

降糖吃法

1. 烹调番茄时加少许醋，能破坏番茄中的有害物质番茄碱。

2. 番茄不宜加热或烹制时间过长，以免损失过多的维生素。

最佳搭配

番茄＋鸡蛋 番茄最适合搭配鸡蛋食用，因为鸡蛋含有丰富的蛋白质，却缺少维生素 C，而番茄中含有大量的维生素 C，正好弥补了它的缺陷，二者同食能起到营养互补的作用。

食用宜忌

1. 番茄可利尿，患有肾炎的病人适宜食用。

2. 番茄性微寒，脾胃虚寒者不宜多食。

3. 不要吃青番茄。青番茄一般未成熟，含有毒性物质龙葵素，食后可能出现恶心、呕吐、头晕等中毒症状。

4. 空腹时不要吃番茄，因为空腹时胃酸会与番茄中的胶质、果质、柿胶酚等结合生成块状结石，容易造成胃部胀痛。

推荐降糖食谱

蛋花番茄面

材料： 挂面150克，番茄100克，鸡蛋2个。

调料： 葱花5克，盐3克，植物油4克，胡椒粉、鸡精各少许。

做法：

1.番茄洗净，去蒂，切月牙瓣；鸡蛋打入碗中，搅匀。

2.锅置火上，倒入植物油烧至七成热，放入葱花和胡椒粉炒香，加入适量清水烧沸。

3.锅内下入挂面，煮至八成熟，倒入番茄瓣煮至软烂，倒入鸡蛋液，用盐和鸡精调味即可。

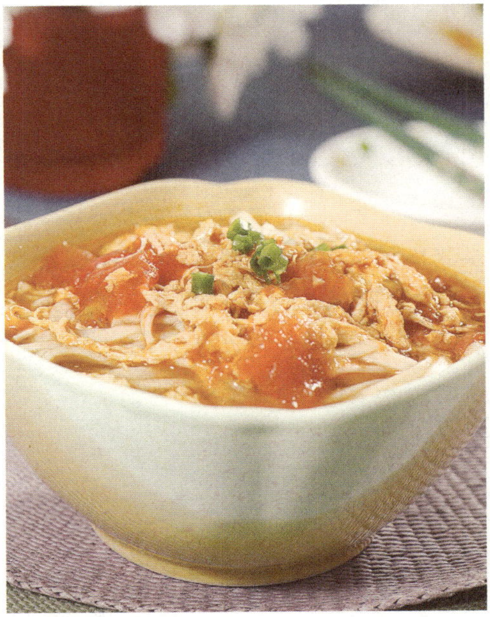

能量计算器

总热量	蛋白质	脂肪	糖类
约689千卡	30.4克	10.4克	120.0克

番茄炒草菇

材料： 草菇300克，番茄200克。

调料： 葱花5克，植物油5克，香油2克，鸡精少许。

做法：

1.草菇洗净，切片，焯水，沥干水分；番茄洗净，去皮，去蒂，切块。

2.锅内倒油烧热，放入葱花、草菇，翻炒片刻，放入番茄块，待番茄汁收浓，加鸡精炒匀，淋上香油即可。

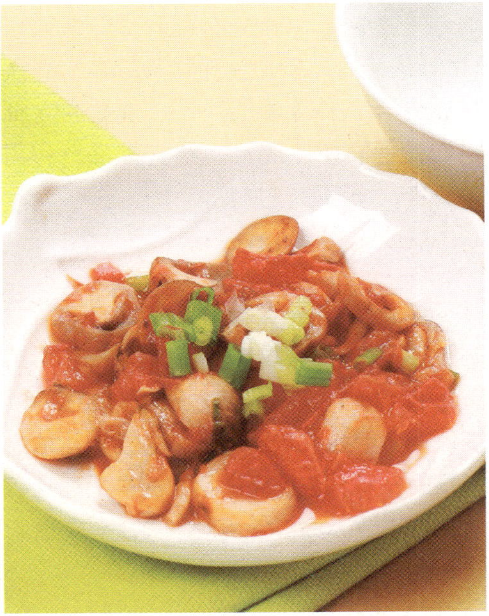

能量计算器

总热量	蛋白质	脂肪	糖类
约151千卡	9.8克	6.0克	20.1克

洋葱

刺激胰岛素合成及释放

推荐摄入量：每日50克为宜

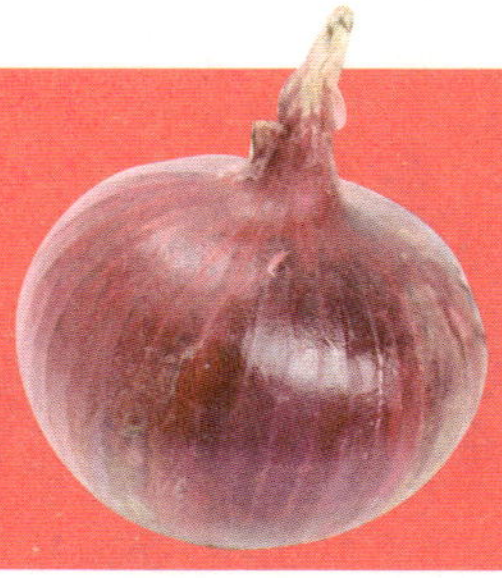

营养成分	含量	含量比较	养生功效
热量	40千卡	低 ★☆☆	洋葱有较强的杀菌作用，能抗寒并抵御流感病毒；消除体内的自由基，具有防癌抗衰老的功效；能刺激胃、肠及消化腺分泌，增进食欲，促进消化；能降血压，减少外周血管和冠状动脉的阻力，预防血栓形成；有一定的提神作用。
糖类	9.0克	中 ★★☆	
蛋白质	1.1克	低 ★☆☆	
脂肪	0.2克	低 ★☆☆	

对糖尿病的好处

降糖营养素 槲皮素

洋葱中含有的槲皮素是与降血糖药“甲苯磺丁脲”相似的有机物，具有刺激胰岛素合成及释放的作用，恢复胰岛细胞的代偿功能，能帮助细胞更好地利用葡萄糖，同时降低血糖。

对并发症的好处

洋葱是唯一含前列腺素A的植物，是天然的血液稀释剂。前列腺素A能扩张血管、降低血液黏度，具有降血压，减少外周血管和冠状动脉的阻力，预防血栓形成的作用。还能促进钠盐的排泄，从而使血压下降。经常食用对高血压、高血脂和心脑血管病人都有保健作用。

降糖吃法

1. 切洋葱前宜将洋葱浸入热水中3分钟，然后再切就不辣眼睛了。

2. 洋葱宜烹炒至嫩脆且有一些微辣为佳，加热时间不宜过长。

最佳搭配

洋葱＋肉类 洋葱适宜和肉类搭配食用，不仅能去除肉类的腥味，还能提高人体对肉类中维生素 B_1 的吸收利用率。

洋葱＋鸡蛋 洋葱富含维生素C，但易被氧化；鸡蛋中的维生素E可以有效防止维生素C的氧化。二者同食，可以提高人体对维生素C和维生素E的吸收率。

食用宜忌

1. 不可过量食用洋葱，因其易产生挥发性气体，过量食用会造成胀气和排气过多。

2. 凡有皮肤瘙痒性疾病和患有眼疾、眼部充血者应慎食洋葱。

推荐降糖食谱

洋葱炒鸡蛋

材料： 洋葱400克，鸡蛋2个。

调料： 盐、姜片、鸡精各适量，植物油4克。

做法：

1.洋葱去皮洗净，切丝。

2.鸡蛋打散，调成蛋液，加入少许盐搅匀，锅中放油烧热，倒入蛋液，炒散成蛋花待用。

3.锅中倒入底油，油热后加姜片爆香，倒入洋葱丝翻炒几下，然后加盐和鸡精再翻炒几下，加盖焖2分钟，倒入蛋花略翻炒即可。

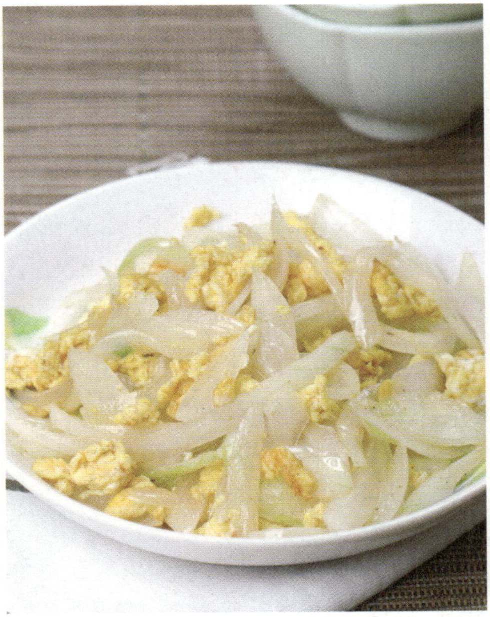

能量计算器

总热量	蛋白质	脂肪	糖类
约328千卡	18.0克	14.0克	35.4克

凉拌洋葱

材料： 洋葱300克，青辣椒、红辣椒各70克。

调料： 酱油、醋、盐各适量，香油3克。

做法：

1.将洋葱剥去老皮，洗净，切成粗丝。

2.青红辣椒洗净，切成丝，和洋葱丝共装盘内，然后拌上盐、酱油、醋，最后淋入香油拌匀即可。

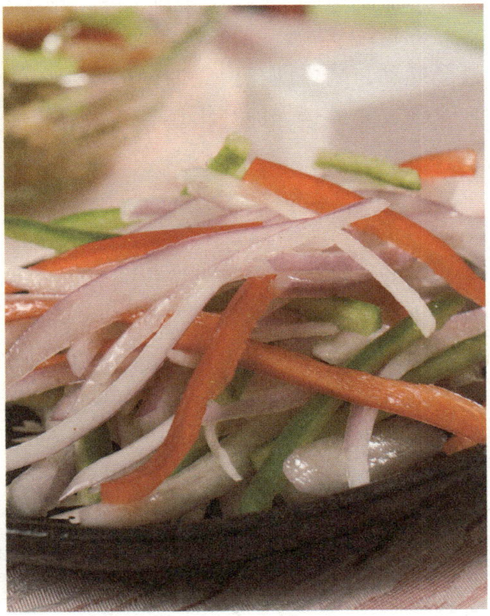

能量计算器

总热量	蛋白质	脂肪	糖类
约158千卡	4.1克	3.8克	30.5克

白萝卜

延缓食物吸收，降低餐后血糖

推荐摄入量：每日50克为宜

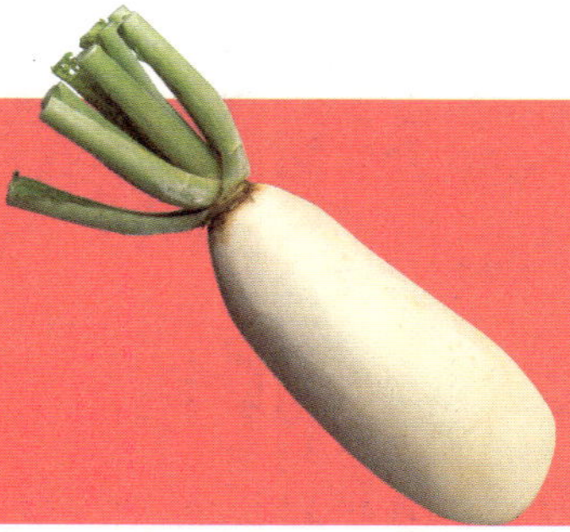

营养成分	含量	含量比较	养生功效
热量	16千卡	低 ★☆☆	白萝卜含芥子油、淀粉酶和膳食纤维，具有促进消化，增强食欲，加快胃肠蠕动的作用；白萝卜含有木质素，能提高巨噬细胞的活力，吞噬癌细胞，具有防癌作用。
糖类	4.0克	中 ★★☆	
蛋白质	0.7克	低 ★☆☆	
脂肪	0.1克	低 ★☆☆	

对糖尿病的好处

降糖营养素 膳食纤维、香豆酸

白萝卜含有大量的可溶性膳食纤维，可延缓食物吸收，降低餐后血糖，并能促进肠蠕动，防止便秘。此外，白萝卜中还富含香豆酸等活性成分，具有降低血糖的功效。

对并发症的好处

白萝卜中的淀粉酶、氧化酶可以分解食物中的脂肪和淀粉，促进脂肪的代谢，能降低血胆固醇，防治冠心病；白萝卜中还含有丰富的钾，能够促进钠盐排出体外，降低血压。

降糖吃法

1. 白萝卜顶部3~5厘米处维生素C含量最多，宜切丝、条，快速烹调。

2. 白萝卜中段含糖量较多，质地较脆嫩，可做凉拌菜。

3. 白萝卜从中段到尾段，有较多的淀粉酶和芥子油一类的物质，有些辛辣味，削皮生吃，是糖尿病患者用来代替水果的上选。

最佳搭配

白萝卜＋排骨 白萝卜可以搭配排骨食用，既可以获得全面丰富的营养，白萝卜中的膳食纤维又能抑制人体对排骨中胆固醇的吸收。

白萝卜＋豆腐 豆腐属于植物蛋白，多吃易消化不良。白萝卜易于人体消化吸收，若与豆腐同食，可帮助人体吸收豆腐的营养。

白萝卜＋紫菜 白萝卜可以化痰止咳、顺气消食；紫菜有清热化痰的作用。二者搭配，可以清肺热，辅助治疗咳嗽。

食用宜忌

1. 白萝卜为寒凉蔬菜，阴盛偏寒体质者、脾胃虚寒者不宜多食，胃及十二指肠溃疡、慢性胃炎、先兆流产、子宫脱垂等患者忌食萝卜。

2. 服用人参、西洋参、地黄和首乌时不要同时吃萝卜。但在服用人参、西洋参后出现腹胀时，则可以吃萝卜以消除腹胀。

蛋香萝卜丝

材料： 白萝卜250克，鸡蛋1个。

调料： 葱花、花椒粉、盐、鸡精各适量，植物油5克。

做法：

1.白萝卜洗净，切丝；鸡蛋磕入碗中，打散。

2.炒锅置火上，倒入植物油，待油烧至七成热，倒入蛋液炒成鸡蛋块，盛出。

3.锅内留底油，加葱花和花椒粉炒香，放入白萝卜丝和适量清水炒至白萝卜丝熟透，放入鸡蛋块，用盐和鸡精调味即可。

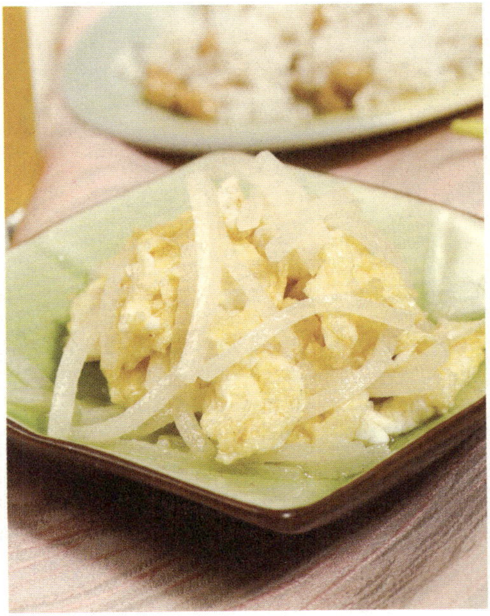

能量计算器

总热量	蛋白质	脂肪	糖类
约177千卡	8.9克	11.1克	12.6克

拌萝卜丝

材料： 白萝卜250克。

调料： 葱丝、姜丝、辣椒粉、酱油、盐、醋、鸡精各适量，香油3克。

做法：

1.萝卜洗净，放入淡盐水中浸泡一会儿，捞出漂去盐分，切丝。

2.将萝卜丝放入盘中，加入葱丝、姜丝，调入辣椒粉、酱油、盐、醋、香油、鸡精拌匀即可。

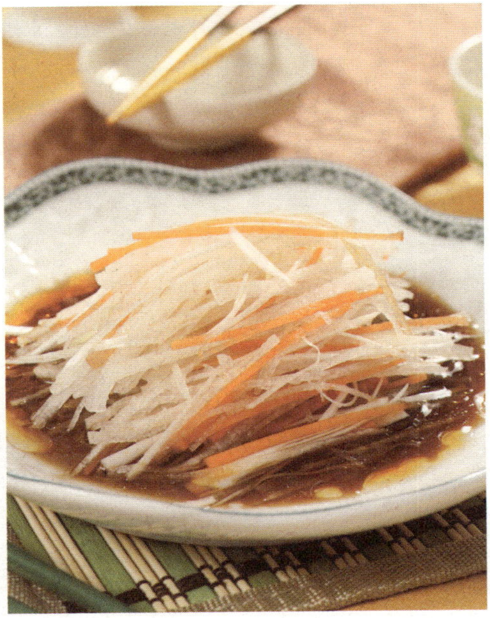

能量计算器

总热量	蛋白质	脂肪	糖类
约77千卡	2.1克	3.2克	11.9克

茄子

保护胰岛细胞免受自由基的侵害

推荐摄入量：每日200克为宜

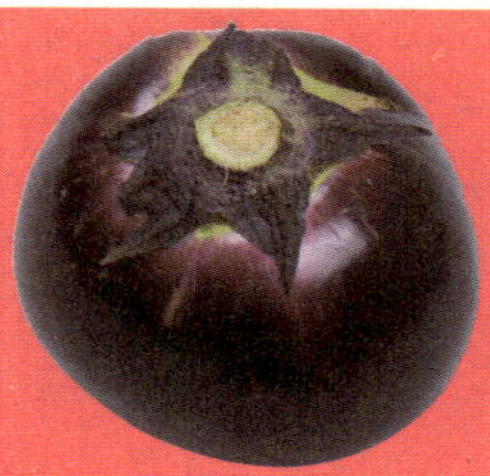

营养成分	含量	含量比较	养生功效
热量	23千卡	低 ★☆☆	茄子含丰富的维生素P，能增强毛细血管的弹性，降低毛细血管的脆性及渗透性，使血小板保持正常功能，有预防坏血病以及促进伤口愈合的功效；茄子还含有龙葵碱，能抑制消化系统肿瘤的增殖，对于防治胃癌有一定的食疗效果。
糖类	4.9克	低 ★☆☆	
蛋白质	1.1克	低 ★☆☆	
脂肪	0.2克	低 ★☆☆	

对糖尿病的好处

降糖营养素 膳食纤维、维生素 E

茄子中的膳食纤维可以减少小肠对糖类与脂肪的吸收，促进胃的排空，有助于减少胰岛素的用量，并控制饭后血糖上升的速度。其所含的维生素 E 是一种天然的脂溶性抗氧化剂，可保护胰岛细胞免受自由基的侵害。

对并发症的好处

茄子含丰富的维生素 P，这种物质能增强人体细胞间的黏着力，增强毛细血管的弹性，降低毛细血管的脆性及渗透性，防止微血管破裂出血，使心血管保持正常的功能。

降糖吃法

1. 切开的茄子可用清水浸泡，烹制前再捞出，这样可防止茄子变黑。

2. 油炸茄子尽量挂糊上浆，这样能减少营养损失，直接油炸会使茄子中的维生素严重损失，使茄子的保健作用大打折扣。

最佳搭配

茄子＋猪肉 猪肉中的胆固醇含量较高；茄子中的膳食纤维含有皂角苷，可以降低胆固醇。二者搭配，营养价值更高。

茄子＋鸡蛋 鸡蛋含有较多的胆固醇，而茄子中含有大量皂角苷。二者同食，有利于人体吸收鸡蛋的营养，还能降低胆固醇的吸收率。

食用宜忌

1. 老茄子，特别是秋后的老茄子含有较多茄碱，对人体有害，不宜多吃。

2. 消化不良、体弱胃寒的人不宜多吃茄子。

推荐降糖食谱

蒜泥茄子

材料： 茄子400克。

调料： 大蒜、香菜末、盐、鸡精各适量，香油3克。

做法：

1.茄子去柄，切大片，放入蒸锅中蒸熟，取出，凉凉。

2.大蒜去皮，拍碎，加少许盐，捣成蒜泥，放入碗内，加入盐、香油和鸡精拌匀制成调味汁。

3.将调味汁浇在凉凉的茄子上，撒上香菜末拌匀即可。

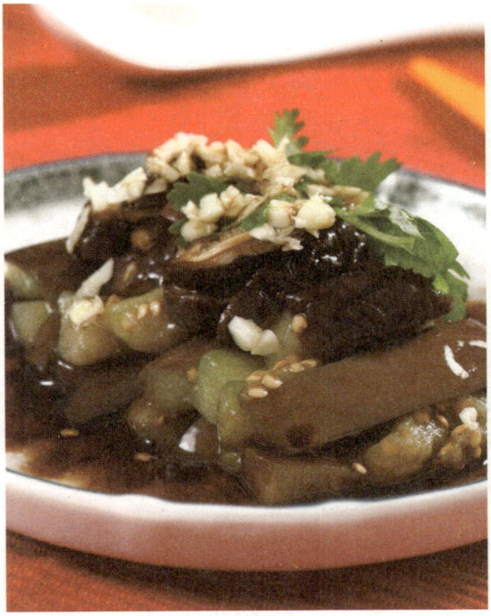

能量计算器

总热量	蛋白质	脂肪	糖类
约105千卡	4.1克	3.7克	18.2克

肉炒茄块

材料： 紫皮长茄子250克，瘦猪肉50克，红柿子椒25克。

调料： 葱花、盐、鸡精各适量，植物油4克。

做法：

1.茄子去蒂，洗净，切滚刀块；瘦猪肉洗净，切细丝；红柿子椒洗净，去蒂除子，切丝。

2.炒锅置火上烧热，倒入植物油，加葱花炒出香味，放入猪肉丝滑熟，淋入适量酱油和清水。

3.倒入茄子块烧熟，加红柿子椒丝翻炒2分钟，用盐和鸡精调味即可。

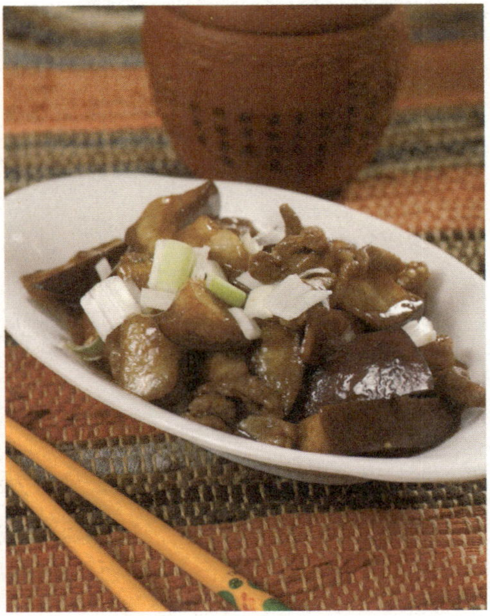

能量计算器

总热量	蛋白质	脂肪	糖类
约158千卡	12.8克	7.4克	14.8克

藕

既能止渴又能调节糖代谢

推荐摄入量：每日100克为宜

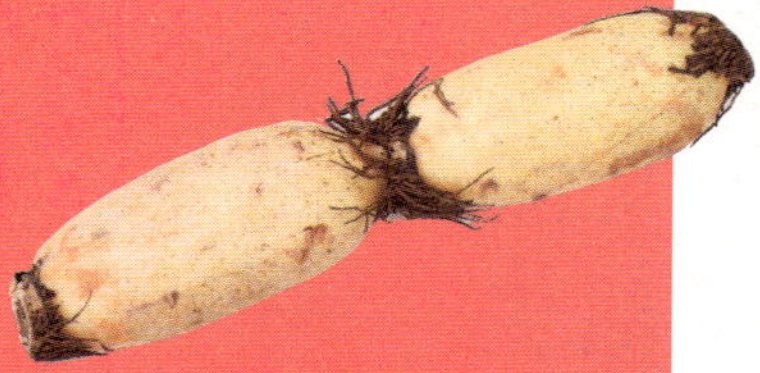

营养成分	含量	含量比较	养生功效
热量	47千卡	低 ★☆☆	藕中的鞣质有健脾止泻的作用，能够健脾开胃，增进食欲；藕中的黏液蛋白和膳食纤维能减少人体对脂类物质的吸收，进而起到减肥的作用。
糖类	11.5克	中 ★★☆	
蛋白质	1.2克	低 ★☆☆	
脂肪	0.2克	低 ★☆☆	

对糖尿病的好处

降糖营养素 膳食纤维

中医认为藕性寒，有清热除烦、生津止渴的功效，还能抑制尿糖。生藕还含有大量的膳食纤维，能够延缓糖类和脂类的吸收，有益于糖尿病患者控制血糖。

对并发症的好处

藕中含有黏液蛋白和膳食纤维，能与人体内的胆酸盐、食物中的胆固醇及甘油三酯结合，使其从粪便中排出，从而减少脂类的吸收，降低血脂。

降糖吃法

为使去皮的莲藕不变成褐色，可将去皮后的藕放在醋水中浸泡5分钟后捞起擦干，就可使其保持玉白水嫩不变色。

食用藕时，最好保留藕节，因藕节含有鞣质和天门冬酰胺，有很高的药用价值。

最佳搭配

藕＋猪肉 藕适宜搭配猪肉食用，藕性寒，配以滋阴润燥、补中益气的猪肉，荤素搭配，可为人体提供丰富的营养成分。

食用宜忌

生藕性偏凉，脾虚胃寒者、易腹泻者不宜食用。

推荐降糖食谱

醋熘藕片

材料： 鲜藕300克。

调料： 葱花、姜末、酱油、醋、盐、高汤各适量，植物油4克。

做法：

1.藕去皮，洗净，切片，略焯，待用。

2.炒锅置火上，倒油烧热，放入葱花、姜末煸香，烹醋略炒，加盐、酱油、高汤，放入藕片翻炒至熟即可。

莲藕花生排骨汤

材料： 排骨100克，莲藕150克，花生10克，红枣1颗。

调料： 葱段、姜片、盐各适量。

做法：

1.将排骨洗净，剁成块，放入开水中汆烫去血水，取出，沥干；莲藕拍一下再切大块；红枣去核；花生去壳。

2.锅内放入适量水，将排骨、莲藕块、花生、红枣放入，加葱段、姜片，以大火煲20分钟后，加盐调味，再以小火煲2小时左右即可。

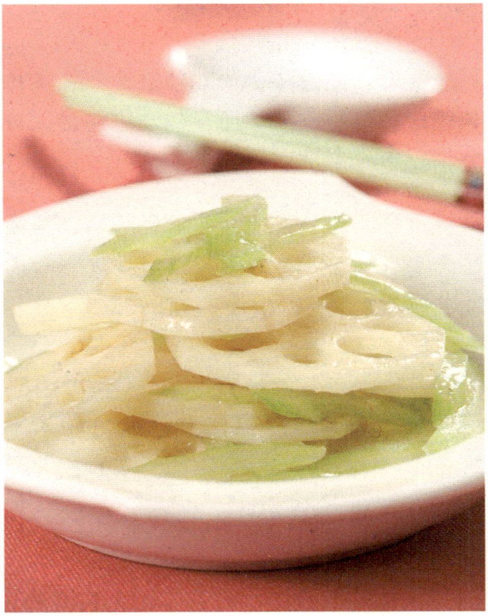

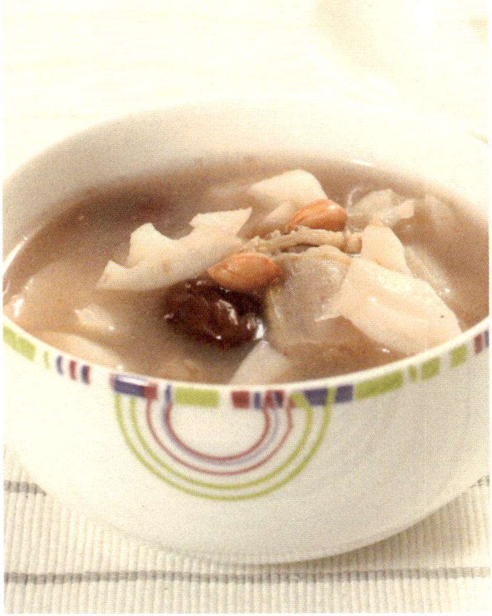

能量计算器

总热量	蛋白质	脂肪	糖类
约221千卡	5.0克	4.5克	43.3克

能量计算器

总热量	蛋白质	脂肪	糖类
约425.3千卡	23.6克	25.1克	45.5克

芦笋

促进细胞对葡萄糖的利用

推荐摄入量：每日50克为宜

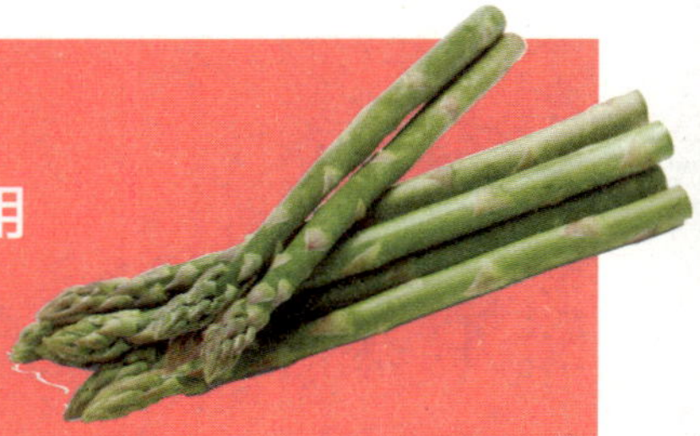

营养成分	含量	含量比较	养生功效
热量	19千卡	低 ★☆☆	芦笋中含有的天门冬酰胺是一种能抑制癌细胞生长的物质，对几乎所有的癌症都有一定的辅助治疗作用；芦笋含有较多的膳食纤维，可促进胃肠蠕动，排出毒素，帮助消化，提高食欲。
糖类	3.3克	低 ★☆☆	
蛋白质	2.6克	低 ★☆☆	
脂肪	0.1克	低 ★☆☆	

对糖尿病的好处

降糖营养素 香豆素、芦丁、铬

芦笋所含的香豆素、芦丁等成分有降血糖的作用，可以辅助治疗糖尿病慢性并发症，缓解糖尿病症状。芦笋中的铬还可以调节血液中脂肪与糖分的浓度，促进细胞对葡萄糖的利用，从而降低血糖。

对并发症的好处

芦笋不仅可以改善2型糖尿病的症状，而且对糖尿病并发高血压、肥胖以及视网膜病变有较好的辅助疗效。其所含的维生素C，可以增强毛细血管的弹性和生理功能，对防治高血压、心脑血管疾病大有裨益。

降糖吃法

芦笋中的叶酸很容易被破坏，若用芦笋来补充叶酸应避免高温烹煮，最佳的方法是用微波炉小功率热熟。

芦笋在烹调前先切成条，用清水浸泡20~30分钟，或者切成条后用开水焯一下，可以去苦味。

最佳搭配

芦笋＋虾 芦笋适合搭配虾食用，在瘦身的同时还能补充人体所需的动物蛋白，口味上也更加鲜美。

芦笋＋猪肉 芦笋中叶酸含量较高，猪肉中含有维生素B_{12}，两者同食，有利于人体对维生素B_{12}的吸收和利用。

食用宜忌

1. 芦笋含有少量嘌呤，痛风病人不宜多食。

2. 芦笋不宜生吃，也不宜存放一周以上才吃。

推荐降糖食谱

鲜虾芦笋

材料： 鲜海虾100克，芦笋250克。

调料： 葱花、盐各适量，植物油4克。

做法：

1.鲜海虾洗净；芦笋洗净，切长条。

2.炒锅倒入植物油烧至七成热，下葱花炒出香味，放入鲜海虾、芦笋和适量水翻炒至熟，用盐调味即可。

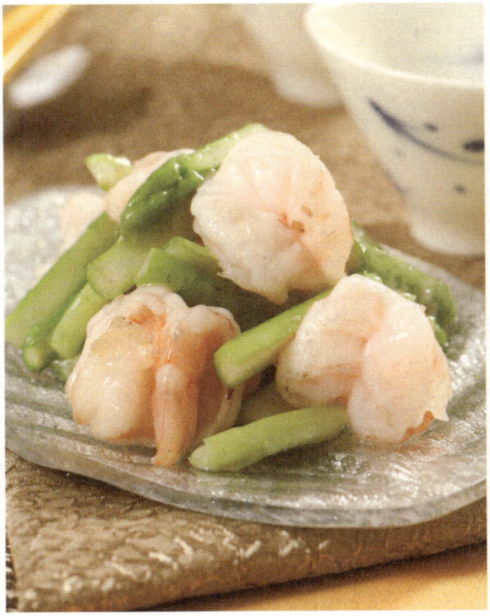

能量计算器

总热量	蛋白质	脂肪	糖类
约119千卡	11.7克	4.5克	11.8克

水煮芦笋

材料： 芦笋150克。

调料： 盐、白胡椒粉各适量，香油3克。

做法：

1.芦笋择洗干净，沥干水分。

2.汤锅置火上，倒入适量热水烧开，放入所有调料搅拌均匀，下入芦笋段煮熟即可。

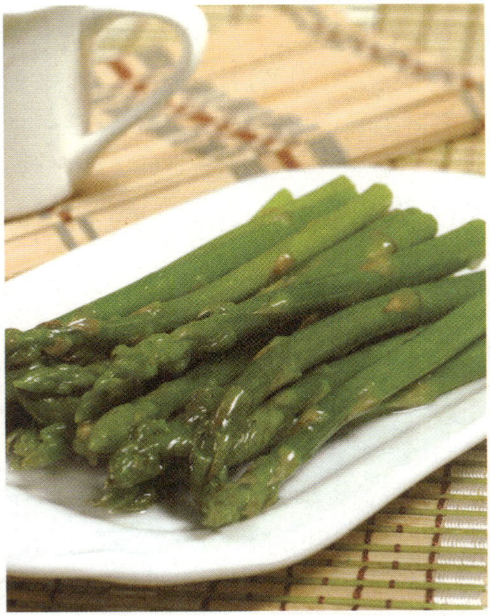

能量计算器

总热量	蛋白质	脂肪	糖类
约53千卡	1.9克	3.1克	6.6克

南瓜

预防心脑血管疾病

生糖指数：75 ㊥

推荐摄入量：每日100克为宜

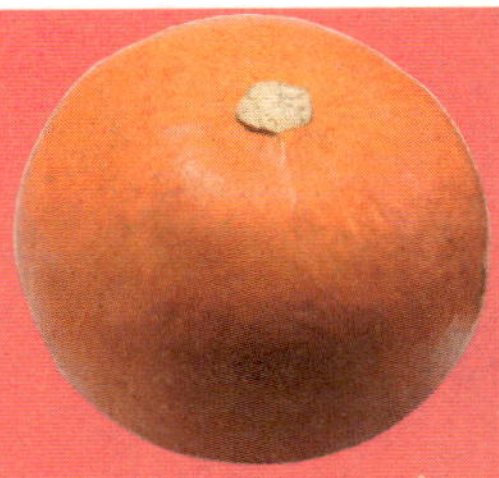

营养成分	含量	含量比较	养生功效
热量	23千卡	低 ★☆☆	南瓜含有的果胶具有很强的吸附性，能粘结和消除体内的有害物质，起到解毒的作用；南瓜含有丰富的铬，铬是人体胰岛细胞所必需的微量元素，对防治糖尿病、降低血糖有特殊的食疗功效。
糖类	5.3克	低 ★☆☆	
蛋白质	0.7克	低 ★☆☆	
脂肪	0.1克	低 ★☆☆	

对糖尿病的好处

降糖营养素 铬、果胶

虽然南瓜的生糖指数比较高，但是南瓜中的铬是胰岛细胞合成胰岛素必需的微量元素，对防治糖尿病、降低血糖有特殊的食疗功效。南瓜中的果胶可推迟食物排空，延缓肠道对糖类的吸收，从而控制血糖升高。

对并发症的好处

南瓜含有的硒，有清除体内脂质过氧化物的作用，防止因脂质过氧化物堆积而引起的心肌细胞损害，有助于糖尿病患者预防心脑血管疾病。此外，南瓜是高钙、高钾、低钠的食物，特别适合中老年人和高血压患者，能预防骨质疏松和高血压。

降糖吃法

1. 南瓜一次不能吃太多，否则不仅会胃灼热难受，而且会影响脸色，引起胡萝卜素黄皮症。

2. 南瓜的皮和心含有丰富的胡萝卜素和维生素，所以尽量要全部利用。

最佳搭配

南瓜＋牛肉 南瓜含有丰富的胡萝卜素，牛肉中的脂肪可以促进胡萝卜素的吸收和利用，两者搭配食用有助于提高人体的免疫力，还可预防感冒和近视。

南瓜＋红小豆 南瓜和红小豆一起食用，具有补脾益气、解毒止痛之功效，对糖尿病、动脉硬化、胃及十二指肠溃疡等病症有一定的辅助疗效。

食用宜忌

1. 患有黄疸、脚气的人忌食南瓜。

2. 南瓜是一种能暖胃的食物，体寒者可以常吃。

推荐降糖食谱

肉末南瓜

材料： 瘦猪肉50克，南瓜250克。

调料： 葱花、盐、鸡精各适量，植物油3克。

做法：

1.瘦猪肉洗净，剁成肉末；南瓜洗净，去皮，去瓤，切滚刀块。

2.锅内放油，待油烧至六成热时，放入葱花炒出香味，倒入猪肉末翻炒变白，放入南瓜块翻炒。

3.加入适量水炖至南瓜熟透，加入盐和鸡精调味即可。

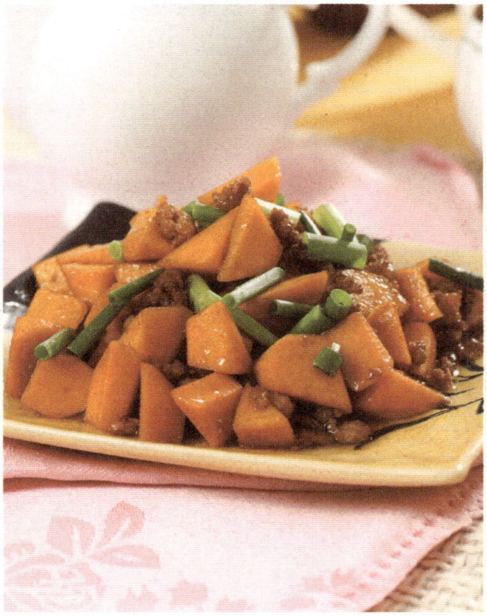

能量计算器

总热量	蛋白质	脂肪	糖类
约145千卡	11.6克	6.3克	12.0克

脆炒南瓜丝

材料： 嫩南瓜250克。

调料： 葱花、盐、鸡精各适量，植物油4克。

做法：

1.嫩南瓜洗净，去皮，去瓤及子，切成细丝，加盐腌渍，沥水。

2.锅内倒植物油烧热，下南瓜丝快速翻炒一下，放入鸡精、盐调味，撒上葱花即可。

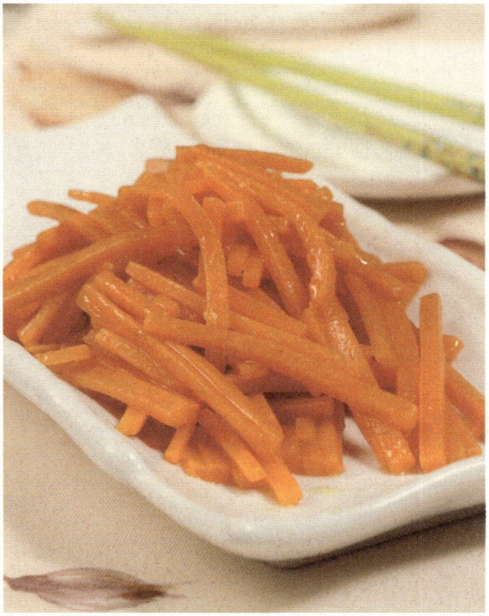

能量计算器

总热量	蛋白质	脂肪	糖类
约83千卡	1.5克	4.2克	11.3克

山药

避免胰岛素分泌过剩

生糖指数：51 低

推荐摄入量：每日85克为宜

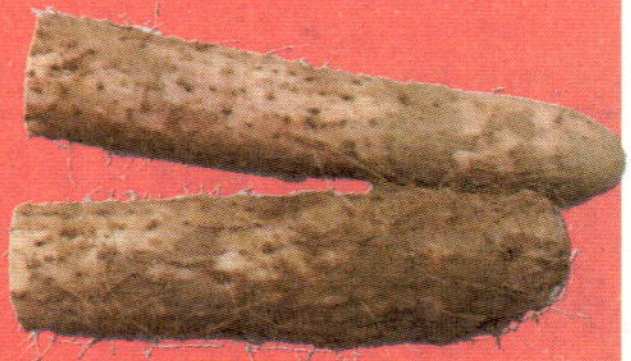

营养成分	含量	含量比较	养生功效
热量	57千卡	低 ★☆☆	山药含有各类维生素，还含有黏液蛋白、胆碱、16种氨基酸及硒、磷、镁等多种矿物质。山药含有能够分解淀粉的淀粉糖化酶，胃胀时食用，有促进消化的作用；山药含有丰富的膳食纤维，容易使人产生饱腹感，有利于减肥瘦身。
糖类	12.4克	中 ★★☆	
蛋白质	1.9克	低 ★☆☆	
脂肪	0.2克	低 ★☆☆	

对糖尿病的好处

降糖营养素　黏液蛋白、膳食纤维

山药中的黏液蛋白，能使糖类缓慢吸收，同时避免胰岛素分泌过剩，有降低血糖的作用。山药还含有可溶性膳食纤维，能促进肠道蠕动，控制餐后血糖升高的速度。

对并发症的好处

山药中的黏液蛋白，能防止脂肪沉积在血管上，保持血管弹性，降低胆固醇，防止动脉粥样硬化，并能防止糖尿病并发冠心病、高胆固醇血症的发生和发展。

降糖吃法

将山药切碎食用，更有利于人体消化吸收其中的营养物质。

最佳搭配

山药＋排骨　山药和排骨一起食用，营养可以互补，能为人体提供丰富的营养，增强身体的免疫力和抗病能力。

山药＋薏米　山药生糖指数低，能缓解血糖上升速度，薏米中的微量元素硒，可修复胰岛β细胞并保护其免受损害，维持胰岛素正常分泌功能，调节血糖。

食用宜忌

山药有收敛作用，所以患感冒、大便燥结者及肠胃积滞者忌用。

推荐降糖食谱

山药虾粥

材料： 山药25克，虾仁5个，大米100克。

调料： 盐2克。

做法：

1.将山药去皮，洗净，切块；大米洗净，浸泡30分钟；虾仁去虾线，洗净，切两半，氽熟。

2.锅置火上，倒入适量清水煮沸，放入大米，煮沸后加入山药块，用小火将米煮熟，但不开花，然后放入虾仁，加入盐调味即可。

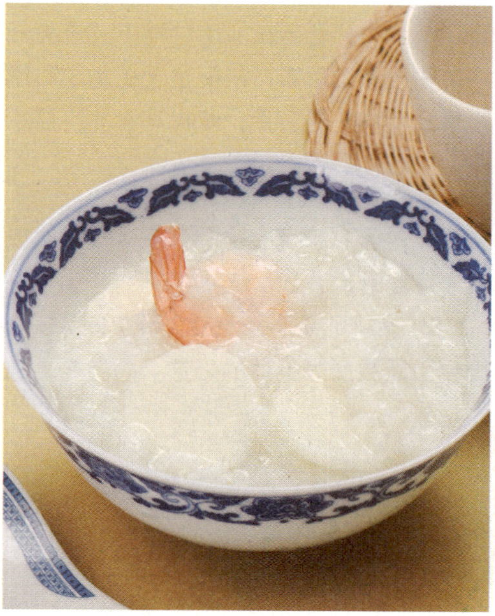

能量计算器

总热量	蛋白质	脂肪	糖类
约373.4千卡	8.5克	1.0克	78克

山药排骨汤

材料： 猪小排200克，山药150克。

调料： 盐3克。

做法：

1.将猪小排剁块，洗净，用沸水氽烫一下，捞出备用；山药削皮洗净，横刀切成约0.5厘米的厚片，再从中间对半切开备用。

2.锅置火上，放入猪小排，加入1200克清水，大火煮40分钟，把山药片放入锅中，加入盐调味，大火煮开后，转小火炖煮20分钟即可。

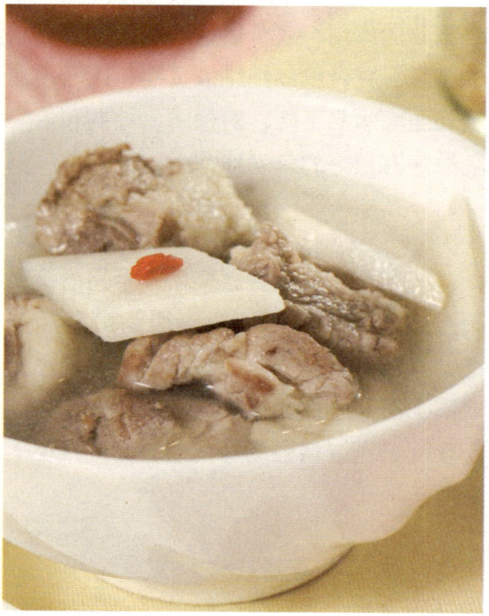

能量计算器

总热量	蛋白质	脂肪	糖类
约589千卡	34.4克	46.3克	9.4克

魔芋

辅助治疗糖尿病

生糖指数：15 低

推荐摄入量：每日80克为宜

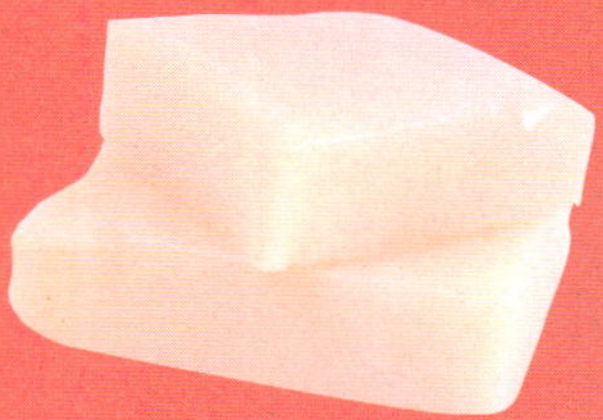

营养成分	含量	含量比较	养生功效
热量	10千卡	低 ★☆☆	魔芋所含的黏蛋白能减少体内胆固醇的积累，预防动脉硬化和心脑血管疾病；魔芋所含的膳食纤维能促进胃肠蠕动，润肠通便，防止便秘，减少肠道对脂肪的吸收。
糖类	2.5克	高 ★★★	
蛋白质	0克	中 ★★☆	
脂肪	0克	低 ★☆☆	

对糖尿病的好处

降糖营养素　膳食纤维

魔芋中的膳食纤维有延缓葡萄糖和脂肪吸收的作用，还可以增加血液中胰岛素的含量，减轻胰岛细胞的负担，逐渐使血糖和血脂水平下降，对预防、控制和治疗糖尿病有极好的辅助作用。

对并发症的好处

魔芋含有的葡甘露聚糖，食用后不在胃中消化，因而可以吸附胆固醇和胆汁酸，从而降低血清胆固醇，可以有效地减轻高血压和心血管疾病；此外，魔芋中的膳食纤维可以增强肠胃蠕动，促进排便。

降糖吃法

1. 生魔芋有毒，必须煮3个小时以上才可食用。

2. 烹制魔芋时，宜先用手或勺子将其捣碎，这样做魔芋既容易熟，又容易入味。

最佳搭配

魔芋＋蔬菜　魔芋在加工过程中会流失一些矿物质和维生素，搭配富含矿物质和维生素的蔬菜一并食用，能提高营养价值。

食用宜忌

1. 生魔芋有毒，必须煎煮3个小时以上才可食用。

2. 魔芋不易消化，每次不宜多食，否则会引起腹胀等不适的感觉。

推荐降糖食谱

凉拌魔芋

材料： 魔芋150克，黄瓜100克，金针菇50克。

调料： 酱油、白醋各适量，香油3克。

做法：

1.魔芋切成条状；金针菇洗净，与魔芋一同放入滚水中氽烫，捞起，沥干备用。

2.黄瓜洗净切丝，放在碗中加白醋抓拌一下，捞出后以凉开水冲净，沥干备用。

3.魔芋条、金针菇和黄瓜全部放入碗中，加酱油和香油搅拌均匀即可。

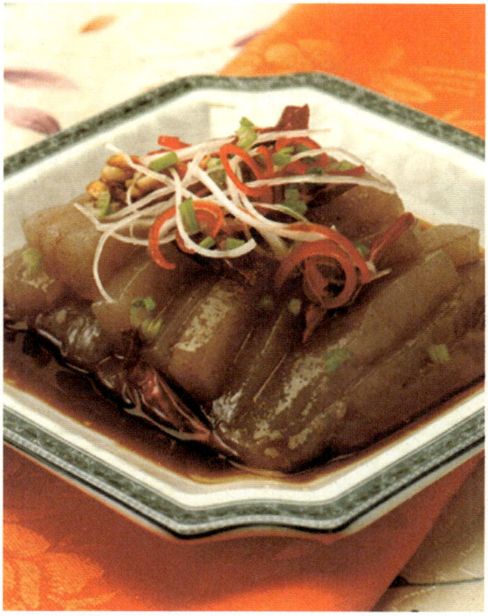

能量计算器

总热量	蛋白质	脂肪	糖类
约109千卡	8.8克	3.5克	123.9克

魔芋炖鸡腿

材料： 魔芋300克，鸡腿150克。

调料： 葱花、花椒粉、盐、酱油各适量，植物油4克。

做法：

1.鸡腿洗净，切块；魔芋洗净，切块。

2.炒锅倒入植物油烧至七成热，下葱花、花椒粉、酱油炒出香味。

3.放入鸡腿和魔芋块炒匀，加适量水炖熟，用盐调味即可。

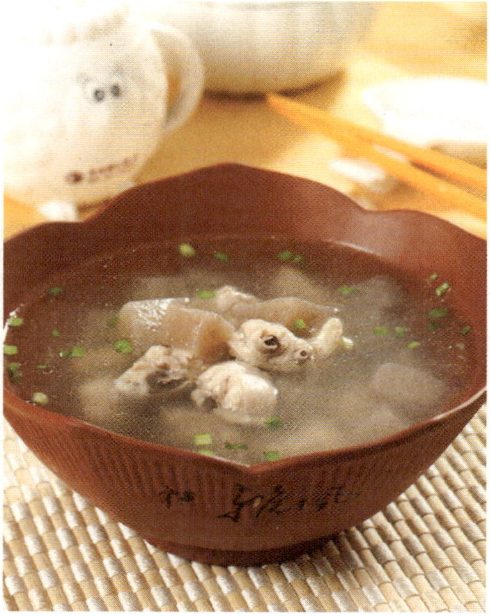

能量计算器

总热量	蛋白质	脂肪	糖类
约334千卡	21.9克	17.8克	236.4克

黑木耳

修复受损的胰岛细胞

推荐摄入量：每日50~70克（水发）为宜

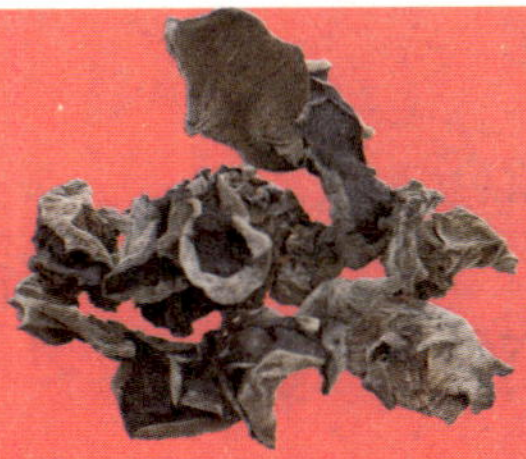

营养成分	含量	含量比较	养生功效
热量	265千卡	高 ★★★	黑木耳富含的胶质，有较强的吸附力，可起到清理消化道的作用；黑木耳中铁的含量丰富，不仅美容养颜，还可以防治缺铁性贫血。
糖类	65.6克	高 ★★★	
蛋白质	12.1克	中 ★★☆	
脂肪	1.5克	低 ★☆☆	

对糖尿病的好处

降糖营养素 木耳多糖、纤维素

黑木耳中所含有的多糖成分能够修复受损的胰岛细胞，提供胰岛细胞所需要的能量，充分改善胰岛的分泌功能，平稳降低血糖，具有调节血糖的功效。

对并发症的好处

黑木耳中的木耳多糖可以明显降低甘油三酯和血清总胆固醇的含量，提高血清高密度脂蛋白胆固醇与总胆固醇的比值，具有预防动脉硬化的功效。黑木耳含钾量非常高，是优质的高钾食物，对糖尿病合并高血压的患者有较好的辅助治疗作用。

降糖吃法

1. 泡发干木耳应使用温水，也可用烧开的米汤泡发，可以使木耳肥大松软，味道鲜美。

2. 干木耳烹调前宜用温水泡发，泡发后仍然紧缩在一起的部分不宜食用。

最佳搭配

黑木耳＋黄瓜 黄瓜能抑制体内糖分转化为脂肪，从而达到减肥的功效；黑木耳中的植物胶质，可以促进排出残留在消化系统中的杂质。两者搭配，排毒、减肥功效很好。

黑木耳＋豆腐 豆腐中的糖类能提高葡萄糖耐受性，有预防糖尿病的作用；同时还能提高胰岛素的敏感性，提高葡萄糖的利用率，降低、稳定血糖。黑木耳能稳定血糖。两者搭配食用，更有利于糖尿病患者稳定血糖。

食用宜忌

1. 黑木耳滋润，易滑肠，患有慢性腹泻的病人应慎食，否则会加重腹泻症状。

2. 严禁食用发霉及有腐败味的黑木耳，以防中毒。

3. 黑木耳有活血抗凝的作用，有出血性疾病的人不宜食用。

推荐降糖食谱

木耳炒黄瓜

材料： 黄瓜250克，水发黑木耳100克。

调料： 红辣椒片、葱末各5克，盐、香油各3克，植物油8克，鸡精少许。

做法：

1.黑木耳洗净，撕小块；黄瓜洗净，切片，待用。

2.炒锅置火上，倒油烧热，放葱末煸香，放入黑木耳煸炒片刻，再放入黄瓜，调入盐、鸡精、红辣椒片翻炒至木耳、黄瓜入味，淋上香油即可。

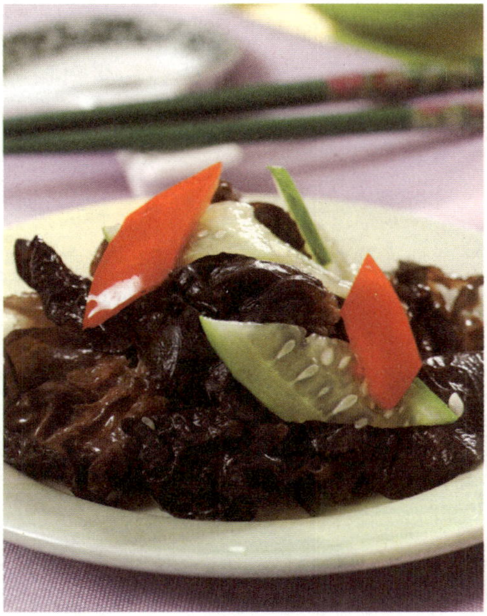

能量计算器

总热量	蛋白质	脂肪	糖类
约155千卡	3.3克	11.7克	12.7克

木耳白菜汤

材料： 水发黑木耳100克，白菜250克，虾皮10克，水发海带20克。

调料： 盐3克，植物油10克，葱丝、姜片各5克，香油3克。

做法：

1.将黑木耳洗净，撕成小朵；白菜、水发海带分别洗净，切片，待用。

2.锅置火上，倒植物油烧热，用葱丝、姜片、虾皮炝锅，放入白菜、黑木耳煸炒，加入海带和适量水煮沸5分钟，放入盐、香油调味即可。

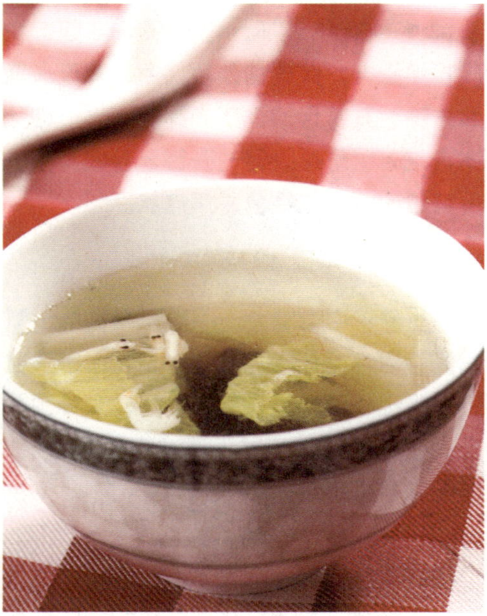

能量计算器

总热量	蛋白质	脂肪	糖类
约193千卡	8.1克	13.7克	13.8克

香菇

促进肝糖原合成，减轻糖尿病症状

推荐摄入量：每日4朵为宜

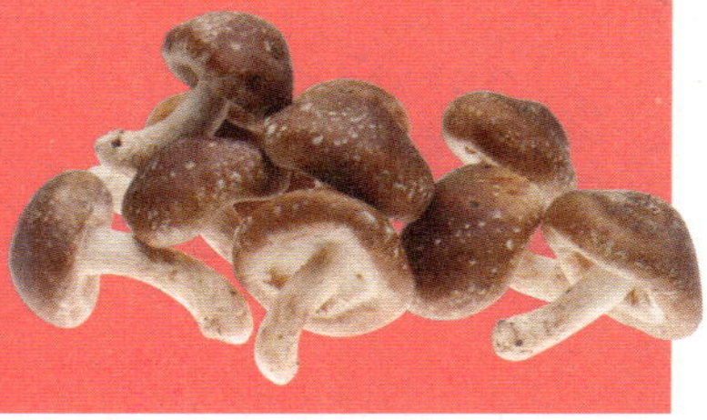

营养成分	含量	含量比较	养生功效
热量	26千卡	低 ★☆☆	香菇中的多糖能增强细胞的免疫功能，且具有明显的抗癌效果，可以使因患肿瘤而降低的免疫功能得到恢复；香菇中含有膳食纤维，可促进肠胃蠕动，保证大便通畅，防止便秘。
糖类	5.2克	低 ★☆☆	
蛋白质	2.2克	低 ★☆☆	
脂肪	0.3克	低 ★☆☆	

对糖尿病的好处

降糖营养素 硒、香菇多糖

香菇中的微量元素硒，能防止胰岛β细胞被氧化破坏，修复胰岛细胞，使其功能正常，促进糖分解代谢，降低血糖和尿糖。其所含的香菇多糖能够调节糖代谢，改善糖耐量，促进肝糖原合成，减少肝糖原分解，减轻糖尿病症状。

对并发症的好处

香菇中含有嘌呤、胆碱、酪氨酸、氧化酶以及某些核酸物质，既能起到降血压、降胆固醇、降血脂的作用，又可预防动脉硬化及糖尿病并发高血压、冠心病、血脂异常等病症。

降糖吃法

1. 烹调干香菇前，先用冷水将香菇表面冲洗干净，然后伞盖朝下放在温水盆中浸泡，等香菇变软、伞盖张开后，再用手朝一个方向轻轻旋搅，让泥沙沉入盆底，然后用清水漂洗一下即可。

2. 泡浸香菇不宜用冷水，也不要浸泡时间太长，不然会损失营养。

最佳搭配

香菇＋油菜 油菜富含膳食纤维和维生素，但缺乏蛋白质；而香菇中蛋白质和矿物质含量丰富，两者搭配食用，营养更全面。

香菇＋黄瓜 香菇是高钾食物，糖尿病合并高血压的患者如能经常食用，能很好地降低血糖，有效地控制病情的发展。黄瓜含果胶，能有效抑制糖类物质在肠道中的吸收，对控制血糖和血管健康有利。二者搭配食用，有控制血糖的作用。

食用宜忌

香菇不宜和番茄搭配食用，香菇含有丰富的生物化学物质，与含有类胡萝卜素的番茄同食，会破坏番茄所含的类胡萝卜素，使营养价值降低。

推荐降糖食谱

香菇油菜

材料： 油菜150克，干香菇50克。

调料： 葱花5克，盐3克，植物油5克，鸡精少许。

做法：

1.油菜择洗干净；干香菇用温水泡发，洗净，去蒂，入沸水中焯透，捞出，切片。

2.炒锅置火上，倒入植物油烧至七成热，放葱花炒香，放入油菜和香菇片翻炒至熟，用盐和鸡精调味即可。

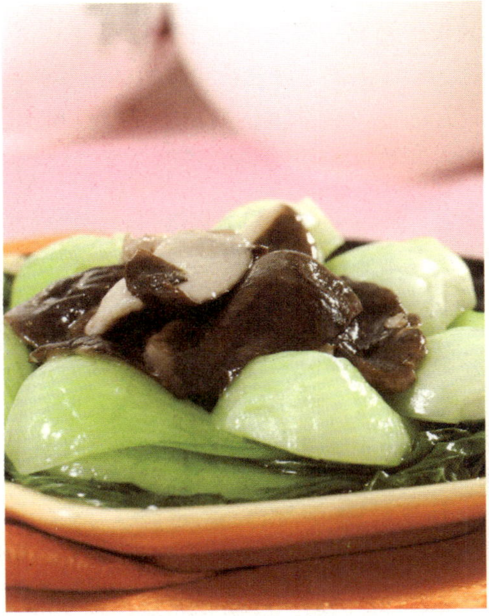

能量计算器

总热量	蛋白质	脂肪	糖类
约220千卡	11.8克	10.9克	33.0克

香菇烧鹌鹑蛋

材料： 水发香菇250克，鹌鹑蛋10个。

调料： 酱油5克，料酒10克，香油5克，盐3克，姜粉、鸡精各少许。

做法：

1.香菇洗净，去蒂，切成四瓣，入沸水中焯熟；鹌鹑蛋煮熟，取出过凉，剥去皮。

2.锅置火上，倒入水、鹌鹑蛋、酱油、料酒、姜粉、鸡精、盐和香菇片烧沸，改小火烧入味，中火收汁，淋上香油拌匀即可。

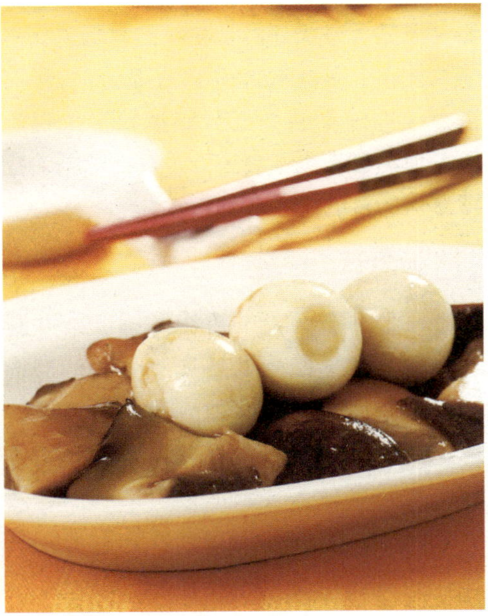

能量计算器

总热量	蛋白质	脂肪	糖类
约505千卡	38.5克	34.4克	18.4克

海带

促进肠胃蠕动，稳定餐后血糖

推荐摄入量：每日150~200克（水发）为宜。

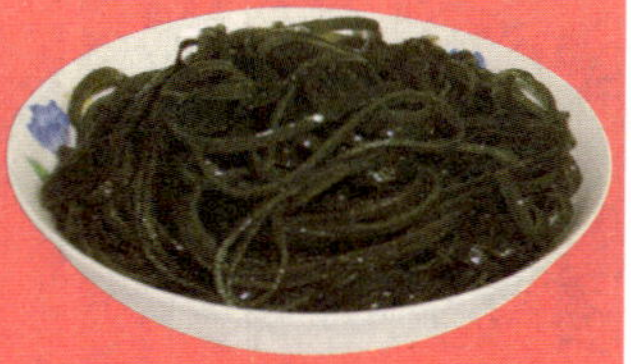

营养成分	含量	含量比较	养生功效
热量	13千卡	低 ★☆☆	海带含大量的膳食纤维和胶质，能促进肠胃蠕动，清除体内的毒素，从而达到清肠排毒的作用；海带含铁，可以促进血红蛋白的再生，贫血及营养不良的人群常食用海带既有补血的作用又可增强身体免疫力。
糖类	2.1克	低 ★☆☆	
蛋白质	1.2克	低 ★☆☆	
脂肪	0.1克	低 ★☆☆	

对糖尿病的好处

降糖营养素 岩藻多糖

海带所含的膳食纤维中含有60%的岩藻多糖，是极好的食物纤维，糖尿病患者食用后，能缩短食物通过肠道的时间，因此，即使在胰岛素分泌量减少的情况下，血糖含量也不会上升，从而达到治疗糖尿病的目的。

对并发症的好处

海带含有大量的不饱和脂肪酸和膳食纤维，能清除附着在血管壁上的胆固醇，促进胆固醇的排泄，还能使血液的黏度降低，减少血管硬化。海带中丰富的钙质可降低人体对胆固醇的吸收，降低血压。这三种物质协同作用，更加强化其降脂效果。

降糖吃法

1. 海带含有较高的有毒金属——砷，因此烹制前应先用清水漂洗，然后浸泡12~24小时，并要勤换水。

2. 用淘米水泡发海带，既易泡发又易清洗，烧煮时也易酥软。

最佳搭配

海带＋豆腐 海带最适宜搭配豆腐食用，因为豆腐中的皂角苷会造成机体内碘的缺乏，而海带含碘多，易诱发甲状腺肿大，二者同食，可使体内碘元素处于平衡状态。

海带＋菠菜 菠菜和海带同食，可以促使草酸钙溶解排出，预防结石。

海带＋芝麻 芝麻能改善血液循环，促进新陈代谢，降低胆固醇。海带则含有丰富的碘和钙，能净化血液，促进甲状腺素的合成。同食则美容、抗衰老效果更佳。

食用宜忌

1. 海带中富含碘，对脱发和甲状腺肿大有辅助疗效，还可预防成年人因碘缺乏造成的智力低下或痴呆症。

2. 吃海带后不要马上喝茶，也不要立刻吃酸涩的水果，否则会阻碍铁的吸收。

推荐降糖食谱

姜拌海带

材料： 水发海带150克。

调料： 盐3克，酱油、醋各10克，姜末、香油各5克，鸡精少许。

做法：

1.水发海带用温水洗净，切成细丝，放入沸水中焯透，捞出沥干水分；将姜末、盐、酱油、醋、香油、鸡精调成调味汁。

2.把海带丝放入盘中，浇上调味汁拌匀即可。

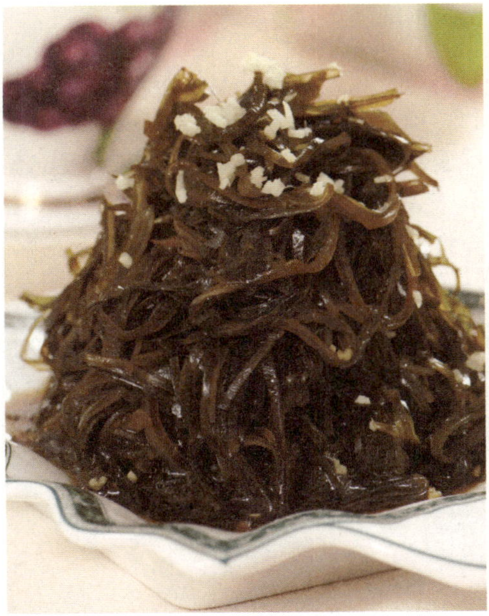

能量计算器

总热量	蛋白质	脂肪	糖类
约66千卡	1.7克	5.2克	4.5克

麻辣海带

材料： 水发海带300克。

调料： 盐3克，花椒油、辣椒油各3克，蒜末、香油各5克，香菜碎、鸡精各少许。

做法：

1.海带洗净，切丝，入沸水中煮10分钟，捞出，凉凉，沥干水分。

2.取盘，放入海带丝，放香菜碎、蒜末、盐、鸡精、花椒油、辣椒油和香油，搅拌均匀即可。

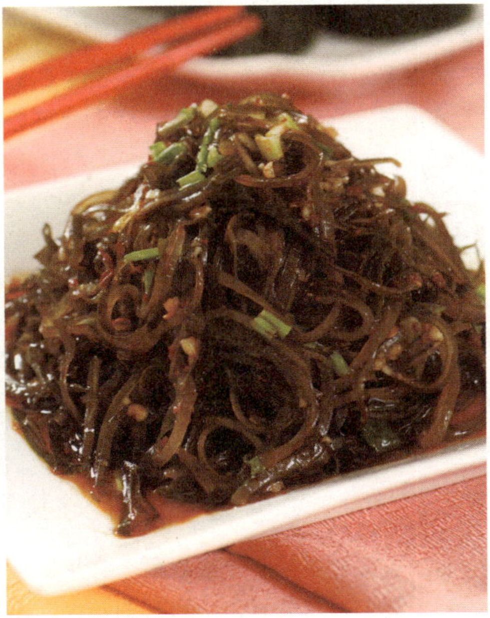

能量计算器

总热量	蛋白质	脂肪	糖类
约249千卡	3.3克	23.3克	9.0克

绿豆芽

清除血管壁中堆积的胆固醇和脂肪

推荐摄入量：每日30克为宜

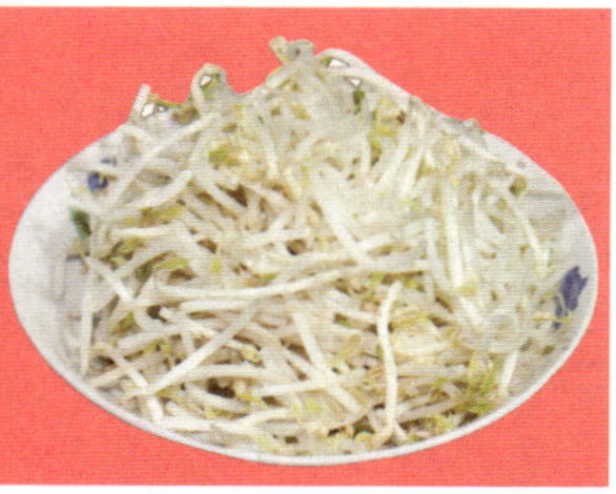

营养成分	含量	含量比较	养生功效
热量	16千卡	低 ★☆☆	绿豆芽中含有维生素B_2，可以用来辅助治疗口腔溃疡，还能调养五脏；绿豆芽含有丰富的维生素C，对防治坏血病很有帮助。
糖类	2.6克	低 ★☆☆	
蛋白质	1.7克	低 ★☆☆	
脂肪	0.1克	低 ★☆☆	

对糖尿病的好处

降糖营养素 膳食纤维、维生素 C

绿豆芽热量低，含有大量的膳食纤维，食用后能够帮助糖尿病患者控制餐后血糖上升。另外，绿豆芽中维生素 C 的含量丰富，不但能降低血糖，还能降低胆固醇。

对并发症的好处

绿豆芽富含纤维素，是便秘患者的健康蔬菜，有预防消化道癌症（食道癌、胃癌、直肠癌）的功效。此外，绿豆芽还有清除血管壁中堆积的胆固醇和脂肪、防止心血管病变的作用。

降糖吃法

绿豆芽性寒，十分适合夏季食用，烹调时应配上一点姜丝，中和它的寒性；烹调时油盐不宜太多，要尽量保持其清淡的性味和爽口的特点。

最佳搭配

绿豆芽＋醋 烹制绿豆芽时加一点醋，既能防止 B 族维生素流失，还可以增强绿豆芽的减肥功效。

绿豆芽＋猪肚 猪肚可以健脾胃、助消化、增食欲，但其胆固醇含量较高；而绿豆芽可以降低胆固醇，二者同食，有利于人体对营养成分的吸收，提高人体免疫力。

食用宜忌

绿豆芽膳食纤维较粗，不易消化，且性质偏寒，所以脾胃虚寒的人不宜长期过量食用。

推荐降糖食谱

青椒绿豆芽

材料： 绿豆芽250克，青椒100克。

调料： 姜丝5克，料酒10克，盐3克，醋15克，植物油5克。

做法：

1.青椒洗净，去蒂及子，切丝；绿豆芽洗净，入沸水焯烫，沥干待用。

2.炒锅置火上，倒油烧至七成热，倒入姜丝、青椒丝、绿豆芽，调入料酒，加醋、盐调味即可。

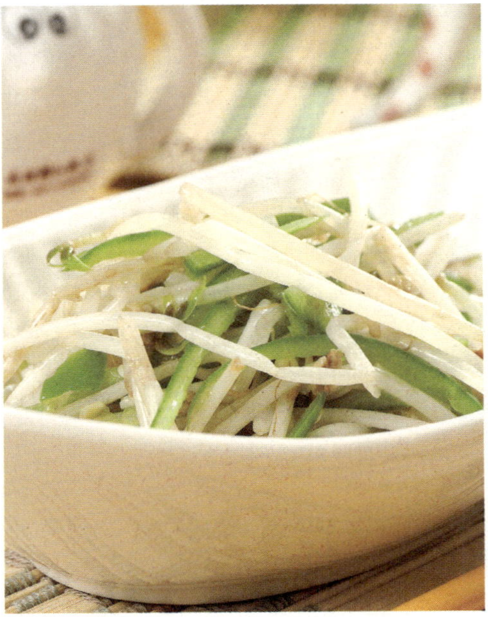

能量计算器

总热量	蛋白质	脂肪	糖类
约100千卡	6.4克	4.5克	12.1克

银芽鸡丝

材料： 绿豆芽200克，鸡胸肉100克，青椒25克。

调料： 葱花3克，盐3克，香油2克，料酒、植物油各5克，胡椒粉少许。

做法：

1.绿豆芽洗净，去头尾，放在沸水中焯一下；青椒洗净，去蒂及子，切细丝；鸡胸肉洗净，切细丝，放入料酒腌渍20分钟，放入沸水氽熟待用；盐、胡椒粉、料酒调成调味汁待用。

2.炒锅置火上，倒植物油烧热，放入葱花，倒入鸡丝、绿豆芽、青椒丝翻炒，烹入调味汁，最后淋上香油即可。

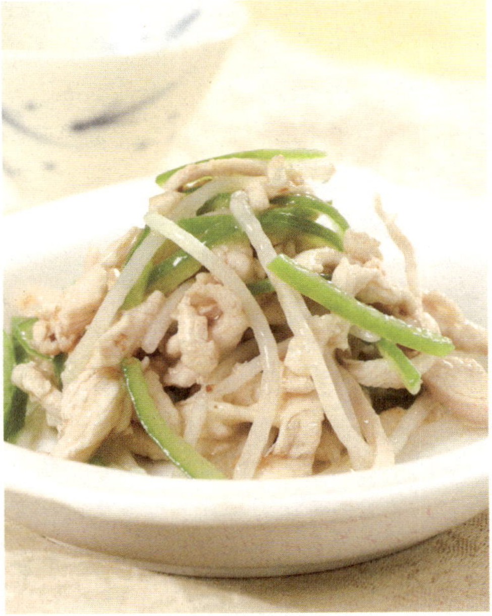

能量计算器

总热量	蛋白质	脂肪	糖类
约104千卡	5.0克	4.4克	17.6克

苹果

预防糖尿病患者并发骨质疏松

生糖指数：36 低

推荐摄入量：每日1个为宜

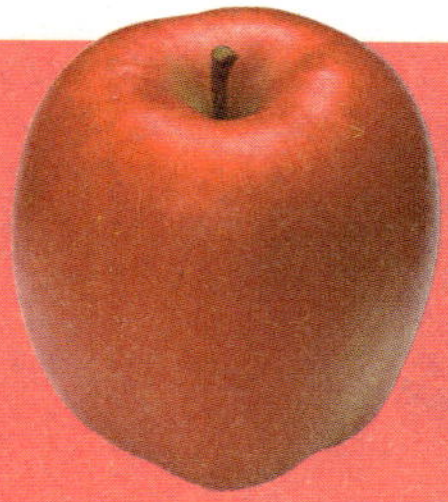

营养成分	含量	含量比较	养生功效
热量	53千卡	低 ★☆☆	苹果含有的酸味成分能促进消化，膳食纤维可以促进肠胃蠕动，协助人体排出体内的废物；苹果特有的果香味可以缓解不良情绪，具有提神醒脑的功效；苹果还能防癌，预防铅中毒。
糖类	13.7克	中 ★★☆	
蛋白质	0.4克	低 ★☆☆	
脂肪	0.2克	低 ★☆☆	

对糖尿病的好处

降糖营养素　维生素C、胶质、铬

苹果中的维生素C可维持胰岛素的功能，促进胰岛素形成及组织对葡萄糖的利用，调节机体血糖水平；还有抑制醛糖还原酶的作用，延缓或改善糖尿病周围神经病变。苹果中的胶质和铬，能保持血糖的稳定。因此苹果是想要控制血糖的人必不可少的水果。

对并发症的好处

苹果中含有的硼与锰，有利于钙的吸收和利用，可以预防糖尿病患者并发骨质疏松。苹果中还含有较多的钾，能与人体过剩的钠盐结合，使之排出体外从而降低血压。苹果还可以减少血液中胆固醇的含量，增加胆汁分泌和增强胆汁酸功能，因而可避免胆固醇沉积在胆汁中形成胆结石。

降糖吃法

1. 苹果与洋葱和茶叶同食可保护心脏，减少心脏病的发病率。

2. 苹果宜现吃现切，切开后放置一段时间，不仅会氧化变黑，而且营养素会损失。

最佳搭配

苹果＋富含黄酮类化合物的食物　苹果宜与洋葱、茶叶等富含黄酮类化合物的食物一起食用，因为苹果同样富含黄酮类化合物，一起食用能有效减少心脏病的发病率。

苹果＋银耳　苹果性凉味酸甘，可以清肺、利咽、解毒；银耳味甘性平，具有滋阴生津、润肺解毒的功效。二者功能与性质相似，同食可润肺止咳。

食用宜忌

1. 苹果忌与水产品同食，会导致便秘。

2. 饭后不要马上吃苹果，因为这样不但不利于消化，还容易造成胀气。

推荐降糖食谱

苹果炒鸡柳

材料： 苹果、鸡胸脯肉各100克。

调料： 姜丝、水淀粉、葱花、料酒、植物油、盐、鸡精各适量。

做法：

1.苹果洗净，去皮除核，切丝；鸡胸脯肉洗净，切丝，用料酒和水淀粉抓匀，腌渍15分钟。

2.炒锅置火上，倒入适量植物油，待油温烧至七成热，放葱花、姜丝炒香，放入鸡肉丝煸熟，倒入苹果丝翻炒1分钟，用盐和鸡精调味即可。

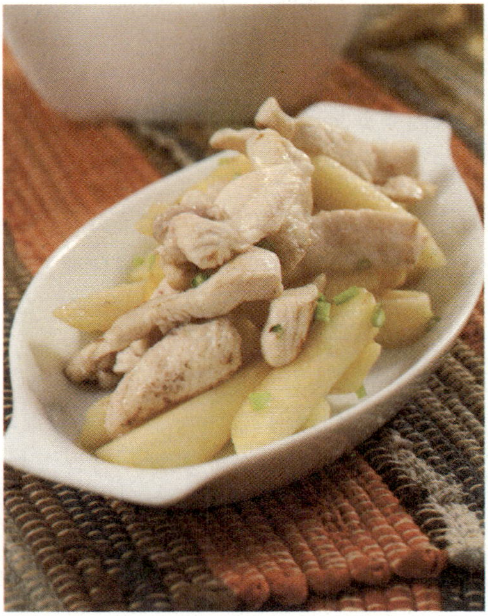

能量计算器

总热量	蛋白质	脂肪	糖类
约212千卡	19.6克	8.2克	16克

萝卜果汁

材料： 苹果1个（约200克），胡萝卜、芹菜梗各25克。

做法：

1.胡萝卜洗净，切小丁；苹果洗净，去蒂除核，切小丁；芹菜梗洗净，切小丁。

2.胡萝卜丁、苹果丁和芹菜丁分别放入榨汁机中榨汁。

3.将三种食材所榨的汁混合后调匀即可。

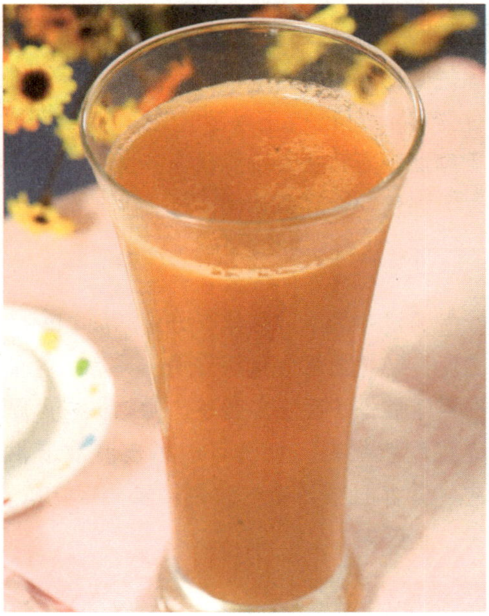

能量计算器

总热量	蛋白质	脂肪	糖类
约55千卡	0.7克	0.2克	13.7克

桑葚

预防糖尿病患者视网膜出血

推荐摄入量：每日30~50克为宜

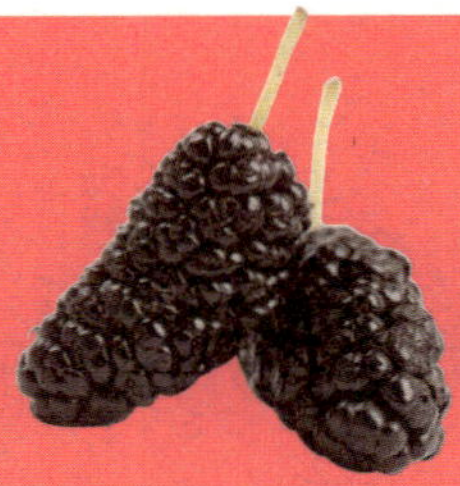

营养成分	含量	含量比较	养生功效
热量	57千卡	低 ★☆☆	桑葚具有增强免疫力、补益肝肾的功效，可用于病后体弱、神经衰弱、失眠、须发早白、腰膝酸软无力、水肿、贫血等病症的辅助调养。
糖类	13.8克	中 ★★☆	
蛋白质	1.7克	低 ★☆☆	
脂肪	0.4克	低 ★☆☆	

对糖尿病的好处

降糖营养素 花青素、维生素 B_1

桑葚中含有抗氧化能力很强的花青素，可清除自由基，保护胰岛 β 细胞，促进胰岛素分泌，降低血糖。其所含的维生素 B_1，可维持正常糖代谢，还可预防因高血糖所致的肾细胞代谢紊乱，避免并发微血管病变和肾病。

对并发症的好处

桑葚中的脂肪酸具有分解脂肪，调节血脂，防止血管硬化等作用；桑葚所含有的芦丁能保护毛细血管壁，预防糖尿病患者视网膜出血。桑葚可改善皮肤血液供应，营养肌肤，使皮肤白嫩及头发乌黑，并能延缓衰老。

降糖吃法

1. 煮桑葚时忌用铁器，因为桑葚会分解酸性物质，与铁器产生化学反应，导致中毒。

2. 桑葚不宜过量食用，因为桑葚中含有溶血性过敏物质及透明质酸，过量食用后容易发生溶血性肠炎。

最佳搭配

桑葚＋枸杞子 桑葚宜与枸杞子搭配同食，因为桑葚和枸杞子均具有补益肝肾的作用，二者同食补益肝肾的效果更佳。

桑葚＋乌梅 桑葚和乌梅、紫葡萄等紫黑色食物搭配食用，可以增强抗氧化能力和补肾功效。

食用宜忌

桑葚性寒，大便稀软的脾虚者不宜食用。

少年儿童不宜多吃桑葚，因其含较多鞣酸，会影响人体对铁、钙、锌等矿物质的吸收。

推荐降糖食谱

桑葚枸杞饭

材料： 桑葚50克，大米80克，枸杞子10粒。

做法：

1.桑葚清洗干净，去蒂；大米淘洗干净；枸杞子洗净。

2.把桑葚、大米、枸杞一同倒入电饭锅中，倒入没过两个指腹的清水，盖上锅盖，蒸至电饭锅提示米饭蒸好即可。

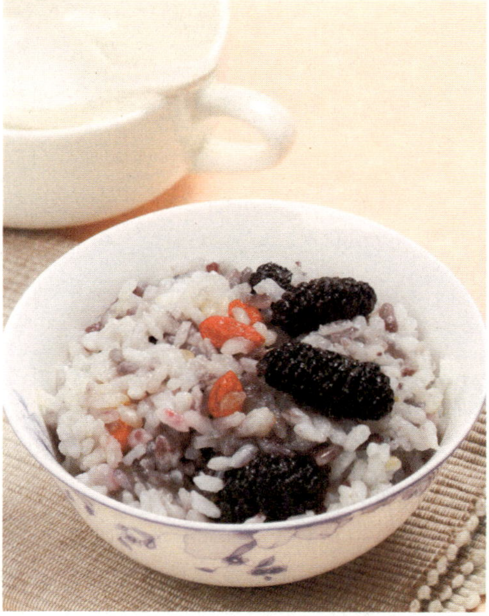

能量计算器

总热量	蛋白质	脂肪	糖类
约300.8千卡	14.4克	0.8克	66.9克

桑葚牛骨汤

材料： 牛骨100克，桑葚25克。

调料： 姜片、料酒、葱段各10克，盐4克。

做法：

1.先将桑葚洗净，去蒂，加料酒和白糖各少许，上锅蒸一下备用；再将牛骨洗净，砸断。

2.汤锅置火上，加入适量清水，放入牛骨，煮沸后撇去浮沫，加姜片、葱段，再煮至牛骨发白，捞出牛骨，加入桑葚继续煮，沸腾后再撇去浮沫，加盐调味即可。

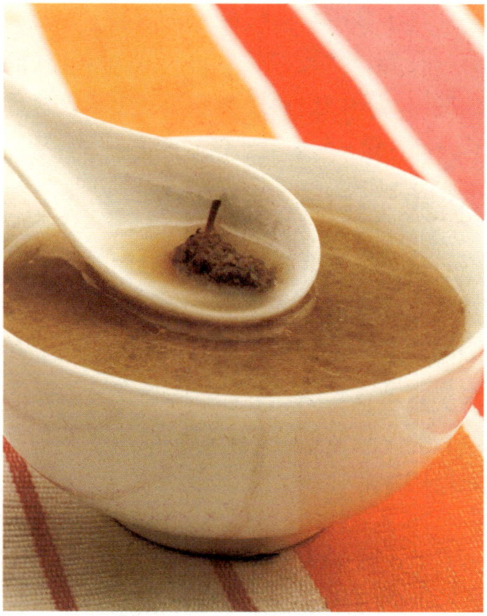

能量计算器

总热量	蛋白质	脂肪	糖类
约82.2千卡	0.7克	14.4克	3.6克

柚子

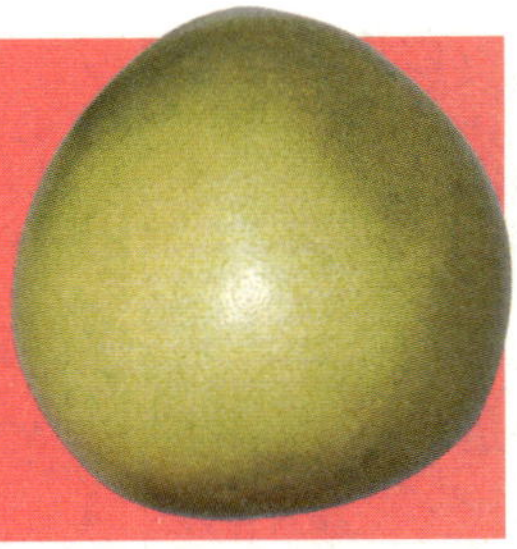

增加胰岛素分泌量

- 生糖指数：25 低
- 推荐摄入量：每日50克（1瓣）为宜

营养成分	含量	含量比较	养生功效
热量	42千卡	低 ★☆☆	柚子有增强体质的功效，能帮助人体更好地吸收钙和铁；柚子所含的叶酸，有预防孕妇贫血和促进胎儿发育的功效；柚子含有作用类似于胰岛素的成分——铬，能降低血糖。此外，柚子还具有化痰止咳、理气止痛的功效。
糖类	9.5克	中 ★★☆	
蛋白质	0.8克	低 ★☆☆	
脂肪	0.2克	低 ★☆☆	

对糖尿病的好处

降糖营养素 铬

柚子肉中含有作用类似于胰岛素的成分——铬，能增加胰岛素的分泌量，降低血糖。柚子生糖指数较低，不会引起血糖迅速升高，是一种有益于糖尿病患者的水果。

对并发症的好处

柚子中含有高血压患者必需的天然微量元素钾，几乎不含钠，有益于高血压、心脑血管病及肾脏病患者。此外，柚子含有生理活性物质皮甙，可降低血液的黏滞度，减少血栓的形成，对心脑血管疾病有较好的预防作用。

降糖吃法

1. 柚子皮可以食用，不宜丢弃，因其具有化痰、润喉、暖胃的功效。
2. 胃病、消化不良、慢性支气管炎、咳嗽、心脏病、脑病及肾病患者尤其适合食用柚子。
3. 脾虚便溏者应慎食柚子。

最佳搭配

柚子＋梨 二者同食对肺热咳嗽有不错的疗效。

柚子＋番茄 番茄和柚子都富含维生素C，低热低糖，一起打汁食用，能清除体内自由基，可预防糖尿病神经病变和血管病变。

食用宜忌

柚子含有大量的钾，肾病患者要慎食，最好在医生的指导下食用。

在服用降压药期间，不要吃柚子或饮用柚子汁，否则可能发生血压骤降等严重的毒副反应。

推荐降糖食谱

柚子哈密瓜

材料： 柚子100克，哈密瓜100克。

做法：

1.哈密瓜洗净，纵向切开，去子，横向切成2厘米厚的片，在盘中摆成空心的圆形。

2.柚子洗净，去皮，分小瓣，放在由哈密瓜片摆成的空心圆内。

3.牙签放在盘边，食用时用牙签插取哈密瓜片和柚子瓣即可。

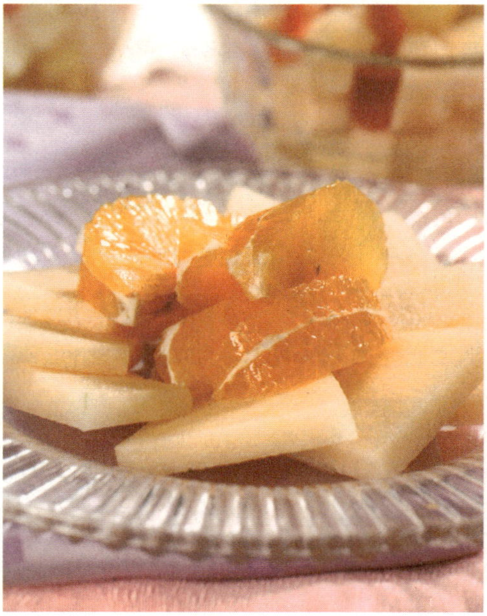

能量计算器

总热量	蛋白质	脂肪	糖类
约75千卡	1.3克	0.3克	17.4克

柚子炖鸡

材料： 去皮柚子200克，童子鸡500克。

调料： 葱段、姜片、料酒、盐适量，香油4克。

做法：

1.柚子肉切块；童子鸡杀好去毛，去内脏，冲洗干净。

2.鸡腹中塞入柚子肉，放到沙锅里，加葱段、姜片、料酒、盐、香油和适量水炖熟即可。

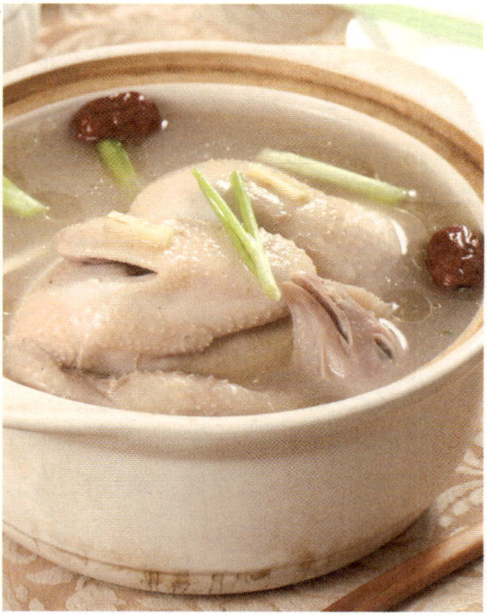

能量计算器

总热量	蛋白质	脂肪	糖类
约478千卡	62.0克	17.5克	19.0克

樱桃

增加人体内胰岛素的含量

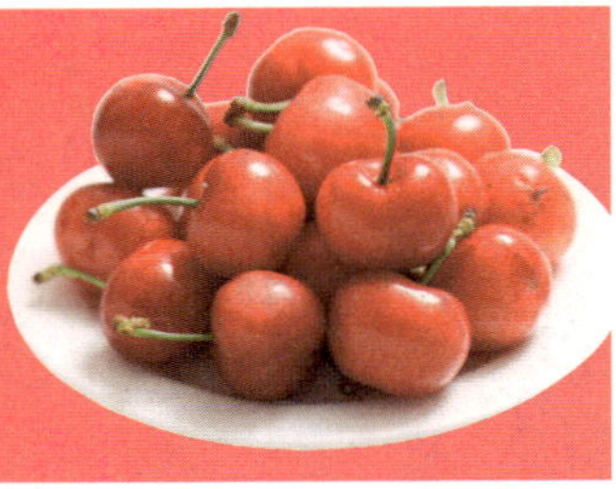

- 生糖指数：22 低
- 推荐摄入量：每日2~3个为宜

营养成分	含量	含量比较	养生功效
热量	46千卡	低 ★☆☆	樱桃富含蛋白质、碳水化合物、钙、磷、铁、维生素A、B族维生素、维生素C等营养成分，具有健脾和胃、调中益气、祛风湿的功效；可用于食欲不振、消化不良、风湿身痛的调养。樱桃含铁量较高，可促进血红蛋白再生，既可防治缺铁性贫血，还可使皮肤红润嫩白。
糖类	10.2克	中 ★★☆	
蛋白质	1.1克	低 ★☆☆	
脂肪	0.2克	低 ★☆☆	

对糖尿病的好处

降糖营养素 花青素

樱桃含有丰富的花青素，能够促进胰岛素的生成，增加人体内胰岛素的含量，从而有效地降低血糖。此外，樱桃是低热量、低糖的水果，食用后不会快速升高血糖。

对并发症的好处

樱桃含有丰富的维生素 E，有益于糖尿病并发肾病患者，同时，还能预防心血管系统的并发症。樱桃所含的铁，可以促进血红蛋白再生，既可防治缺铁性贫血，又可增强体质，健脑益智。

降糖吃法

樱桃食用前宜用淡盐水浸泡 10 分钟，可以更好地清除果皮表面残留的农药。

最佳搭配

樱桃 + 冬菇 二者合用具有补中益气、防癌抗癌、降压降脂的功效，适用于糖尿病合并高血压、高脂血症患者。

樱桃 + 牛奶 樱桃适宜搭配牛奶食用，因为牛奶性微寒，可以中和樱桃的热性。

食用宜忌

服药时应避免食用樱桃，否则会干扰药物的正常代谢，引起一些不良反应。

推荐降糖食谱

樱桃苹果汁

材料： 苹果200克，樱桃100克。

做法：

1. 将苹果洗净去核，切成块；樱桃洗净去核。
2. 将苹果和樱桃放入榨汁机中榨成汁即可。

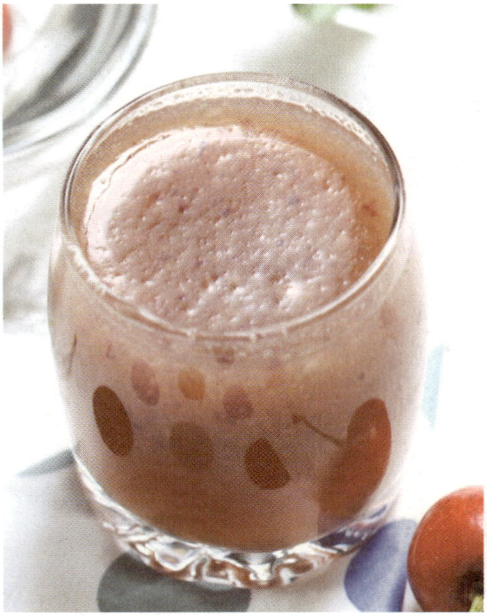

能量计算器

总热量	蛋白质	脂肪	糖类
约150千卡	1.5克	0.6克	37.2克

水果凉盘

材料： 苹果、梨、李子、桃、菠萝肉、樱桃、西瓜瓤各50克。

调料： 晶体木糖醇适量。

做法：

1. 苹果、梨、李子、桃洗净，去蒂和核，切成橘子瓣形；菠萝肉切块；樱桃洗净；西瓜瓤切块。
2. 锅置火上，放入适量清水，加晶体木糖醇熬至溶化，倒入大碗里，凉凉后放入冰箱的冷藏室冷藏40分钟。
3. 将所有水果一同放入盘内，倒入冷藏过的木糖醇水即可。

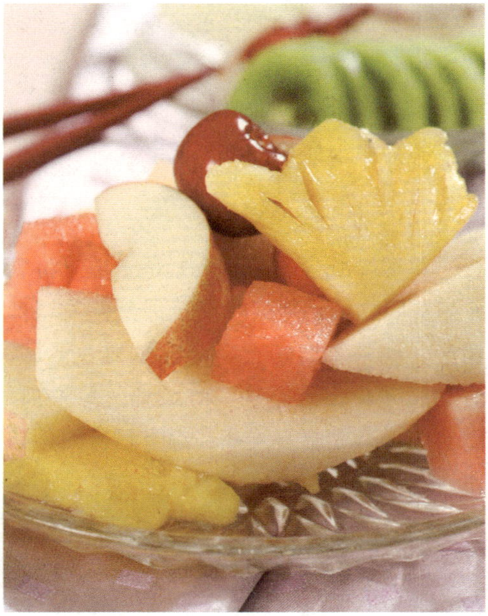

能量计算器

总热量	蛋白质	脂肪	糖类
约143千卡	2.4克	0.5克	36.8克

草莓

降低葡萄糖的吸收速度

推荐摄入量：每日150克为宜

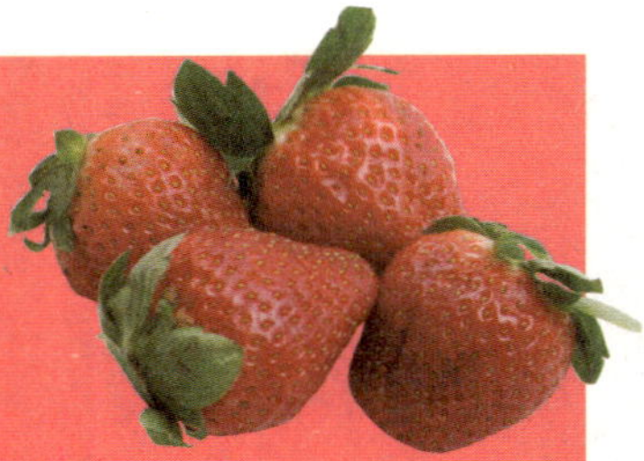

营养成分	含量	含量比较	养生功效
热量	32千卡	低 ★☆☆	草莓含有糖类、维生素B_2、维生素C、胡萝卜素、膳食纤维、钙、磷、铁等多种营养成分。草莓所含的鞣酸丰富，可以吸附致癌物质并阻止人体对致癌物质的吸收，具有防癌作用；草莓富含维生素C，具有美白和滋润皮肤，淡化色斑的功效。
糖类	7.1克	中 ★★☆	
蛋白质	1.0克	低 ★☆☆	
脂肪	0.2克	低 ★☆☆	

对糖尿病的好处

降糖营养素 维生素、矿物质

草莓的热量较低，不会增加胰岛细胞的负担，其所含的膳食纤维可延长食物在肠内的停留时间，降低葡萄糖的吸收速度，不会引起血糖的剧烈波动。

对并发症的好处

草莓中所含的胡萝卜素是合成维生素A的重要物质，可以预防糖尿病并发眼部病变。此外草莓还含有丰富的维生素C，对动脉硬化、冠心病、心绞痛、脑溢血、高血压、高血脂等疾病，都有积极的预防作用。

降糖吃法

草莓表面粗糙，不易洗净，宜用淡盐水浸泡15分钟，既易清洗又能杀菌。

最佳搭配

草莓＋山楂 二者合用助消化作用更强。

草莓＋燕麦片 燕麦片中含有铁，与富含维生素C的草莓搭配在一起食用，能使铁的吸收率大大提高。

食用宜忌

痰湿内盛、肠滑便泻者及尿路结石病人不宜多食。

草莓含草酸较多，易与其他食物中的钙形成草酸钙，尿路结石病人不宜多食。

推荐降糖食谱

草莓火龙果汁

材料：草莓150克，火龙果150克。

做法：

1.将草莓洗净去蒂；火龙果剥皮取果肉，切成块。

2.将草莓和火龙果放入榨汁机中榨成汁即可，可放入冰箱中冰镇后饮用。

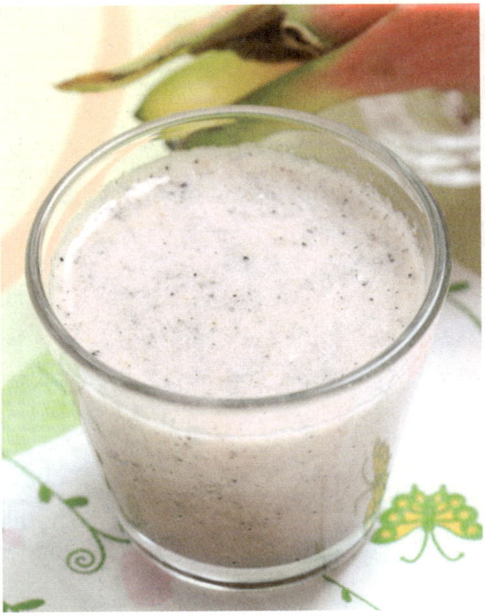

能量计算器

总热量	蛋白质	脂肪	糖类
约121.5千卡	3.1克	0.6克	30.6克

草莓柚汁

材料：草莓150克，柚子肉50克。

做法：

1.草莓洗净，去蒂，切小块，放入榨汁机中打成汁，倒出。

2.柚子肉切小块，放入榨汁机中打成汁，倒出。

3.草莓汁和柚子汁一同倒入杯中，调匀饮用即可。

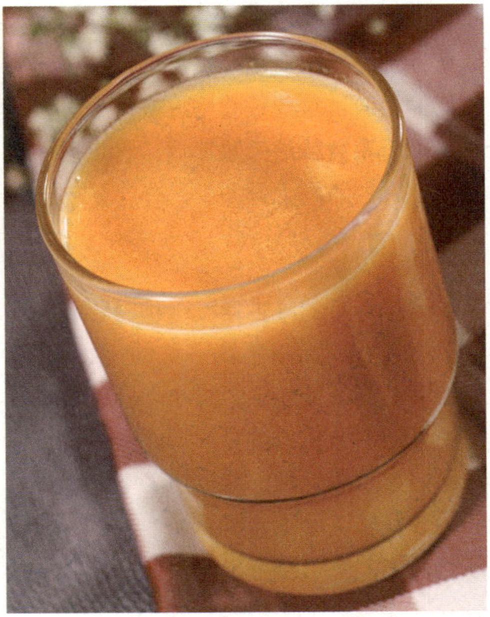

能量计算器

总热量	蛋白质	脂肪	糖类
约64千卡	1.9克	0.4克	15.1克

橘子

食用后不会造成血糖的急剧上升

- 生糖指数：43 低
- 推荐摄入量：每日1~2个为宜

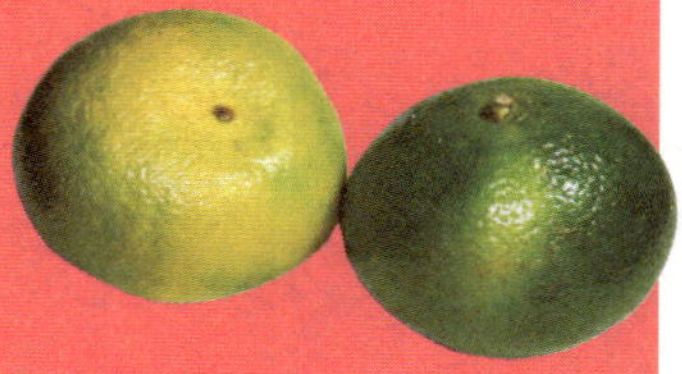

营养成分	含量	含量比较	养生功效
热量	44千卡	低 ★☆☆	橘子含有糖类、B族维生素、维生素C、胡萝卜素、苹果酸、柠檬酸、钙、磷、钾、镁等营养成分。橘子中丰富的维生素C与柠檬酸具有美容和消除疲劳的作用；橘子含有膳食纤维和果胶，可以促进排便，降低胆固醇。
糖类	10.2克	中 ★★☆	
蛋白质	0.8克	低 ★☆☆	
脂肪	0.1克	低 ★☆☆	

对糖尿病的好处

降糖营养素 维生素C、果胶

橘子中的维生素C可维持胰岛素的功能，促进组织对葡萄糖的利用；还含有丰富的果胶，可延长食物在肠内的停留时间，降低葡萄糖的吸收速度，食用后不会造成血糖的急剧上升。

对并发症的好处

橘子含有的维生素C、枸橼酸等十余种营养物质，可以提高肝脏的解毒能力，且能加速胆固醇转化，防止动脉硬化。橘子的丝络中含有维生素P，能使血管保持正常的密度和弹性，减少血管壁的渗透性和脆性，预防毛细血管渗血，可以预防糖尿病患者并发视网膜出血。

降糖吃法

橘子最好即买即食，放置时间过久其所含的营养素会损失。

食用橘子时不宜撕去橘络，其能使血管保持正常的弹性和密度，减少血管壁的脆性和渗透性。

最佳搭配

橘子＋富含维生素B_2的食物 橘子宜与鸡蛋等富含维生素B_2的食物搭配在一起吃，因为橘子中的维生素C能促进人体对食物中维生素B_2的吸收。

橘子＋玉米 橘子中富含维生素C，但极易被氧化；玉米中所含的维生素E有较强的抗氧化作用，二者同食，有利于人体对维生素的吸收。

食用宜忌

1. 风寒咳嗽、痰饮咳嗽者不宜食用橘子。
2. 橘子一次不宜食用过多，否则易导致皮肤黄斑、目赤、牙痛、痔疮等症。
3. 橘子不宜与螃蟹同食，易导致腹泻。

推荐降糖食谱

番茄橘子汁

材料： 橘子100克，番茄100克。

做法：

1. 橘子洗净，去皮，分瓣，除子，切块；番茄洗净，去蒂，切块。
2. 将橘子和番茄分别放入榨汁机中榨汁，然后将榨好的橘子汁和番茄汁倒入大杯中，混合均匀即可。

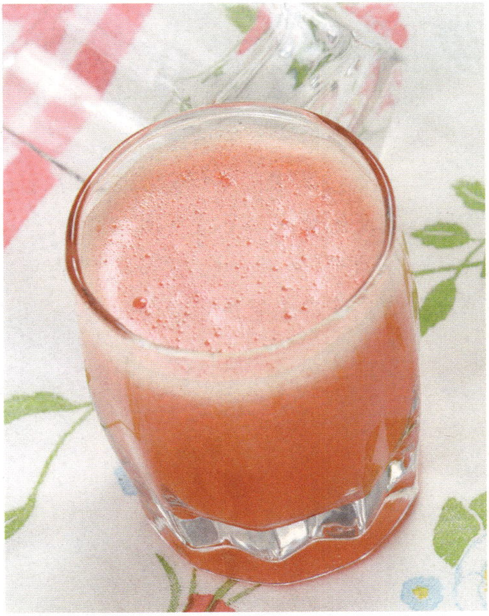

能量计算器

总热量	蛋白质	脂肪	糖类
约70千卡	1.6克	0.4克	15.9克

橘瓣银耳羹

材料： 橘子100克，银耳15克。

做法：

1. 银耳用清水泡发，择洗干净，撕成小朵；橘子洗净，去皮，分瓣。
2. 锅置火上，放入银耳和适量清水，大火烧开后转小火煮至汤汁略稠，加橘子瓣即可。

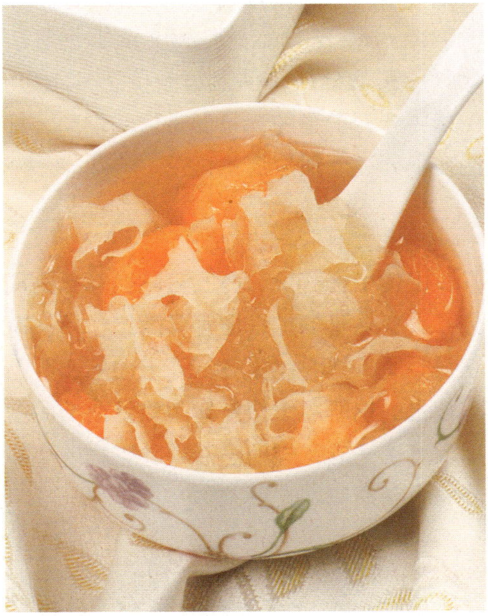

能量计算器

总热量	蛋白质	脂肪	糖类
约81千卡	2.2克	0.4克	21.9克

山楂

使血糖维持正常水平

推荐摄入量：每日3~4个为宜

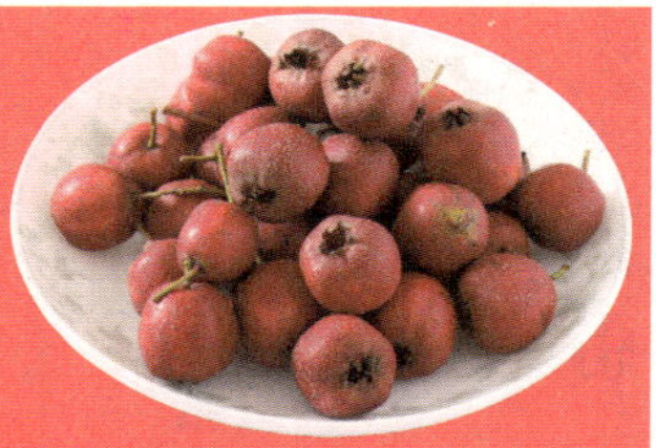

营养成分	含量	含量比较	养生功效
热量	102千卡	低 ★☆☆	山楂具有开胃消食、预防心血管疾病、缓解腹泻、提高免疫力和抗癌的功效，还可用于食积腹胀、肥胖、脂肪肝、胆囊炎、冠心病、便秘、妇女闭经或量少等病症的辅助调养。
糖类	25.1克	中 ★★☆	
蛋白质	0.5克	低 ★☆☆	
脂肪	0.6克	低 ★☆☆	

对糖尿病的好处

降糖营养素　钙、胡萝卜素、果胶

山楂中含有丰富的钙和胡萝卜素，具有刺激胰岛β细胞的作用，能够促进胰岛素的正常分泌，使血糖维持正常水平。山楂中含有的果胶，可促进胃肠蠕动，抑制血糖升高，还可促进排便。

对并发症的好处

山楂中含有山萜类及黄酮类等药物成分，具有显著的扩张血管及降压作用，有增强心肌、抗心律不齐、调节血脂及胆固醇含量的功能。山楂能显著降低血清胆固醇及甘油三酯，辅助防治动脉粥样硬化和心脑血管疾病。

降糖吃法

由于山楂富含多种有机酸，能保护山楂中的维生素C，即使在加热的情况下也不致被破坏，所以，山楂生食或熟食均可。

最佳搭配

山楂＋大米　二者合用不仅具有帮助消化的作用，还能辅助抗癌。

食用宜忌

1. 山楂具有降血脂的作用，血脂过低的人多食山楂会影响健康。

2. 儿童、孕妇、胃酸分泌过多者、病后体虚及患牙病者不宜食用山楂。

3. 消化不良者、心血管疾病患者、癌症患者、肠炎患者适宜食用山楂。

推荐降糖食谱

山楂烧豆腐

材料： 鲜山楂50克，豆腐200克。

调料： 葱花、姜末各10克，盐适量。

做法：

1. 山楂用清水浸泡5分钟，洗净，去蒂，除子；豆腐洗净，切小块。
2. 锅置火上，倒油烧至七成热，炒香葱花、姜末，放入豆腐块翻炒均匀，加少量清水大火烧开，转小火烧5分钟，下入山楂略炒，加盐调味即可。

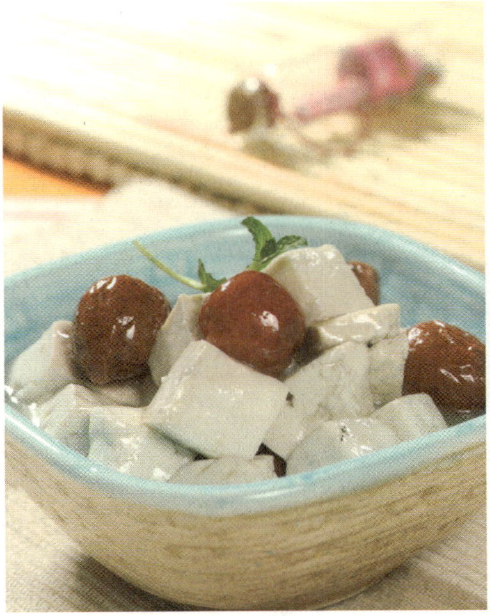

能量计算器

总热量	蛋白质	脂肪	糖类
约284.5千卡	51.6克	4.1克	11克

山楂炖牛肉

材料： 山楂100克，瘦牛肉250克。

调料： 葱花、花椒粉、盐、鸡精适量，植物油5克。

做法：

1. 山楂洗净，去子和蒂；瘦牛肉洗净，切块，放入沸水中焯去血水。
2. 炒锅倒入植物油烧至七成热，下葱花、花椒粉炒出香味，放入牛肉翻炒均匀。
3. 倒入开水和山楂小火炖熟，用盐和鸡精调味即可。

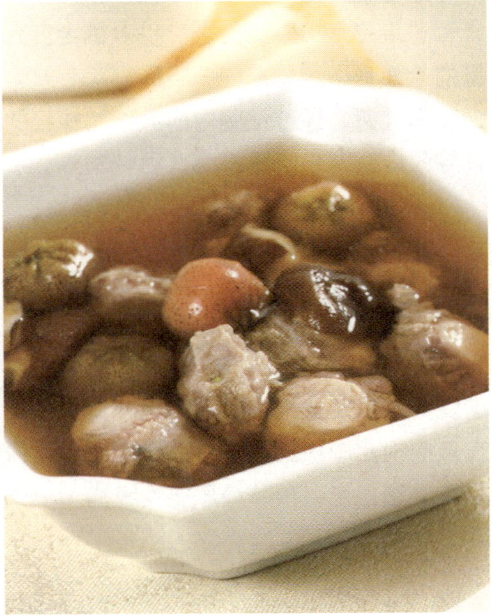

能量计算器

总热量	蛋白质	脂肪	糖类
约382千卡	50.9克	11.2克	21.1克

猕猴桃

有效地调节糖代谢

- 生糖指数：52 低
- 推荐摄入量：每日100~200克为宜

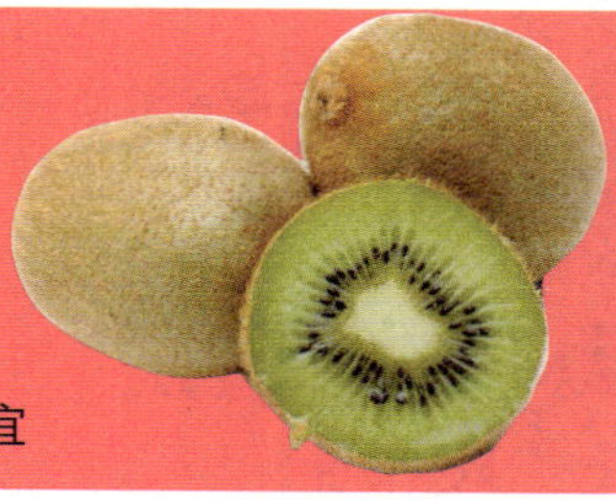

营养成分	含量	含量比较	养生功效
热量	61千卡	低 ★☆☆	猕猴桃有清热利水、散瘀活血、抗炎消肿、增强免疫力、稳定情绪、解毒护肝、防癌抗癌、降低胆固醇等作用。
糖类	14.5克	中 ★★☆	
蛋白质	0.8克	低 ★☆☆	
脂肪	0.6克	低 ★☆☆	

对糖尿病的好处

降糖营养素 肌醇

猕猴桃是一种营养价值极高的水果，素有“果中之王”的美誉。猕猴桃含有大量的天然糖醇类物质——肌醇，能有效地调节糖代谢，调节细胞内的激素和神经的传导效应，对预防糖尿病有独特功效。

对并发症的好处

猕猴桃富含精氨酸，能有效地改善血液流动，防止血栓形成，降低冠心病、高血压、心肌梗死、动脉硬化等心血管疾病的发病率。猕猴桃含有丰富的叶黄素，叶黄素在视网膜积累能防止斑点恶化导致的永久失明，可以预防糖尿病性眼病。

降糖吃法

1. 猕猴桃富含维生素C，情绪低落、爱吃烧烤的人应常吃些猕猴桃。
2. 用猕猴桃榨汁时可以保留猕猴桃的皮，因为其中含有许多营养素。
3. 如果猕猴桃比较硬，可将其与苹果放在一起，很快就会变软。

最佳搭配

猕猴桃＋酸奶 酸奶所含的益生菌和猕猴桃中的膳食纤维，可以维持肠道健康，防治便秘。

食用宜忌

患有脾虚便溏、风寒感冒、慢性胃炎、痛经、闭经等疾病者不宜食用猕猴桃。

推荐降糖食谱

猕猴桃香蕉汁

材料： 猕猴桃2个，香蕉1根。

做法：

1.将猕猴桃和香蕉去皮，切成块。

2.把猕猴桃和香蕉放入榨汁机中，加入凉开水搅打，倒出即可。

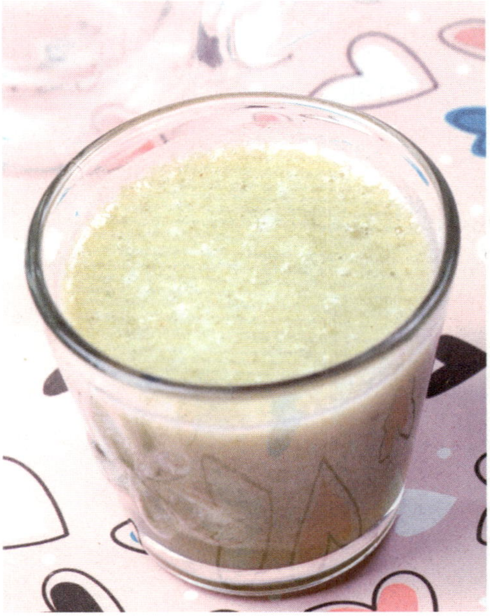

能量计算器

总热量	蛋白质	脂肪	糖类
约101.5千卡	1.5克	0.7克	25.5克

猕猴桃杏汁

材料： 猕猴桃200克，杏50克。

做法：

1.猕猴桃洗净，去皮，切小丁；杏洗净，去核，切小丁。

2.猕猴桃丁和杏肉丁一同放入榨汁机中榨汁，倒入杯中饮用即可。

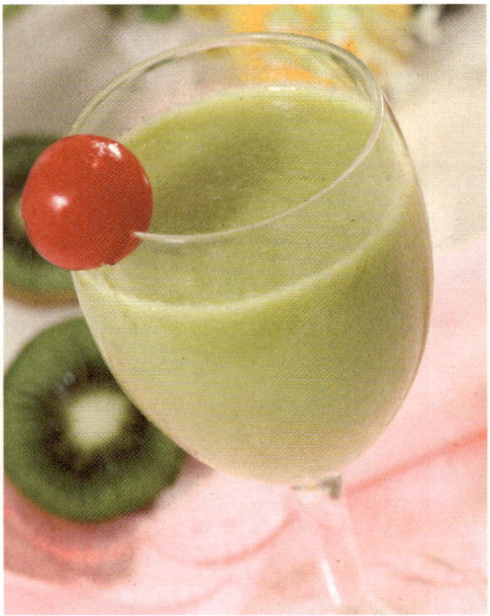

能量计算器

总热量	蛋白质	脂肪	糖类
约109千卡	1.7克	1.0克	28.2克

菠萝

减少糖尿病患者对药物的依赖性

生糖指数：66　中

推荐摄入量：每日100克为宜

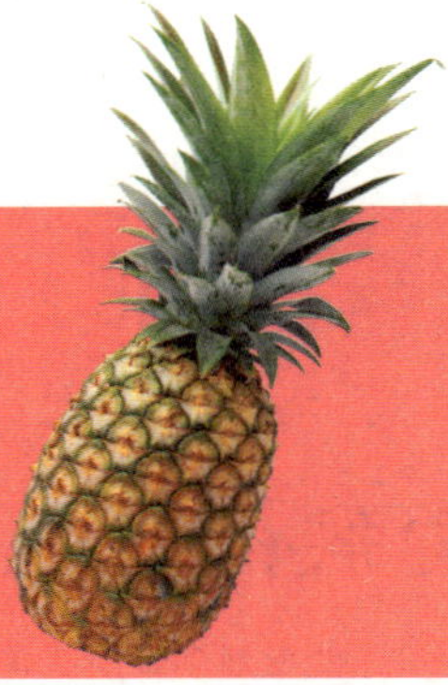

营养成分	含量	含量比较	养生功效
热量	44千卡	低 ★☆☆	菠萝富含水分、有机酸、酵素及维生素C，还含有蛋白质、维生素B_1、维生素B_2、胡萝卜素、烟酸、膳食纤维及钙、磷、铁等营养成分，具有消食、利尿、清热解渴、抗炎症、抗血栓等功效。
糖类	10.8克	中 ★★☆	
蛋白质	0.5克	低 ★☆☆	
脂肪	0.1克	低 ★☆☆	

对糖尿病的好处

降糖营养素　膳食纤维

菠萝含有丰富的膳食纤维，可降低血糖水平，减少糖尿病患者对药物的依赖性。此外，还能增加饱腹感，促进胃肠蠕动，防止便秘。

对并发症的好处

菠萝含有一种菠萝朊酶，能分解人体摄入的过多蛋白质，还能溶解阻塞于组织中的纤维蛋白和血凝块，改善局部微循环，消除炎症和水肿。菠萝中含有的维生素 B_1，可以预防糖尿病引起的周围神经病变。

降糖吃法

菠萝中的蛋白酶能刺激口腔黏膜，食用前应将菠萝切片或块放在淡盐水中浸泡数分钟，能去除蛋白酶，避免其对口腔黏膜的刺激。

最佳搭配

菠萝＋猪肉　菠萝中的蛋白酶，可以分解猪肉中的蛋白质，促进人体消化吸收。

食用宜忌

1. 患有溃疡病及凝血功能障碍的人禁食菠萝。

2. 正在发烧和患有湿疹疥疮的人一次不要食用过多的菠萝。

3. 菠萝不宜与胡萝卜同食，易诱发甲状腺肿疾病。

推荐降糖食谱

菠萝咕咾肉

材料： 菠萝肉100克，猪里脊肉150克。

调料： 青柿子椒片、红柿子椒片、醋、盐、番茄酱、鸡精各适量，植物油5克。

做法：

1.菠萝肉切块；猪里脊肉洗净，切块，加入水淀粉拌匀。

2.锅置火上，倒入植物油，待油烧至五成热，依次放入肉块炸熟，捞起，沥油，再复炸至皮脆，捞出，沥油。

3.锅留底油，放入少量清水、醋、盐、鸡精和番茄酱搅拌均匀，放入菠萝块、炸好的肉块、青柿子椒片和红柿子椒片翻炒2分钟即可。

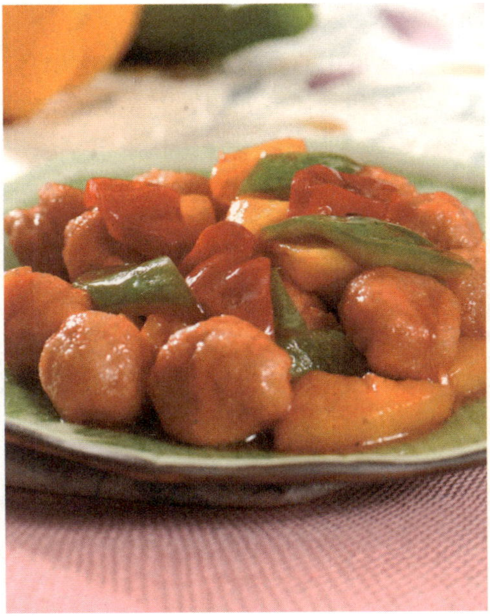

能量计算器

总热量	蛋白质	脂肪	糖类
约346千卡	31.0克	19.3克	13.1克

菠萝鸡片

材料： 净嫩鸡半只（约250克），菠萝100克。

调料： 葱花、料酒、酱油、盐、味精各适量，植物油4克。

做法：

1.嫩鸡洗净，剁块，入沸水中焯透；菠萝去皮，切块。

2.锅内倒植物油烧热，爆香葱花，放入鸡块翻炒均匀，加入料酒、酱油和适量清水，加盖烧至鸡块熟透，倒入菠萝块翻炒均匀，用盐和味精调味即可。

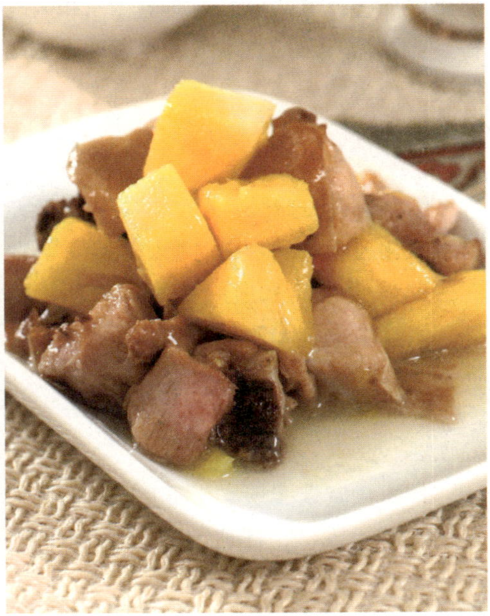

能量计算器

总热量	蛋白质	脂肪	糖类
约353千卡	32.3克	19.6克	12.9克

木瓜

增强糖尿病患者体质

推荐摄入量：每日1/4个为宜

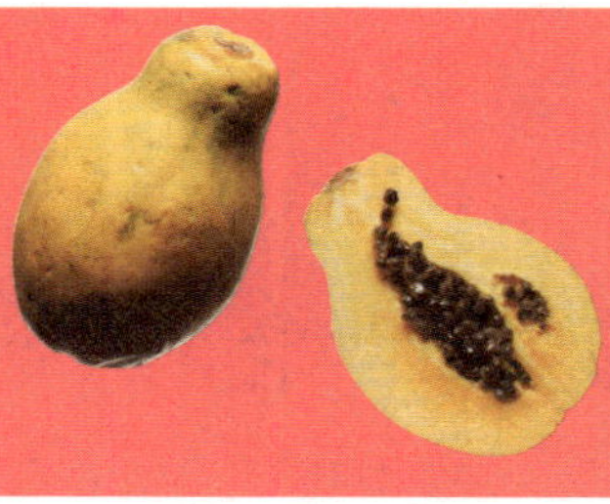

营养成分	含量	含量比较	养生功效
热量	29千卡	低 ★☆☆	木瓜富含蛋白质、维生素、矿物质及酵素，还含有木瓜蛋白酶、番木瓜碱等，具有补气养血、生津止渴、润肠通便、降低血脂、增强免疫力、消食减肥、美容丰胸及防癌抗癌的功效。
糖类	7.0克	中 ★★☆	
蛋白质	0.4克	低 ★☆☆	
脂肪	0.1克	低 ★☆☆	

对糖尿病的好处

降糖营养素 蛋白分解酵素、番木瓜碱

木瓜所含的蛋白分解酵素，有助于分解蛋白质，降低血糖，且对消化系统大有裨益。木瓜所含的番木瓜碱，有助于糖尿病患者增强体质。

对并发症的好处

木瓜含有的齐墩果酸，具有降低血脂、软化血管的功效，对糖尿病合并高血压、动脉硬化及高血脂症患者有益。此外，木瓜中含有大量的营养素，可有效补充人体的养分，增强机体的抵抗力。

降糖吃法

1. 木瓜宜现买现吃，不宜冷藏。

2. 忌用铁、铅器皿盛装切好的木瓜，不然木瓜的颜色会发黑。

最佳搭配

木瓜 + 雪蛤 经常食用木瓜炖雪蛤能使肌肤滋润美白，还能使人保持良好的情绪。

食用宜忌

1. 木瓜中的番木瓜碱对人体有小毒，每次的食用量不宜过多，过敏体质者应慎食。

2. 孕妇不能吃木瓜，否则会引起子宫收缩性腹痛。

3. 脾胃虚寒及体质虚弱者不要吃冷藏过的木瓜。

推荐降糖食谱

木瓜炖羊肉

材料： 木瓜100克，羊肉250克。

调料： 葱10克，姜5克，料酒10克，盐2克，鸡精2克，花椒10粒。

做法：

1.将羊肉洗净，切成薄片；木瓜和姜洗净，切片；葱洗净，切段。

2.将砂锅置中火上，加水和羊肉烧开，放入木瓜、姜片、葱、料酒，炖1小时，再改用小火炖熟透，拣出姜、葱，加入鸡精和盐调味即可。

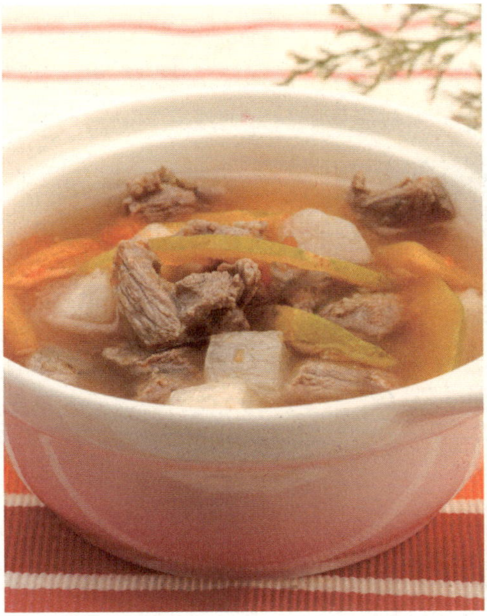

能量计算器

总热量	蛋白质	脂肪	糖类
322千卡	51.7克	9.9克	7.5克

酸辣木瓜

材料： 青木瓜100克，胡萝卜、生菜叶各25克。

调料： 蒜蓉、盐、醋、鸡精各适量，辣椒油4克，柠檬汁10毫升。

做法：

1.青木瓜去皮除子，洗净，切丝；胡萝卜洗净，去皮，切丝；生菜择洗干净，切丝。

2.取小碗，加蒜蓉、盐、醋、柠檬汁、辣椒油和鸡精搅匀，制成调味汁。

3.取盘，放入青木瓜丝、胡萝卜丝和生菜丝，淋上调味汁拌匀即可。

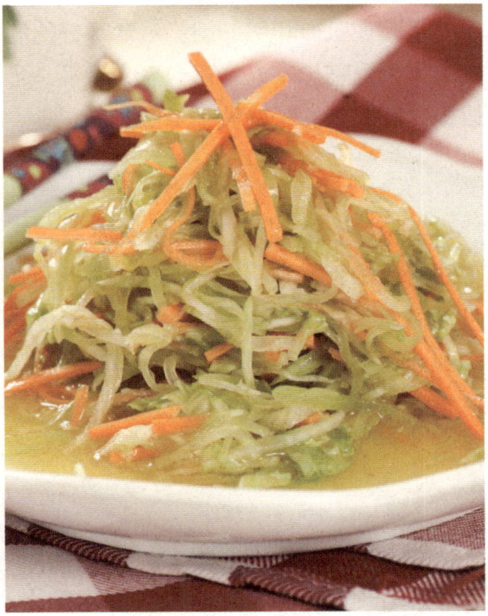

能量计算器

总热量	蛋白质	脂肪	糖类
约85千卡	1.0克	4.2克	11.9克

牛肉

提高肌肉和脂肪细胞对葡萄糖的利用率

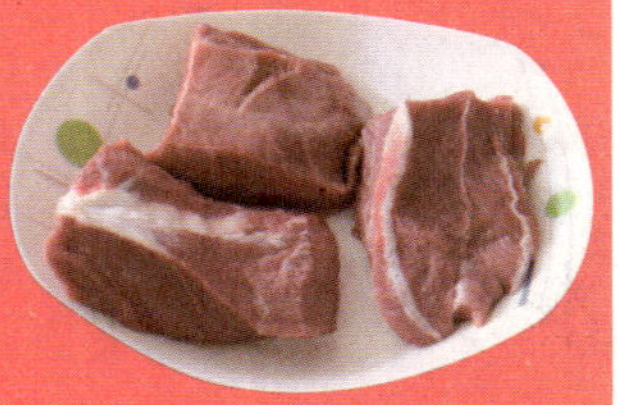

➔推荐摄入量：每日80克为宜

营养成分	含量	含量比较	养生功效
热量	160千卡	中 ★★☆	牛肉富含锌元素，可协助人体吸收利用蛋白质和糖类，加速伤口愈合，特别适合生长发育及手术后、病后调养的人食用；牛肉中含有易被人体吸收的铁，能有效防治缺铁性贫血。
糖类	0.5克	低 ★☆☆	
蛋白质	20.0克	高 ★★★	
脂肪	8.7克	中 ★★☆	

对糖尿病的好处

降糖营养素 锌、镁

牛肉中的锌能提高血清中胰岛素的水平，从而使肌肉和脂肪细胞对葡萄糖的利用率大大提高。牛肉中还含有镁元素，可以提高胰岛素的敏感性，降低血糖。

对并发症的好处

牛肉中的亚油酸具有降低血脂、软化血管、降低血压、促进微循环的作用，可以降低心血管病的发病率，特别是对高血压、高血脂、心绞痛、冠心病、动脉粥样硬化、老年性肥胖症等病的防治极为有利。

降糖吃法

1. 烹调牛肉时放一些山楂或橘皮，可使牛肉更易软烂。

2. 牛肉不宜顺着纤维组织切，否则不仅没法入味，还不易嚼烂。

最佳搭配

牛肉＋白萝卜 二者搭配可使营养更均衡，而且白萝卜有促进消化的作用，有利于糖尿病患者的胃部健康。

食用宜忌

一周吃一次牛肉即可，不可食用过多。另外，牛脂肪更应少食为妙，否则会增加体内胆固醇和脂肪的积累量。

牛瘦肉的肌肉纤维较粗糙且不易消化，老人、幼儿及消化能力较弱的人不宜多吃，或适当吃些嫩牛肉。

推荐降糖食谱

黑椒牛柳

材料： 牛里脊肉200克。

调料： 黑胡椒粉6克，盐2克，蚝油、料酒各5克。

做法：

1.将牛里脊肉洗净，用刀背拍松，然后切成厚薄均匀的小厚片，制成牛柳，加入料酒、植物油和淀粉拌匀，腌30分钟。

2.将洋葱剥去老皮，洗净后切片；青椒和红椒去蒂，洗净去子，切成大小和洋葱差不多的片。

3.炒锅烧热，倒入植物油，放入腌好的牛柳，翻炒到变色，放黑胡椒粉、蚝油、盐继续翻炒均匀，再放入洋葱片、青椒片和红椒片，翻炒至牛肉熟透、蔬菜断生即可。

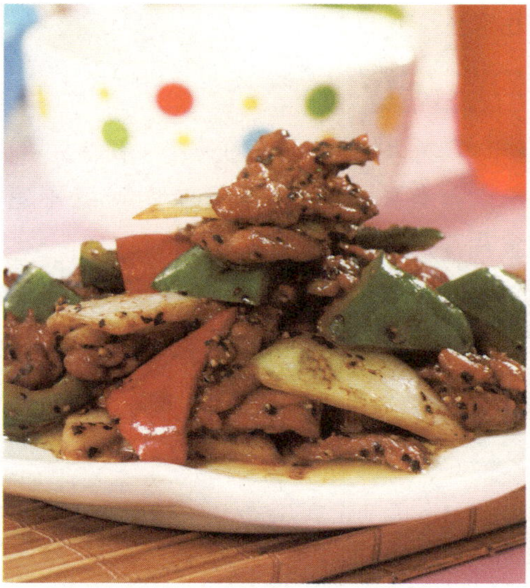

能量计算器

总热量	蛋白质	脂肪	糖类
约262.5千卡	42.4克	6.6克	10.7克

土豆牛肉汤

材料： 土豆100克，牛腿肉100克。

调料： 葱花、姜末、盐、植物油各适量。

做法：

1.土豆去皮，洗净，切块；牛腿肉去净筋膜，洗净，切块，放入沸水中焯去血水。

2.锅置火上，倒入适量植物油，待油温烧至七成热，下葱花和姜末炒香，放入牛肉块煸熟。

3.倒入土豆块翻炒均匀，淋入适量清水煮至土豆块熟透，用盐调味即可。

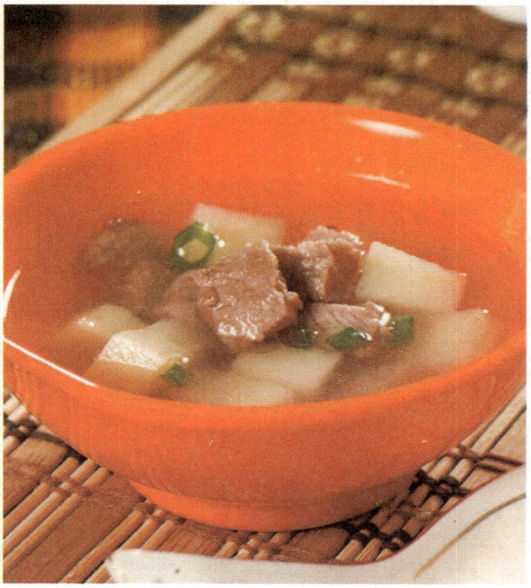

能量计算器

总热量	蛋白质	脂肪	糖类
约279千卡	22.7克	8.2克	28.8克

兔肉

肥胖型糖尿病患者理想的肉食

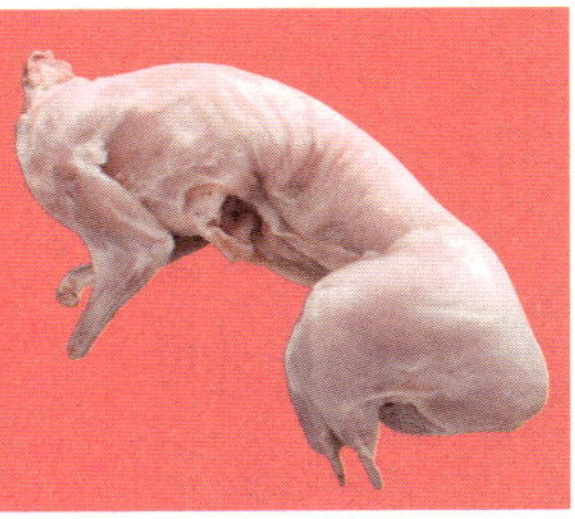

推荐摄入量：每日80克为宜

营养成分	含量	含量比较	养生功效
热量	102千卡	中 ★★☆	兔肉富含大脑和其他器官发育不可缺少的卵磷脂，有健脑益智的功效；常吃兔肉能防止皮肤粗糙，维持皮肤弹性，使肌肤细嫩光滑。
糖类	0.9克	低 ★☆☆	
蛋白质	19.7克	高 ★★★	
脂肪	2.2克	中 ★★☆	

对糖尿病的好处

降糖营养素 高蛋白

兔肉是低脂肪的肉食，且富含优质蛋白，可为糖尿病患者提供充足的蛋白质，补充因糖异生而消耗的蛋白质，防止负氮平衡，且不会引起血糖的升高，有益于肥胖型的糖尿病患者。

对并发症的好处

兔肉含有丰富的卵磷脂，可以保护血管，预防动脉硬化，还可以预防血栓形成。此外，兔肉中的脂肪多为不饱和脂肪酸，常吃兔肉，可强身健体，但不会增肥，是肥胖患者理想的肉食之一。

降糖吃法

兔肉必须顺着纤维纹路切，这样加热后，既能保持菜肴的形态，又能使肉味更加鲜嫩；若切法不当，兔肉加热后会变成粒屑状，而且不易煮烂。

兔肉性凉，适合在炎热的夏季食用。

最佳搭配

兔肉＋大蒜 兔肉中的维生素 B_1 和蒜素结合会生成稳定的蒜硫胺素，从而提高肉中维生素 B_1 的含量，还能延长维生素 B_1 在人体内的停留时间，提高其吸收利用率。

食用宜忌

1. 兔肉性凉，不宜在寒冬、初春食用。
2. 有四肢怕冷等阳虚症状者不宜食用。
3. 兔肉不宜加生姜、芥末烹调食用。

推荐降糖食谱

绿豆芽炒兔肉丝

材料：兔肉50克，绿豆芽250克。

调料：植物油5克，蒜末、盐、鸡精各适量。

做法：

1.兔肉洗净，煮熟，撕成细丝；绿豆芽洗净。

2.锅中倒入油，放入蒜末爆香，然后放绿豆芽和兔肉丝，翻炒至熟，然后加盐、鸡精调味拌匀即可。

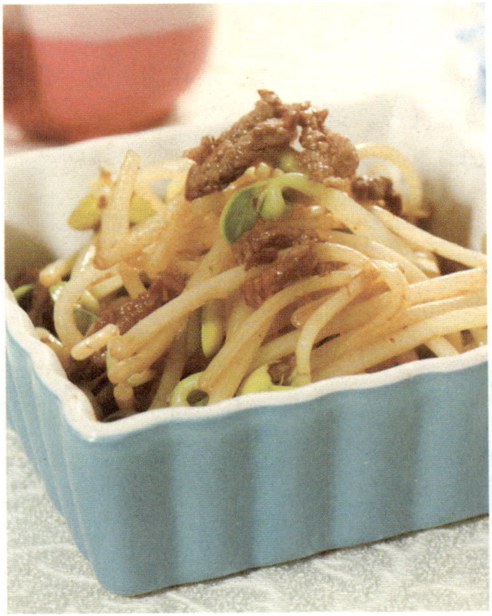

能量计算器

总热量	蛋白质	脂肪	糖类
约140.9千卡	15.1克	6.3克	8.2克

兔肉炖南瓜

材料：兔肉50克，南瓜250克。

调料：葱花、盐、味精各适量，植物油4克。

做法：

1.兔肉洗净，切小方块；南瓜去皮去瓤，洗净切块。

2.炒锅倒入植物油烧至七成热，下葱花炒出香味，放入兔肉翻炒变白，加南瓜块和适量水炖熟，用盐和味精调味即可。

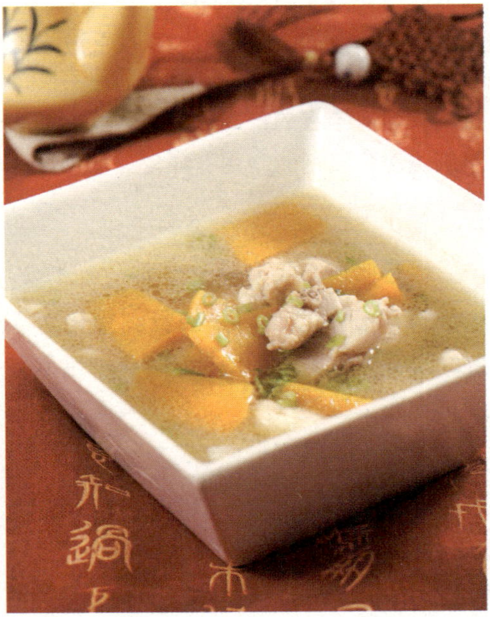

能量计算器

总热量	蛋白质	脂肪	糖类
约134千卡	11.3克	5.3克	11.7克

鸡肉

适合糖尿病患者补充蛋白质和能量

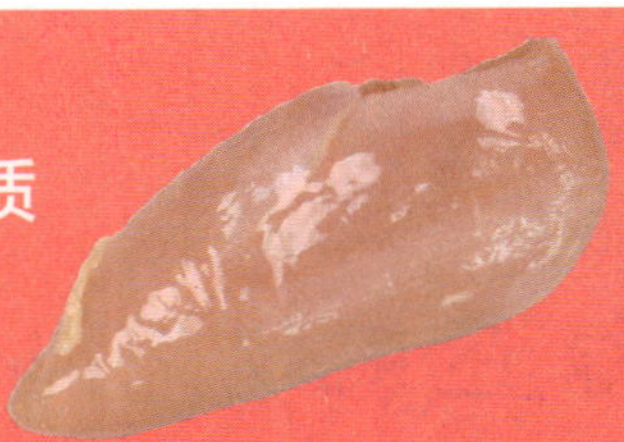

推荐摄入量：每日100克为宜

营养成分	含量	含量比较	养生功效
热量	145千卡	中 ★★☆	鸡肉中含有较多的B族维生素，具有恢复体力、保护皮肤的作用，还对造血有很大帮助，有滋阴补血的功效；鸡肉中蛋白质含量较高，且易被人体吸收和利用，有增强体力、强壮身体的作用。
糖类	0.9克	低 ★☆☆	
蛋白质	20.3克	高 ★★★	
脂肪	6.7克	高 ★★★	

对糖尿病的好处

降糖营养素 优质蛋白、锌

鸡肉含有丰富的优质蛋白且容易消化和吸收，是糖尿病患者重要的蛋白质来源，尤其适宜体质虚弱的糖尿病患者。而且鸡肉含有丰富的锌，可以增强肌肉和脂肪细胞对葡萄糖的利用，降低血糖浓度。

对并发症的好处

鸡胸脯肉中含有较多的B族维生素，可以预防因高血糖所致的肾细胞代谢紊乱，避免并发微血管病变和肾病，且具有保护神经系统的作用。此外还具有消除疲劳、保护皮肤的作用。

降糖吃法

1. 鸡屁股是淋巴最为集中的地方，更是储存病毒、病菌和致癌物的“仓库”，应弃掉不吃。

2. 鸡肉含有谷氨酸钠（味精的主要成分），烹调鲜鸡时只需放油、盐、葱、姜、酱油等调料，味道就很鲜美，不宜放花椒、大料等调料，不然会掩盖鸡肉的鲜味。

最佳搭配

鸡肉＋栗子 鸡肉为造血疗虚食品，栗子重在健脾。栗子烧鸡不仅味道鲜美，造血功能更强，尤以老母鸡烧栗子效果更佳。

鸡肉＋山楂 鸡肉含有丰富的蛋白质，山楂中所含的B族维生素能促进人体对蛋白质的吸收。

鸡肉＋竹笋 竹笋性微寒，可以清热消痰、健脾胃。鸡肉具有低脂肪、低糖的特点，与竹笋搭配，可以暖胃益气，尤其适合胖人食用。

食用宜忌

1. 营养不良、消化道溃疡、慢性胃炎、月经不调、病后虚弱的人适宜食用鸡肉。

2. 患有痛风症的病人不宜喝鸡汤，因为鸡汤中的嘌呤含量较高，会加重病情。

推荐降糖食谱

香菇蒸鸡

材料： 净鸡肉250克，水发香菇100克。

调料： 盐、料酒、酱油、葱丝、姜丝、清汤各适量，香油4克。

做法：

1.将鸡肉洗净，切成长片；水发香菇洗净，切成丝。

2.将鸡肉、香菇放入碗内，加入酱油、盐、葱丝、姜丝、料酒、清汤抓匀，上笼蒸至熟时取出，用筷子拨开推入平盘，淋上香油即可。

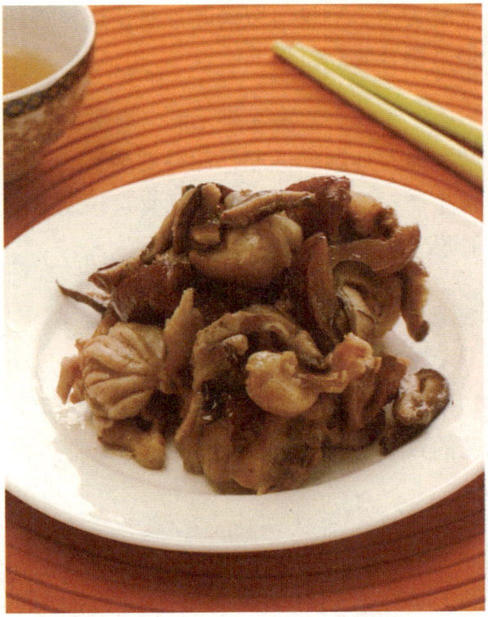

能量计算器

总热量	蛋白质	脂肪	糖类
约388千卡	50.7克	16.8克	11.5克

冬瓜鸡丁汤

材料： 冬瓜、鸡胸脯肉各100克。

调料： 姜丝、盐各适量。

做法：

1.冬瓜去皮除子，洗净，切成2厘米见方的块；鸡胸脯肉洗净，用沸水焯一下，切丁，备用。

2.锅置火上，放入适量清水煮沸，放入鸡丁、姜丝煮至鸡丁熟透。

3.放入冬瓜块煮熟，加盐调味即可。

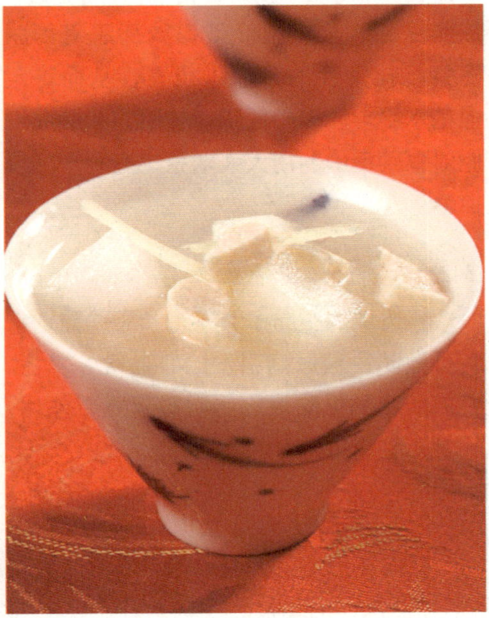

能量计算器

总热量	蛋白质	脂肪	糖类
约142千卡	19.7克	5.2克	4.6克

鸭肉

补充2型糖尿病患者因胰岛素抵抗消耗的B族维生素

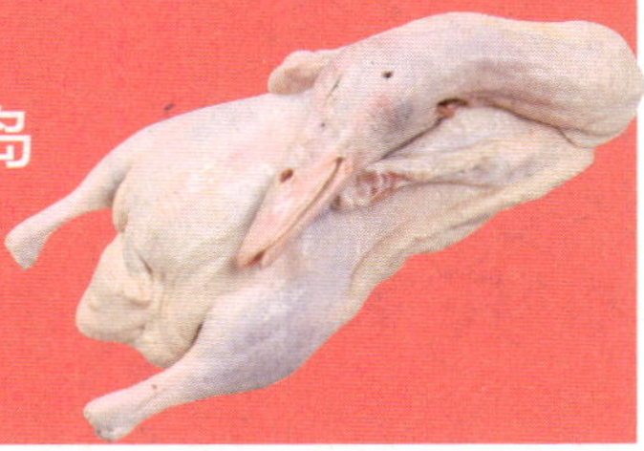

推荐摄入量：每日60克为宜

营养成分	含量	含量比较	养生功效
热量	240千卡	高 ★★★	鸭肉富含维生素D和磷质，有强健骨骼，预防骨质疏松的作用；鸭肉所含的B族维生素和维生素E较其他肉类多，能有效抵抗脚气病、神经炎和多种炎症，还能抗衰老。
糖类	0.2克	低 ★☆☆	
蛋白质	15.5克	高 ★★★	
脂肪	19.7克	高 ★★★	

对糖尿病的好处

降糖营养素 B族维生素、锌

鸭肉相较于其他肉类，含有较多的B族维生素，能补充2型糖尿病患者因胰岛素抵抗消耗的B族维生素，从而稳定血糖水平。鸭肉中的锌能使肌肉和脂肪细胞对葡萄糖的利用大大增强，有利于降低血糖。

对并发症的好处

鸭肉中的脂肪多为不饱和脂肪酸，常食可预防由糖尿病引发的心血管并发症。鸭肉所含的烟酸对细胞呼吸起重要作用，并对心脏病患者有保护作用。

降糖吃法

鸭肉在烹调前用醋浸泡半小时或者切除鸭屁股，用清水浸泡3小时，可去除腥味，使味道更鲜美。

最佳搭配

鸭肉＋山药 鸭肉既可补充人体水分，又有补阴效果，山药的补阴效果更强，两者搭配食用，不仅可以消除油腻，还能很好地滋阴补肺。

鸭肉＋沙参 老鸭性凉无毒，有滋阴补血的功能；沙参性微寒，能够滋阴清肺，养胃生津；二者功能相似，同食可辅助治疗肺燥、干咳，有滋补功效。

食用宜忌

不要经常吃烟熏和烘烤的鸭肉，因为这两种烹调方式会使鸭肉产生一种叫苯并芘的致癌物质。

推荐降糖食谱

双椒鸭丁

材料： 青、红柿子椒各25克，鸭肉250克。

调料： 葱花、盐、鸡精各适量，植物油4克。

做法：

1.鸭肉洗净，切丁；青、红柿子椒去蒂及子，切丝。

2.炒锅倒入植物油烧至七成热，下葱花炒出香味，放入鸭肉丁翻炒变白，加入适量水焖熟，放入青、红柿子椒丝炒熟，用盐和鸡精调味即可。

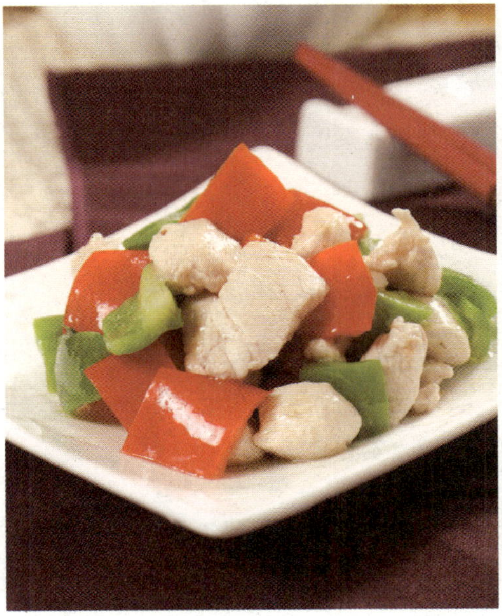

能量计算器

总热量	蛋白质	脂肪	糖类
约272千卡	38.0克	7.9克	12.7克

海带炖鸭汤

材料： 鸭腿100克，苋菜100克，水发海带丝25克。

调料： 葱花、姜片各5克，盐3克，胡椒粉少许。

做法：

1.鸭腿洗净，剁成块，入沸水中汆透，捞出；苋菜择洗干净，焯水，切段；水发海带丝洗净，切成10厘米左右的段。

2.锅置火上，倒油烧至七成热，放入葱花和姜片，倒入汆好的鸭块和海带丝翻炒均匀，加适量水煮至鸭肉熟烂，放入苋菜煮2分钟，用盐和胡椒粉调味即可。

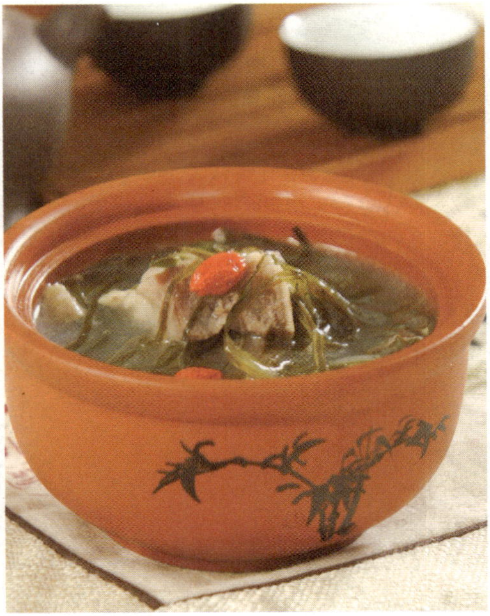

能量计算器

总热量	蛋白质	脂肪	糖类
约275.8千卡	18.6克	20.1克	6.6克

鸽肉

改善因肾虚引起的内分泌代谢紊乱

推荐摄入量：每日80~100克为宜

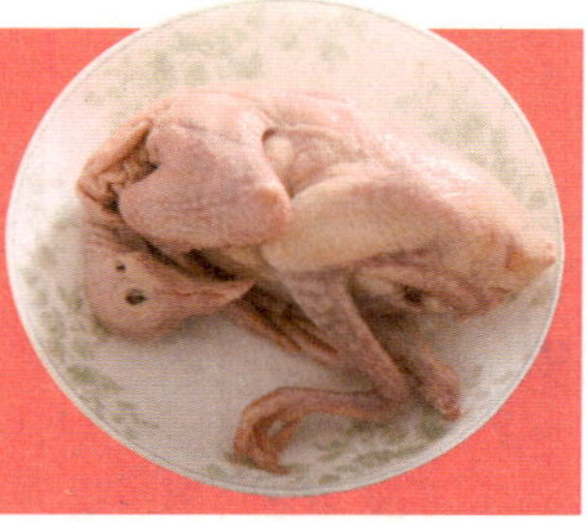

营养成分	含量	含量比较	养生功效
热量	201千卡	高 ★★★	鸽肉含有丰富的蛋白质和维生素A、维生素B_1、维生素B_2、维生素E及铬、锌、镁等矿物质。鸽肉蛋白质含量丰富，氨基酸组成合理，易被人体消化吸收，常吃鸽肉可使细胞得到充足的营养，新陈代谢保持通畅，还能强筋健骨。
糖类	1.7克	低 ★☆☆	
蛋白质	16.5克	高 ★★★	
脂肪	14.2克	高 ★★★	

对糖尿病的好处

降糖营养素　高蛋白

鸽肉是高蛋白的肉食，能补肝益肾、益气补血，可改善因肾虚引起的内分泌代谢紊乱，稳定血糖水平，是糖尿病患者补充优质蛋白的主要肉食之一。

对并发症的好处

鸽肉中含有维生素A、B族维生素和维生素E，对眼睛和周围神经和心血管有保护作用。鸽肝中含有最佳的胆素，可帮助人体很好地利用胆固醇，辅助防治动脉硬化。

降糖吃法

鸽肉蛋白质含量很高，在体内可代谢产生一些含氮废物，并通过肾脏随尿排出，排尿量减少的肾衰竭者不宜食用。

最佳搭配

鸽肉＋枸杞子　鸽肉含有维生素E、锌、硒，与枸杞子中的锌、硒搭配可强化壮阳的功效。

鸽肉＋山药　二者搭配食用具有补肝益肾、健脾止泻的作用，适合糖尿病患者经常食用。

鸽肉＋香菇　二者同食可滋阴补肾、益气健中、补气强身，提高机体免疫力。

食用宜忌

鸽肉蛋白质含量很高，排尿量减少的肾衰竭者不宜食用。

推荐降糖食谱

蚝油乳鸽

材料：乳鸽250克。

调料：葱段、姜片、花椒粉、盐、葱花、蚝油各适量，植物油5克。

做法：

1.宰杀好的乳鸽去毛去内脏，剁掉头和爪，洗净，放入沸水中汆去血水。

2.把鸽子放入一个大碗里，加葱段、姜片、盐和适量水，上蒸锅大火蒸1小时取出，拣去姜片、葱段。

3.炒锅倒入植物油烧至七成热，下葱花、花椒粉、蚝油炒出香味，将蒸乳鸽时碗里留下的汤汁倒入煮开，淋在乳鸽上即可。

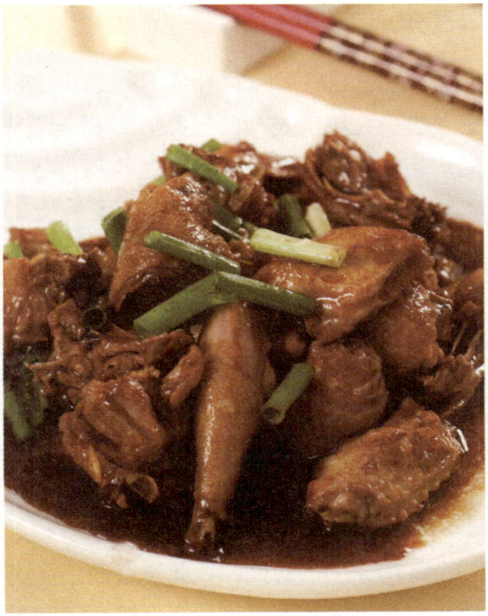

能量计算器

总热量	蛋白质	脂肪	糖类
约420千卡	32.1克	28.6克	13.6克

平菇炖乳鸽

材料：平菇250克，乳鸽400克。

调料：料酒、酱油、盐、葱花、姜末、鸡精各适量，植物油4克。

做法：

1.平菇去蒂，洗净，切块；乳鸽洗净，切块。

2.锅置火上，加油烧热，下葱花、姜末煸出香味，再加入平菇块、乳鸽块，略炒后烹入料酒。

3.加盐、酱油、适量水，煮沸后改小火炖至熟烂，用鸡精调味即可。

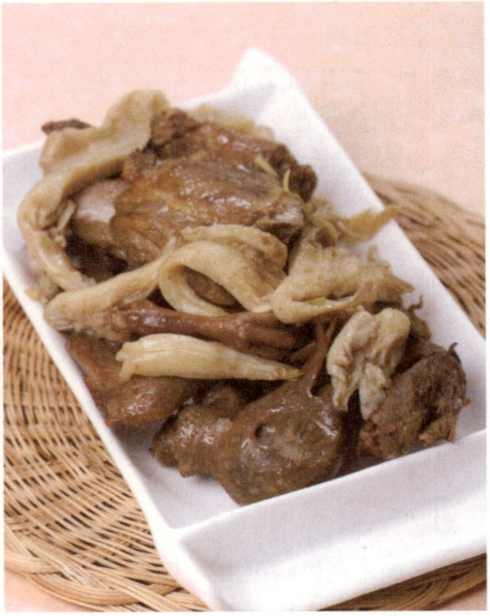

能量计算器

总热量	蛋白质	脂肪	糖类
约791千卡	32.8克	35.1克	35.9克

乌鸡

提高糖尿病患者对环境的应激适应能力

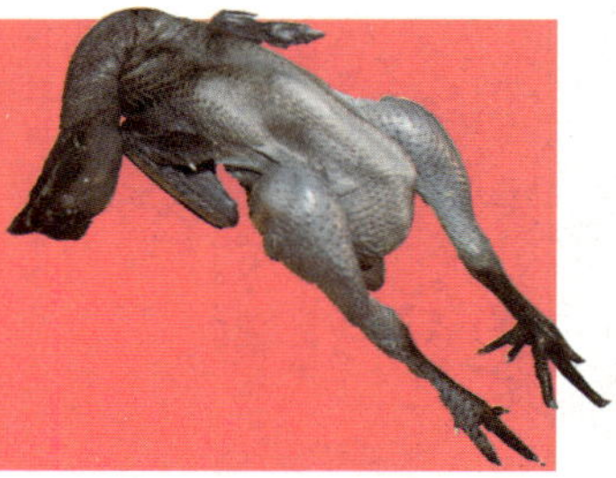

推荐摄入量：每日60克为宜

营养成分	含量	含量比较	养生功效
热量	111千卡	中 ★★☆	乌鸡含较多的铁元素，能滋阴补血、强健筋骨；乌鸡富含维生素A、微量元素硒和黑色素，可清除体内自由基，延缓衰老和抑制癌细胞生长。
糖类	0.3克	低 ★☆☆	
蛋白质	22.3克	高 ★★★	
脂肪	2.3克	中 ★★☆	

对糖尿病的好处

降糖营养素 维生素 B_2、维生素 E

乌鸡含有较多的维生素 B_2、维生素 E，能提高糖尿病患者对环境的应激适应能力，并有助于清除体内自由基，保护胰岛细胞。此外，还具有促进胰岛素分泌、加强胰岛素作用、降低血糖、止消渴的作用。

对并发症的好处

乌鸡属于低脂肪、低胆固醇的肉类，是糖尿病患者补充优质蛋白的不错的选择。乌鸡还具有净化血液的功效，能辅助治疗高血压、心肌梗死等心脑血管疾病。

降糖吃法

烹调乌鸡最好不用高压锅，宜用砂锅熬炖，炖煮时宜用小火慢炖，才能最大限度地释放营养成分，并且味道鲜美。

最佳搭配

乌鸡＋枇杷 乌鸡和枇杷搭配食用，可使营养丰富而全面，能够有效补充人体的营养成分，同时还有很好的润肺功效。

乌鸡＋红枣 乌鸡味甘性平，补血功效特别突出；红枣也是补血佳品。二者一荤一素，相辅相成，是良好的补血佳品。

乌鸡＋竹荪 乌鸡高蛋白、低脂肪，竹荪富含膳食纤维，两者煮汤，可减少胆固醇的吸收。

乌鸡＋香菇、苹果 三者共同煮汤，可以有效预防糖尿病并发高血压、心脏病等，肥胖者也可适当多吃。

食用宜忌

乌鸡会生热助火，因此急性菌痢肠炎初期、严重皮肤病患者及有发热、咳嗽等症状的感冒患者忌食。

推荐降糖食谱

清炖乌鸡汤

材料： 乌鸡300克。

调料： 香葱2棵，生姜1小块，料酒、盐、鸡精各适量。

做法：

1.将乌鸡宰杀洗净，放沸水中焯烫，除去血水。

2.把乌鸡、料酒、香葱、生姜放入砂锅内，用大火烧开后，改小火炖2小时，加入盐、鸡精即可。

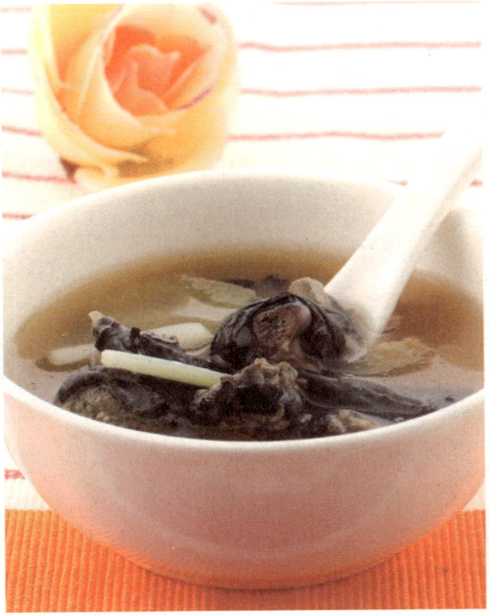

能量计算器

总热量	蛋白质	脂肪	糖类
约336千卡	55.9克	5.8克	16.2克

乌鸡糯米葱白粥

材料： 乌鸡腿150克，圆糯米100克。

调料： 葱丝10克，盐3克。

做法：

1.将乌鸡腿洗净，切块，焯烫洗净，沥干。

2.锅置火上，放入适量清水，放入乌鸡腿用大火煮沸，转小火煮15分钟，放入圆糯米继续煮，煮沸后转小火，待糯米熟时放入葱丝，用盐调味即可。

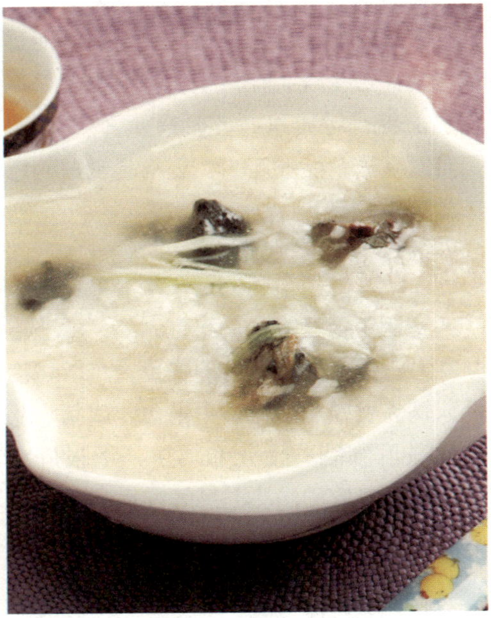

能量计算器

总热量	蛋白质	脂肪	糖类
约428千卡	23.4克	2.7克	78.5克

鳝鱼

对糖尿病有较好的食疗作用

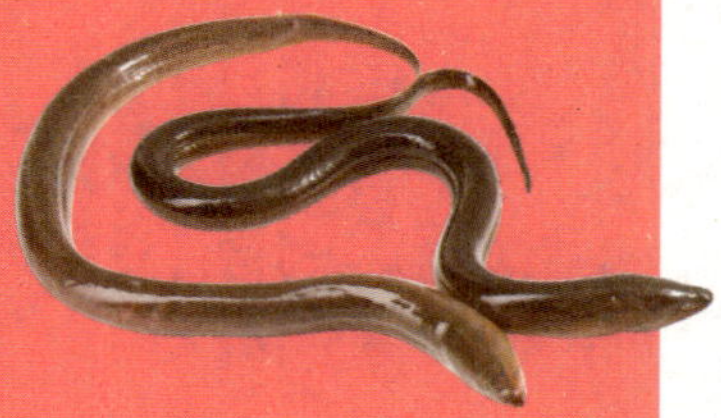

推荐摄入量：每日100克为宜

营养成分	含量	含量比较	养生功效
热量	89千卡	低 ★☆☆	鳝鱼中含有丰富的蛋白质和卵磷脂，有补脑健身的功效，还可以增强视力；鳝鱼有很强的补益功能，对身体虚弱、病后及产后的人补益效果更为明显。
糖类	1.2克	低 ★☆☆	
蛋白质	18.0克	高 ★★★	
脂肪	1.4克	低 ★☆☆	

对糖尿病的好处

降糖营养素 黄鳝鱼素A、黄鳝鱼素B

鳝鱼含有的黄鳝鱼素A和黄鳝鱼素B，具有显著降低血糖的作用，还能促进糖尿病患者生理机能的恢复，从而更好地调节血糖，对糖尿病有较好的食疗效果，而且鳝鱼所含脂肪极少，因而是糖尿病患者的理想食品。

对并发症的好处

鳝鱼中含有丰富的维生素A，能够增强视力，具有保护视力的作用，可以防治糖尿病并发眼病。鳝鱼中富含卵磷脂，能够促进肝细胞的活化和再生，增强肝功能，从而有效预防脂肪肝等疾病。

降糖吃法

1. 鳝鱼可炒、爆、炸、烧，还可清炖，其味更加鲜美，还可作为火锅原料之一。

2. 买鳝鱼最好要活的，现宰杀的，死鳝鱼不宜烹调食用，因为鳝鱼含有组织胺，死后会产生有毒物质。

最佳搭配

鳝鱼＋莲藕 吃鳝鱼时最好搭配莲藕。因为鳝鱼和莲藕的黏液都能促进蛋白质的吸收，而且两者酸碱搭配，有利于保持人体的酸碱平衡。

食用宜忌

1. 不宜生食或食用半生不熟的鳝鱼，因鳝鱼体内有寄生虫。

2. 鳝鱼不宜与葡萄、柿子、山楂、石榴、青果等含鞣酸多的水果同食。

推荐降糖食谱

七彩鳝鱼丝

材料： 鳝鱼肉100克，绿豆芽、红柿子椒丝、黄柿子椒丝、青柿子椒丝、胡萝卜丝、洋葱丝各20克。

调料： 姜片、酱油、盐、植物油各适量。

做法：

1.鳝鱼肉洗净，切丝，用酱油和水搅拌均匀，腌渍10分钟；绿豆芽择洗干净。

2.锅置火上，倒入适量植物油，待油温烧至六成热，放入鳝鱼丝滑熟，捞出沥油。

3.锅留底油，放入洋葱丝和姜片炒香，倒入红柿子椒丝、黄柿子椒丝、青柿子椒丝、胡萝卜丝、绿豆芽翻炒3分钟，加入鳝鱼丝翻炒均匀，用盐调味即可。

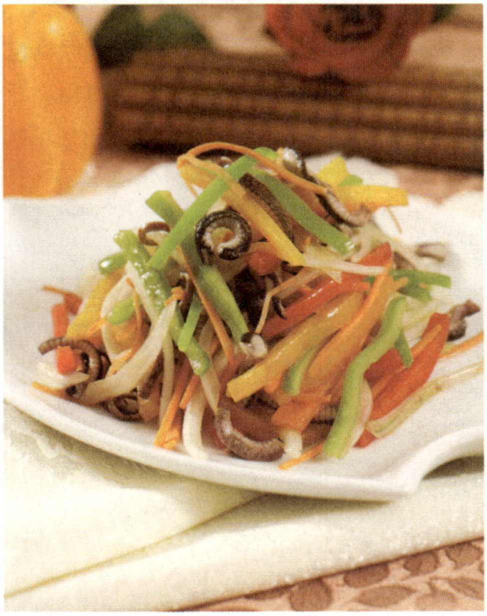

能量计算器

总热量	蛋白质	脂肪	糖类
约164千卡	19.7克	6.7克	8.7克

韭菜炒鳝鱼丝

材料： 韭菜300克，活鳝鱼200克。

调料： 蒜末、姜丝、鸡精、盐各适量，植物油4克。

做法：

1.鳝鱼宰杀好，去除内脏，冲洗干净，取肉，切丝；韭菜择洗干净，切段。

2.炒锅置火上，倒入适量植物油，待油烧至五成热，放入鳝鱼丝煸熟，加蒜末、姜丝炒香。

3.放入韭菜段炒3分钟，用盐和鸡精调味即可。

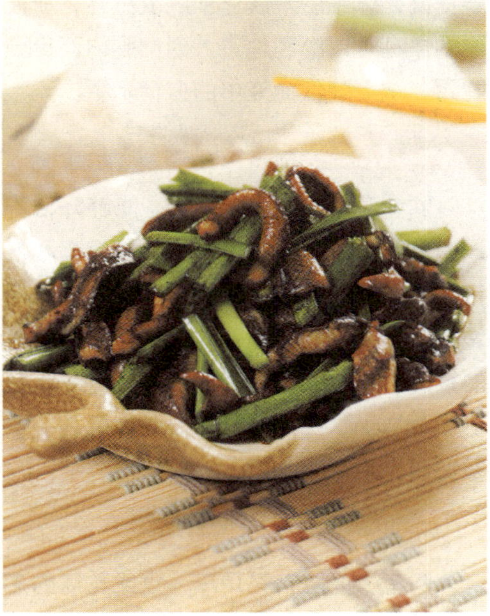

能量计算器

总热量	蛋白质	脂肪	糖类
约225千卡	30.6克	7.0克	14.0克

鳕鱼

降低血液中的血糖水平

推荐摄入量：每日100克为宜

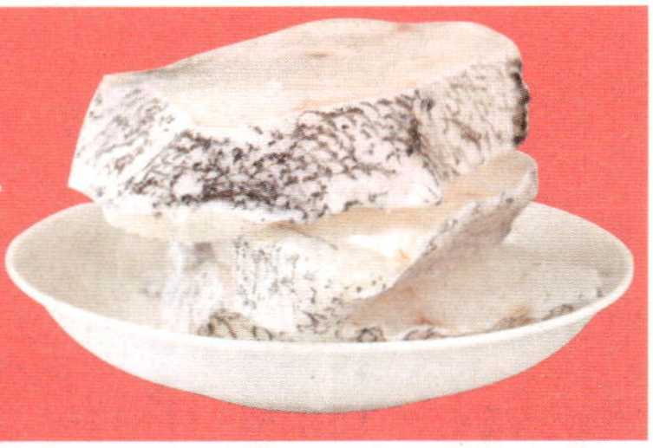

营养成分	含量	含量比较	养生功效
热量	88千卡	低 ★☆☆	鳕鱼含有丰富的蛋白质、维生素A、维生素D、钙、镁、硒等营养元素。鳕鱼肉中含有丰富的镁元素，对心血管系统有很好的保护作用。鳕鱼肝油对结核杆菌有较强的抑制作用，还可以消灭传染性创伤中存在的细菌。
糖类	0.5克	低 ★☆☆	
蛋白质	20.4克	高 ★★★	
脂肪	0.5克	低 ★☆☆	

对糖尿病的好处

降糖营养素 ω-3 脂肪酸

鳕鱼中 ω-3 脂肪酸的含量较丰富，能提高人体细胞对胰岛素的敏感性，血液中的血糖可以顺利地进入到细胞内而得到利用，从而降低血液中的血糖水平。

对并发症的好处

鳕鱼富含 EPA 和 DHA，能够降低糖尿病患者血液中总胆固醇、甘油三酯和低密度脂蛋白的含量，从而大大降低糖尿病性脑血管疾病的发病率。此外鳕鱼中含有的镁元素，可以防止游离钙沉积在血管壁上，有利于预防高血压、心肌梗死等心血管疾病。

降糖吃法

鳕鱼去内脏，采用蒸、煮或熬汤的烹调方法均可。

最佳搭配

鳕鱼＋豆腐 鳕鱼搭配豆腐食用，不仅能够营养互补，还能增强补钙的功效。

鳕鱼＋草菇 草菇含有丰富的维生素 C，与营养丰富的鳕鱼搭配食用，对糖尿病患者的心脑血管系统有很好的保护作用。

食用宜忌

鳕鱼的鱼皮中含大量的嘌呤，痛风患者和尿酸过高者要禁止食用。

鳕鱼为高营养、低胆固醇的食物，易吸收，且含有儿童发育所必需的各种氨基酸，是老少皆宜的食品。

推荐降糖食谱

清蒸鳕鱼

材料： 鳕鱼500克。

调料： 香菜末、葱丝、红椒丝、姜丝、盐、料酒、酱油各适量，植物油5克。

做法：

1.鳕鱼收拾干净，切段，加盐、料酒、酱油腌40分钟。

2.取盘，放入鳕鱼段，上蒸锅蒸15分钟，取出。

3.炒锅倒入植物油烧至七成热，下葱丝、红椒丝、姜丝炒出香味，淋入蒸鱼盘内的汤汁，用水淀粉勾芡浇在鳕鱼块上，撒上香菜末即可。

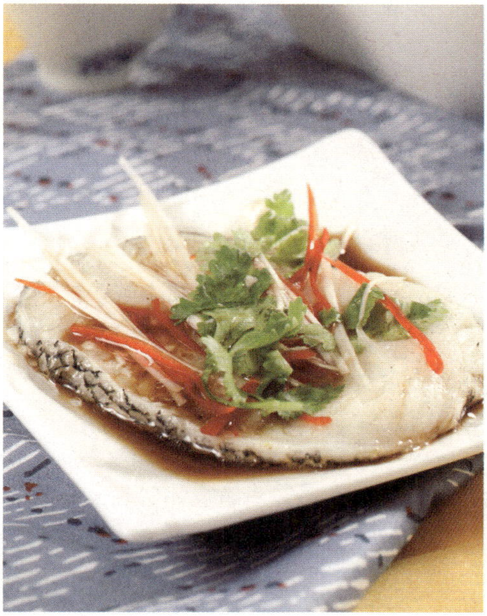

能量计算器

总热量	蛋白质	脂肪	糖类
约243千卡	45.9克	6.1克	1.1克

鳕鱼粥

材料： 鳕鱼肉100克，大米50克，鸡蛋1个。

调料： 盐3克，葱花少许。

做法：

1.鳕鱼肉洗净，切丁；大米淘洗干净；鸡蛋洗净，磕入碗内，打散备用。

2.大米放沸水中煮滚，改中火煮15分钟，加盐、鳕鱼丁搅拌均匀，大火煮3分钟，倒入鸡蛋液煮熟，撒上葱花即可。

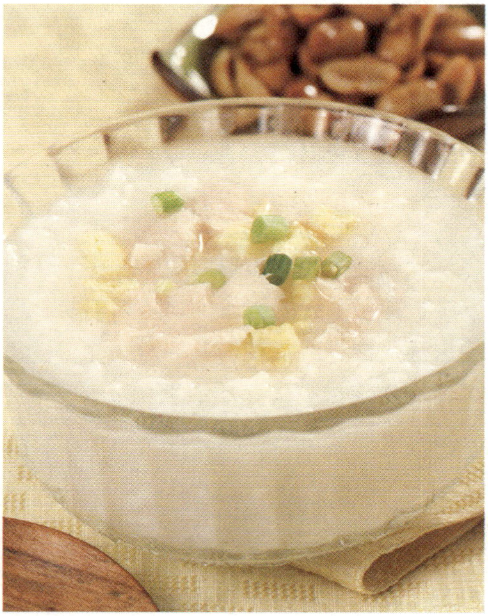

能量计算器

总热量	蛋白质	脂肪	糖类
约348千卡	33.7克	5.6克	41.0克

牡蛎

增强胰岛素促进肝糖原转化的功能

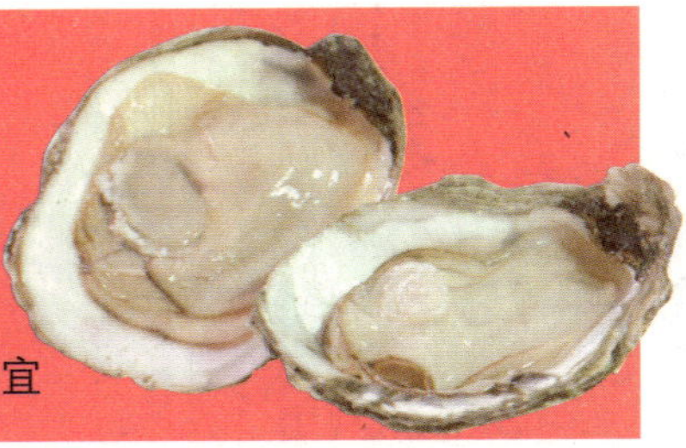

推荐摄入量：每日15~30克为宜

营养成分	含量	含量比较	养生功效
热量	73千卡	低 ★☆☆	牡蛎含有蛋白质、牛磺酸、维生素A、维生素B_2、维生素B_{12}、锌、碘、钾、磷、钙、镁等营养成分。牡蛎中所含有的牛磺酸可以促进胆汁分泌，排除堆积在肝脏中的中性脂肪，提高肝脏的解毒能力；牡蛎体内含有大量精氨酸与微量元素亚铅，能提高性功能。
糖类	8.2克	中 ★★☆	
蛋白质	5.3克	中 ★★☆	
脂肪	2.1克	中 ★★☆	

对糖尿病的好处

降糖营养素 牛磺酸、糖原

牡蛎中的牛磺酸可增强胰岛素促进肝糖原转化的功能，糖原可直接为人体吸收利用，从而减轻胰腺负担，对糖尿病患者十分有益。

对并发症的好处

牡蛎含有丰富的B族维生素，有利于维护神经系统的健康，预防和辅助治疗糖尿病周围神经病变。其中维生素B_{12}还可抑制血液中“同型半胱氨酸”的升高，有预防中风发生的作用。

降糖吃法

牡蛎肉中的泥沙较多，烹调前宜逐个放在水龙头下直接冲洗。

在烹调牡蛎时加入少许白葡萄酒就可以去腥；或者加入适量的姜末于牡蛎肉上清蒸也能去腥。

最佳搭配

牡蛎＋小米 牡蛎中缺乏色氨酸、蛋氨酸，搭配蛋氨酸和色氨酸含量较高的食物，如小米、豆腐等食用，能更好地发挥牡蛎的营养功效。

牡蛎＋牛奶 牡蛎富含钙和锌，能促进生长发育；牛奶含钙也很丰富，两者共用，有助于青少年发育。

牡蛎＋菠菜 菠菜富含牡蛎中缺少的胡萝卜素和维生素C，两者同食，可缓解更年期不适症状。

食用宜忌

1. 体虚而多热者宜食用牡蛎。
2. 体虚而有寒者忌食牡蛎。

推荐降糖食谱

牡蛎萝卜丝汤

材料： 白萝卜200克，牡蛎肉50克。

调料： 葱丝、姜丝各5克，盐、香油各3克。

做法：

1.白萝卜去根须，洗净，切丝；牡蛎肉洗净泥沙。

2.锅置火上，加适量清水烧沸，倒入白萝卜丝煮至九成熟，放入牡蛎肉、葱丝、姜丝煮至白萝卜丝熟透，用盐调味，淋上香油即可。

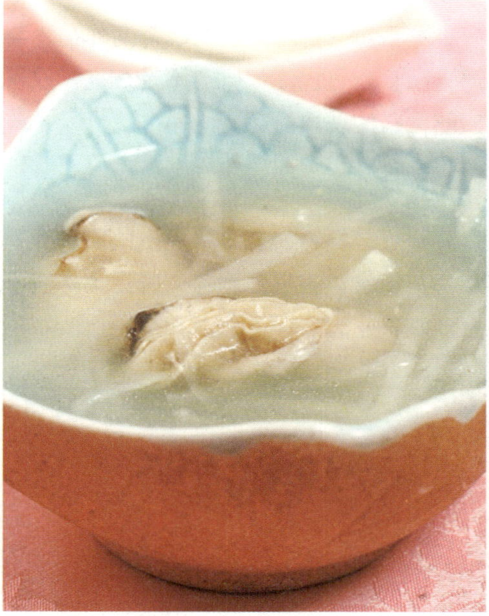

能量计算器

总热量	蛋白质	脂肪	糖类
约103千卡	4.4克	4.2克	13.6克

双耳牡蛎汤

材料： 水发黑木耳、牡蛎各100克，水发银耳50克。

调料： 料酒、醋、葱汁、姜汁各10克，盐3克。

做法：

1.将黑木耳、银耳撕成小块；牡蛎洗净泥沙，入沸水锅中焯一下捞出。

2.锅置火上，加水烧热，放入黑木耳、银耳、料酒、葱汁、姜汁煮约15分钟后，下入焯好的牡蛎，加盐、醋煮熟即可。

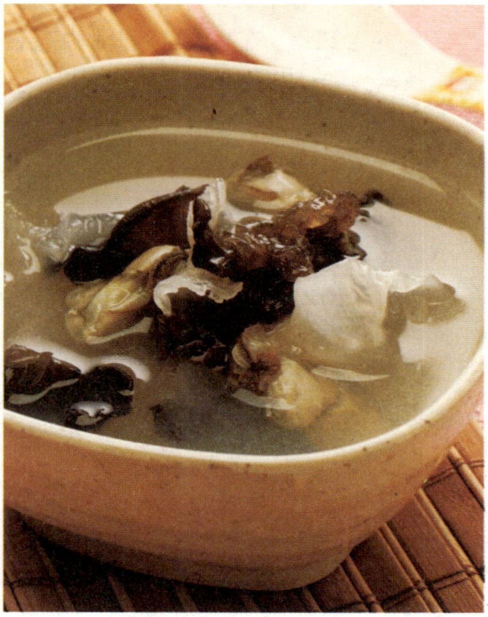

能量计算器

总热量	蛋白质	脂肪	糖类
约190千卡	11.6克	3.0克	46.5克

扇贝

抑制胆固醇在肝脏合成

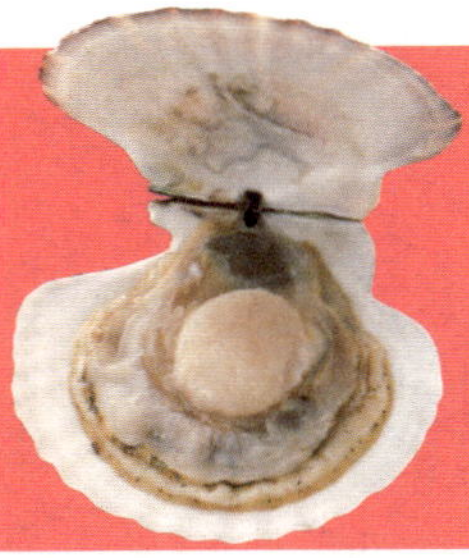

推荐摄入量：每日50~100克（水发）为宜

营养成分	含量	含量比较	养生功效
热量	60千卡	低 ★☆☆	扇贝有抑制胆固醇在肝脏合成和加速排泄胆固醇的独特作用，从而降低体内胆固醇含量；扇贝含有蛋白质、维生素及钙、铁、镁、钾等多种矿物质，能消除疲劳、防止过度肥胖。
糖类	2.6克	低 ★☆☆	
蛋白质	11.1克	高 ★★★	
脂肪	0.6克	低 ★☆☆	

对糖尿病的好处

降糖营养素 硒

扇贝中含有丰富的硒元素，对维持胰岛素的合成、分泌、贮存和活性起着重要作用，能调节糖代谢。

对并发症的好处

在贝类软体动物中，有一种具有降低血清胆固醇作用的代尔太 7- 胆固醇和 24- 亚甲基胆固醇，它们兼有抑制胆固醇在肝脏合成和加速排泄胆固醇的独特作用，从而使体内胆固醇下降。它们的功效比常用的降胆固醇的药物谷固醇更强。

降糖吃法

将鲜活的扇贝浸没在清水中，滴入几滴香油，放置一夜，可使扇贝将泥沙吐净。

最佳搭配

扇贝 + 大蒜 吃扇贝时搭配些大蒜，能延长 B 族维生素在人体内的停留时间。

扇贝 + 豆腐 豆腐有清热解毒的作用，与扇贝同食，可以治疗气血不足之症，改善皮肤粗糙的现象。

食用宜忌

扇贝是发物，有过敏性皮肤疾病等宿疾者应慎食；扇贝性寒凉，脾胃虚寒者不宜多吃。

推荐降糖食谱

百合扇贝蘑菇汤

材料： 干扇贝50克，鸡蛋1个，干香菇20克，干百合30克，枸杞子5克。

调料： 盐、生抽各适量。

做法：

1.干扇贝洗净，用温水泡发；鸡蛋打成蛋液备用。

2.干香菇用温水泡发，切成丝；干百合和枸杞子用水洗净后，浸泡在温水中，使其变软、膨胀。

3.锅置火上，加清水，煮沸后加扇贝、香菇丝、百合、枸杞子，稍煮后将蛋液慢慢倒入锅中搅成蛋花。

4.稍煮片刻后放生抽和盐调味即可。

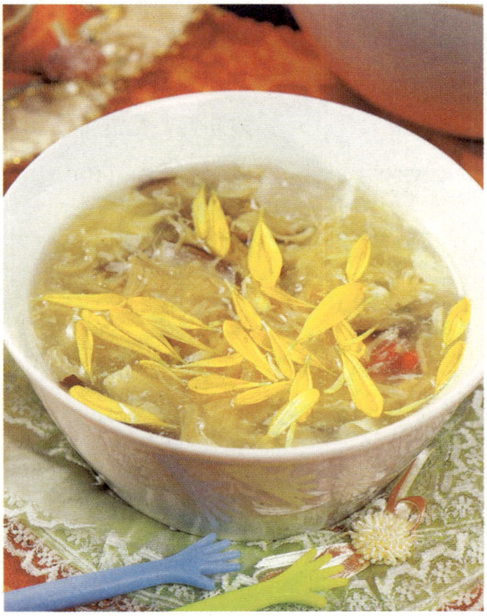

能量计算器

总热量	蛋白质	脂肪	糖类
约168.8千卡	14.9克	5.7克	15.7克

蒜蓉蒸扇贝

材料： 扇贝肉250克。

调料： 酱油、盐、蒜蓉、葱花各适量，植物油、香油各3克。

做法：

1.扇贝去掉壳，清理净泥沙，摆放于盘内。

2.油锅烧热倒入植物油，放入蒜蓉，炒至金黄色时倒入碗里，加酱油、盐拌匀成调味汁浇在扇贝上，撒上葱花。

3.将扇贝肉放到蒸锅里蒸5分钟，淋上香油即可。

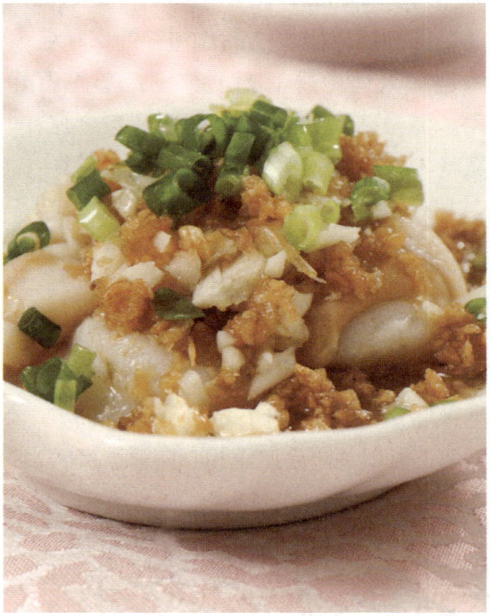

能量计算器

总热量	蛋白质	脂肪	糖类
约80千卡	9.7克	3.5克	2.3克

海参

改善2型糖尿病患者血糖、尿糖不稳定的情况

推荐摄入量：每日50~100克为宜

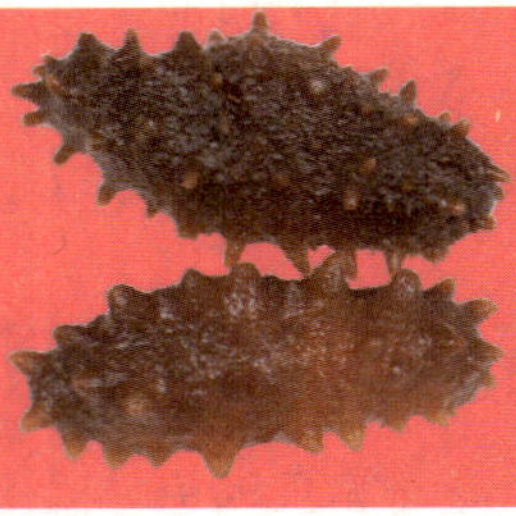

营养成分	含量	含量比较	养生功效
热量	78千卡	低 ★☆☆	海参能预防疾病感染，增强机体的免疫力，对流感等传染性疾病有很好的预防功能，在改善睡眠、缓解疲劳以及提高记忆力方面有很好的效果。
糖类	2.5克	低 ★☆☆	
蛋白质	16.5克	高 ★★★	
脂肪	0.2克	低 ★☆☆	

对糖尿病的好处

降糖营养素 酸性粘多糖、钾

海参中的酸性粘多糖具有降低血糖活性，抑制糖尿病发生的作用。而它所含有的钾对人体中胰岛素的分泌起着重要作用。海参还可改善2型糖尿病患者血糖、尿糖不稳定的情况。

对并发症的好处

海参中所含的钒和牛磺酸等可以影响体内脂肪的代谢过程，具有防止脂肪肝形成的作用。常食海参能够抑制胆固醇的合成，增强心脑血管的弹性，防止心脑血管痉挛，可以预防高血压和心血管等疾病。

降糖吃法

1. 涨发好的海参经过反复冲洗可以去除残留的化学成分。

2. 涨发好的海参不能久存，且要在存放期间用凉水浸泡，每天换水2~3次，放入冰箱冷藏室中。

最佳搭配

海参＋黑木耳 海参和黑木耳都富含胶质，两者搭配食用，可强健筋骨，促进排便。

食用宜忌

感冒发热期间不宜多吃海参。

木耳海参虾仁汤

材料： 水发黑木耳25克，水发海参175克，鲜虾仁150克。

调料： 葱花、姜丝、植物油各5克，盐3克，香菜碎、胡椒粉各少许。

做法：

1.水发黑木耳择洗干净，撕成小朵；水发海参去内脏，洗净，切丝；鲜虾仁洗净。

2.汤锅置火上，倒植物油烧至七成热，放入葱花、姜丝和胡椒粉炒香，倒入所有材料翻炒均匀，加水大火烧沸，转小火煮10分钟，用盐调味，撒上香菜碎即可。

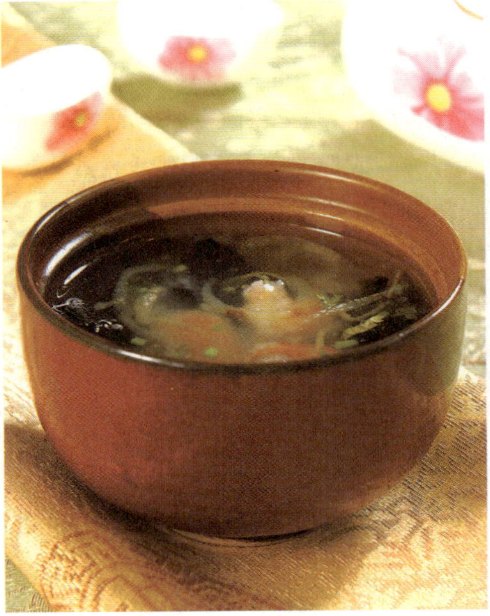

能量计算器

总热量	蛋白质	脂肪	糖类
280千卡	45克	7克	6克

葱烧海参

材料： 水发海参100克，葱白200克。

调料： 植物油5克，酱油10克，料酒10克，味精1克，盐2克，姜10克。

做法：

1.将海参用水洗净，切成片，将海参片放入水中煮透捞出；葱白切成4厘米长的段。

2.锅中放油，烧至六成热，放入葱段，翻炒片刻，加入姜以及盐、料酒、酱油，最后放入海参，继续翻炒至熟即可。

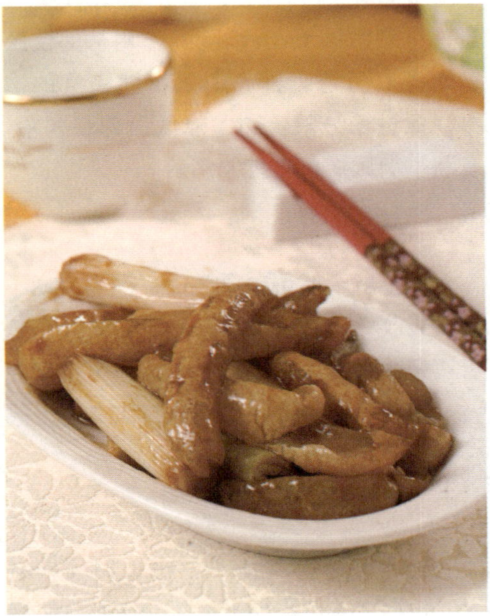

能量计算器

总热量	蛋白质	脂肪	糖类
约182.9千卡	19.9克	5.8克	15.5克

鲫鱼

促进糖分解代谢，降低血糖和尿糖

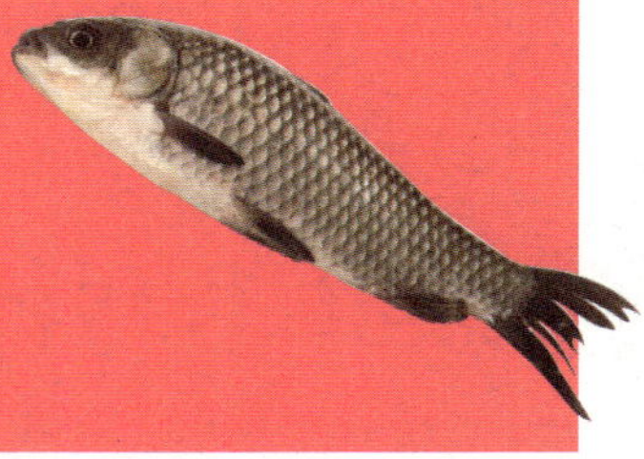

推荐摄入量：每日80克为宜

营养成分	含量	含量比较	养生功效
热量	108千卡	中 ★★☆	鲫鱼所含的蛋白质质优、齐全、易于消化吸收，是肝肾疾病、心脑血管疾病患者良好的蛋白质来源，常食可增强抗病能力。
糖类	3.8克	低 ★☆☆	
蛋白质	17.1克	高 ★★★	
脂肪	2.7克	中 ★★☆	

对糖尿病的好处

降糖营养素 钙、镁、锌、硒

鲫鱼中的钙、镁、锌、硒等微量元素，有刺激胰脏β细胞的作用，促使胰岛素正常分泌，升高血清中胰岛素的水平，促进糖分解代谢，降低血糖和尿糖，有利于糖尿病患者控制病情。

对并发症的好处

鲫鱼所含的蛋白质质优、齐全、易于消化吸收，是肝肾疾病，心脑血管疾病患者良好的蛋白质来源，常食可增强抗病能力。糖尿病并发肾功能不全、高血压、冠心病患者可经常食用。

降糖吃法

1. 在熬鲫鱼汤时，可以先用油炸一下，再用凉水小火慢熬，鱼肉中的嘌呤就会逐渐溶解到汤里，整个汤呈现出乳白色，味道更鲜美。

2. 炸鲫鱼时，宜先在鱼身上抹一些干淀粉，这样既可以使鲫鱼保持完整，又可以防止鲫鱼被煎煳。

最佳搭配

鲫鱼＋陈皮 二者搭配有温中散寒、补脾开胃的功效，适宜胃寒腹痛、食欲不振、消化不良、虚弱无力等症。

食用宜忌

1. 产后、手术后、病后体虚者，经常吃一些鲫鱼有利于身体的恢复。

2. 肝炎、肾炎、高血压、心脏病、慢性支气管炎等疾病的患者也可以经常食用，以补充营养，增强抗病能力。

3. 鲫鱼子含胆固醇较高，中老年高脂血症患者不宜多吃。

推荐降糖食谱

鲫鱼炖豆腐

材料： 鲫鱼500克，北豆腐100克。

调料： 葱花、蒜片、姜片、花椒粉、酱油、醋、盐各适量，植物油4克。

做法：

1.鲫鱼去腮，去内脏，洗净；北豆腐洗净，切块。

2.炒锅放植物油，待油温烧至四成热，放入鲫鱼两面煎熟，下葱花、蒜片、姜片、花椒粉炒出香味。

3.淋入酱油和醋，放入豆腐和适量水与鲫鱼一同炖15分钟，用盐调味即可。

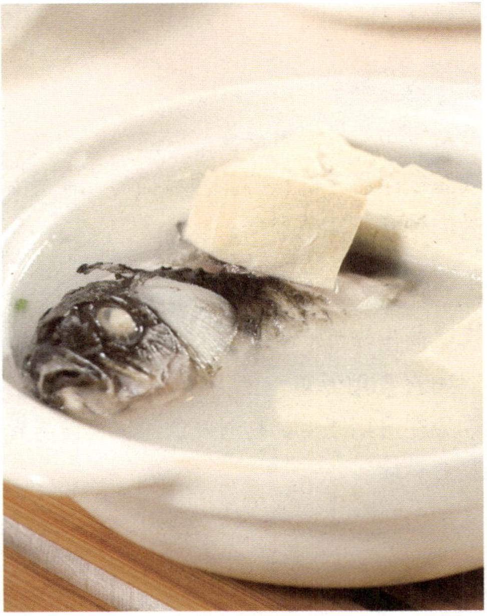

能量计算器

总热量	蛋白质	脂肪	糖类
约426千卡	58.4克	16.1克	12.3克

木耳清蒸鲫鱼

材料： 干黑木耳25克，干香菇10克，鲫鱼250克。

调料： 葱段、姜片、料酒、植物油、白糖、盐各适量。

做法：

1.木耳泡发，洗净，撕成小片；香菇泡发，洗净，去蒂后撕片。

2.将鲫鱼放入碗中，加入姜片、葱段、料酒、白糖、盐、植物油，然后覆盖木耳、香菇片，上笼蒸半小时即可。

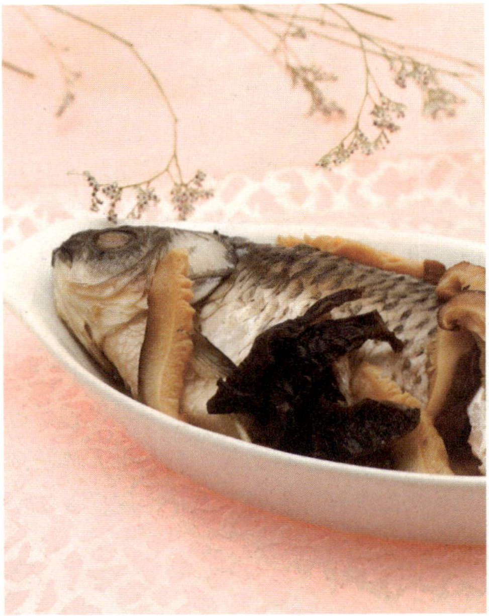

能量计算器

总热量	蛋白质	脂肪	糖类
约387.3千卡	47.7克	12.3克	32克

泥鳅

对胰岛β细胞有较强的保护作用

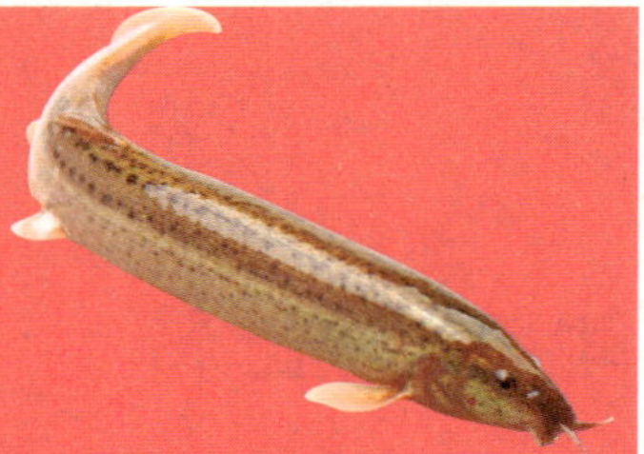

➔ 推荐摄入量：每日80克为宜

营养成分	含量	含量比较	养生功效
热量	96千卡	低 ★☆☆	泥鳅中含有的一种不饱和脂肪酸能够抵抗血管衰老，有助于老年人预防动脉硬化等疾病。此外，其体表的滑涎还具有抗菌消炎的作用。
糖类	1.7克	低 ★☆☆	
蛋白质	17.9克	高 ★★★	
脂肪	2.0克	中 ★★☆	

对糖尿病的好处

降糖营养素　钙、磷、锌、硒、EPA

泥鳅含有丰富的钙、磷、锌、硒等微量元素，能有效地遏制或阻断糖尿病酮症酸中毒和非酮症性高渗性综合征的发生和发展。另外，泥鳅所含脂肪中有类似廿碳五烯酸（即EPA）的不饱和脂肪酸，其抗氧化能力强，对胰岛β细胞有较强的保护作用。

对并发症的好处

泥鳅中脂肪含量较低，胆固醇更少，属高蛋白低脂肪食品，且含一种类似廿碳戊烯酸的不饱和脂肪酸，有利于人体抗血管衰老，故有益于老年人及糖尿病并发心血管患者。

降糖吃法

泥鳅体内含有组胺酸，死后会继续分解，并转化为组织胺，因此泥鳅宜现杀现吃。

最佳搭配

泥鳅＋豆腐　泥鳅富含蛋氨酸，能弥补豆腐蛋氨酸不足的缺陷。两者搭配，营养互补，使食疗功效加倍。

食用宜忌

服用螺内酯、氨苯蝶啶以及补钾药物时不宜食用泥鳅，因为泥鳅含钾量较高，如果在服用以上药物时吃泥鳅，可能导致高血钾症。

推荐降糖食谱

泥鳅炖豆腐

材料： 活泥鳅250克，南豆腐150克。

调料： 葱段、姜片各5克，盐3克，植物油10克。

做法：

1.活泥鳅宰杀，去鳃和内脏，冲洗干净；豆腐洗净，切块。

2.锅置火上，倒入植物油烧热，放入泥鳅段略煎，沥油后淋入适量清水，放入豆腐、葱段、姜片，大火煮开后转小火煮至汤色发白，加少许盐调味即可。

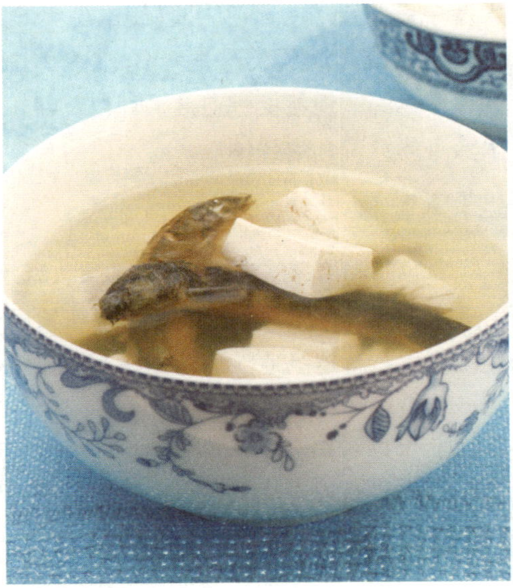

能量计算器

总热量	蛋白质	脂肪	糖类
约320千卡	36.2克	16.8克	6.5克

香焖泥鳅

材料： 泥鳅250克，蒜薹15克，黄瓜、洋葱各20克。

调料： 郫县豆瓣20克，葱丝、姜丝、蒜片、料酒、酱油、植物油各10克，盐3克，醋、干辣椒各5克，花椒粉1克，香油3克。

做法：

1.将泥鳅洗净，切成段；蒜薹择洗干净，切成段；洋葱、黄瓜洗净后切成丁待用。

2.锅置火上，放油烧至八成热，放入泥鳅段煸干水分，下郫县豆瓣、干辣椒、料酒炒至色红，下蒜薹、葱丝、姜丝、蒜片炒香，加酱油、盐、醋、少量水翻炒后焖5分钟，放入洋葱丁、黄瓜丁炒匀，淋香油起锅，撒花椒粉即可。

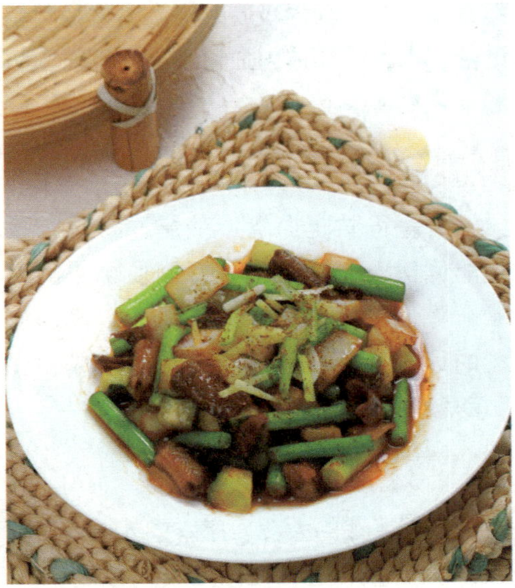

能量计算器

总热量	蛋白质	脂肪	糖类
约173千卡	26.8克	6.0克	2.6克

大蒜

提高人体葡萄糖耐量，迅速降低体内血糖水平

推荐摄入量：每日3瓣为宜

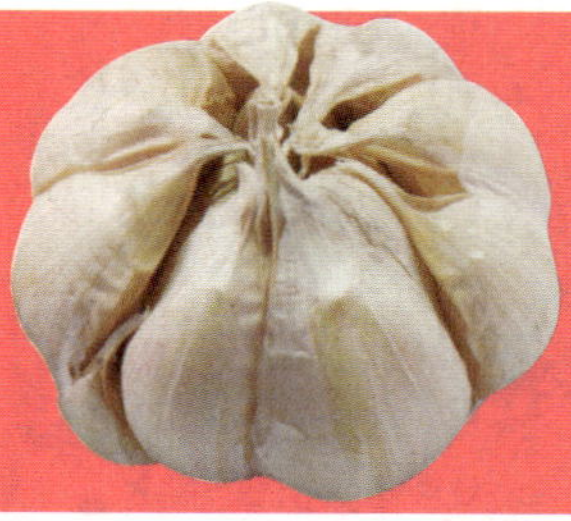

营养成分	含量	含量比较	养生功效
热量	128千卡	中 ★★☆	紫皮大蒜挥发油中所含的大蒜辣素等具有明显的抗炎灭菌作用，尤其对上呼吸道和消化道感染、霉菌性角膜炎、隐孢子菌感染有显著的功效；大蒜能保护肝脏，激发肝细胞脱毒酶的活性，阻止亚硝胺致癌物质的合成。
糖类	27.6克	中 ★★☆	
蛋白质	4.5克	中 ★★☆	
脂肪	0.2克	低 ★☆☆	

对糖尿病的好处

降糖营养素　硒

大蒜中含硒较多，可促进人体胰岛素的合成，有助于糖尿病患者减轻病情。另外，大蒜还可促进胰岛素的分泌，增加组织细胞对葡萄糖的吸收，提高人体葡萄糖耐量，迅速降低体内血糖水平，有效预防和治疗糖尿病。

对并发症的好处

大蒜可防止血管中的脂肪沉积，降低胆固醇及甘油三酯，抑制血小板的聚集，降低血浆浓度，调节血压，增加血管的通透性，从而抑制血栓的形成和预防动脉硬化。

降糖吃法

1. 发了芽的大蒜食疗效果甚微；烹制大蒜不宜时间过长，以免破坏有效成分。

2. 大蒜辣素怕热，遇热会很快分解，降低杀菌作用。

最佳搭配

大蒜＋黄豆　食用大蒜时，应与含维生素B_1多的食物，如黄豆、花生等同食，这样可加强糖类代谢，促进葡萄糖吸收及利用。

大蒜＋瘦肉　瘦肉中含有维生素B_1，与大蒜中蒜素结合，不仅可以使维生素B_1的析出量提高，延长维生素B_1在人体内的停留时间，还能促进血液循环以及尽快消除身体疲劳，增强体质。

食用宜忌

1. 预防和治疗感染性疾病应生食大蒜。

2. 大蒜能使胃酸分泌增多，辣素有刺激作用，有胃肠道疾病特别是有胃溃疡和十二指肠溃疡者不宜食用。

3. 过量食用大蒜会影响视力。

4. 有肝病的人过量食用大蒜，会造成肝功能障碍。

推荐降糖食谱

蒜泥肉片

材料： 猪瘦肉250克，去皮大蒜25克。

调料： 香菜末、鲜酱油各适量，香油3克。

做法：

1. 猪瘦肉洗净，煮熟，切片，装盘；大蒜捣成蒜泥，加鲜酱油和香油调匀。
2. 将蒜泥淋在肉片上，撒上香菜末即可。

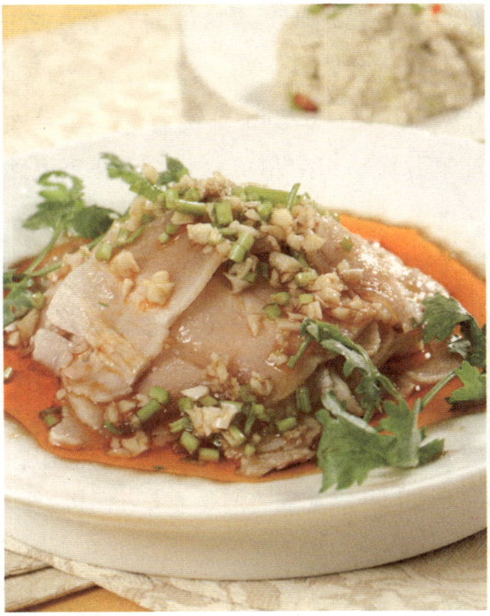

能量计算器

总热量	蛋白质	脂肪	糖类
约416千卡	51.9克	18.6克	10.7克

蒜蓉茼蒿

材料： 茼蒿200克。

调料： 葱花、花椒粉、蒜蓉、水淀粉、盐、鸡精适量，植物油5克。

做法：

1. 茼蒿择洗干净，切段。
2. 炒锅置火上，倒入适量植物油，待油温烧至七成热，加葱花、花椒粉炒香。
3. 放入茼蒿菜炒熟，用盐、蒜蓉和鸡精调味，水淀粉勾芡即可。

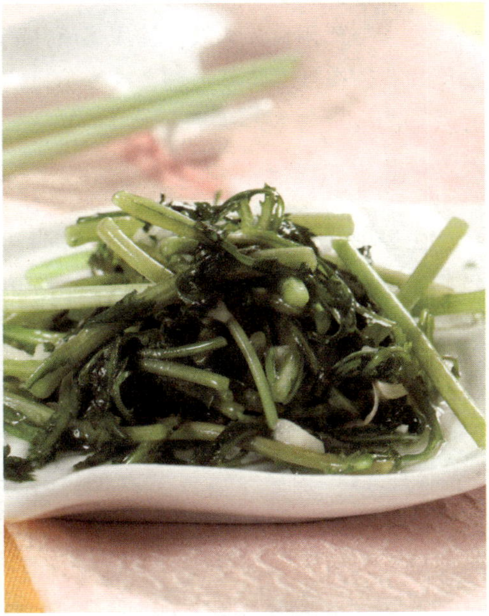

能量计算器

总热量	蛋白质	脂肪	糖类
约79千卡	3.1克	5.5克	6.4克

生姜

改善糖尿病所伴随的脂质代谢紊乱

推荐摄入量：每日10克为宜

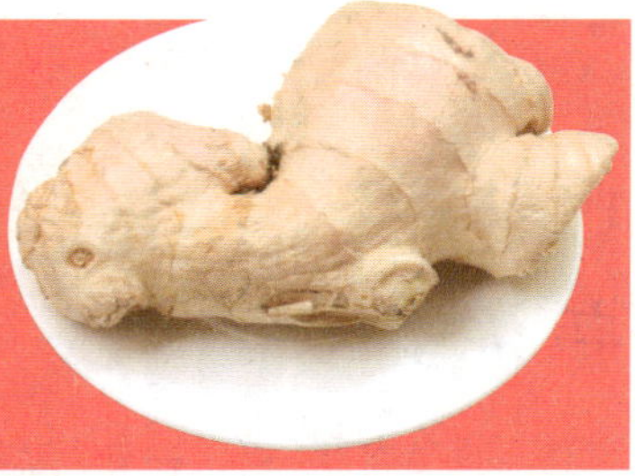

营养成分	含量	含量比较	养生功效
热量	46千卡	低 ★☆☆	生姜的挥发油能增强胃液的分泌和肠壁的蠕动，能提高食欲，刺激味觉神经，增强消化吸收功能；生姜挥发油中所含的姜酚，能抑制前列腺素的合成，减少胆汁中黏蛋白的含量，从而起到抑制胆石症发生的作用。
糖类	10.3克	中 ★★☆	
蛋白质	1.3克	低 ★☆☆	
脂肪	0.6克	低 ★☆☆	

对糖尿病的好处

降糖营养素　姜黄素

生姜中的姜黄素不但具有显著的抗肿瘤、抗诱变作用，还能改善糖尿病所伴随的脂质代谢紊乱，降低血糖，减少糖尿病并发症的发生。

对并发症的好处

生姜中的姜黄素可以减轻肾小球高滤过和肾脏肥大，降低尿白蛋白，改善肾功能，防治糖尿病性肾病。还可以激活肝细胞，缓解糖尿病性、酒精性脂肪肝。

降糖吃法

1. 烂姜、冻姜不宜入菜烹调，因为姜变质后会产生致癌物，食用这样的姜对身体健康不利。

2. 姜不宜与兔肉搭配烹调，两者同食易导致腹泻。

最佳搭配

生姜＋羊肉　烹调羊肉时适宜搭配些生姜。因为生姜既能去羊肉的腥膻味，又有助于羊肉温阳去寒，可辅助治疗腰背冷痛、四肢风湿疼痛等。

生姜＋牛肉　牛肉可补阳暖腹，生姜可驱寒保暖，二者搭配食用，可去寒，治腹痛。

食用宜忌

1. 患热性病的病人忌食生姜，以免加重病情。

2. 吃姜一次不宜过多，以免吸收大量姜辣素，在经肾脏排泄过程中刺激肾脏，并产生口干、咽痛、便秘等上火症状。

推荐降糖食谱

姜丝肉

材料：姜100克，猪里脊肉250克。

调料：葱丝、料酒、蛋清、盐、鸡精各适量，植物油5克。

做法：

1.姜洗净，切丝；猪里脊肉洗净，切丝，用料酒、蛋清抓匀。

2.炒锅置火上，倒入适量植物油，待油温烧至七成热，放入葱丝炒香。

3.加猪肉丝滑熟，放入姜丝翻炒3分钟，用盐和鸡精调味即可。

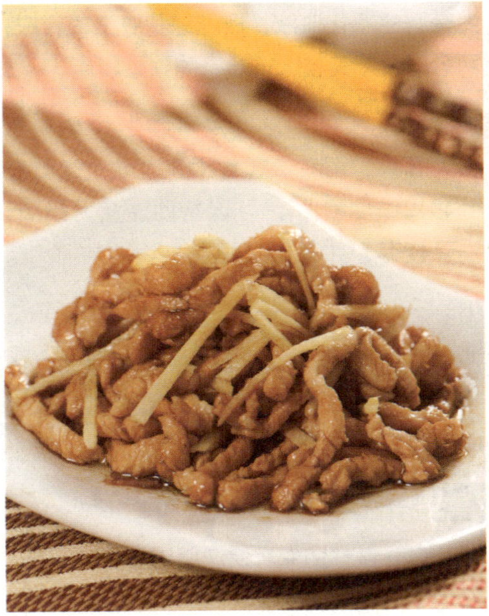

能量计算器

总热量	蛋白质	脂肪	糖类
约441千卡	52.0克	21.1克	13.5克

当归生姜羊肉汤

材料：羊肉200克，当归20克，生姜10克。

调料：盐3克，香油5克。

做法：

1.羊肉洗净，切小块，用沸水焯烫去血水；当归洗净浮尘，包入纱布袋中。

2.砂锅中放入羊肉、当归、生姜后置火上，倒入没过锅中食材的清水，大火煮开后转小火煮至羊肉烂熟，取出当归和姜片，加盐调味，淋入香油即可。

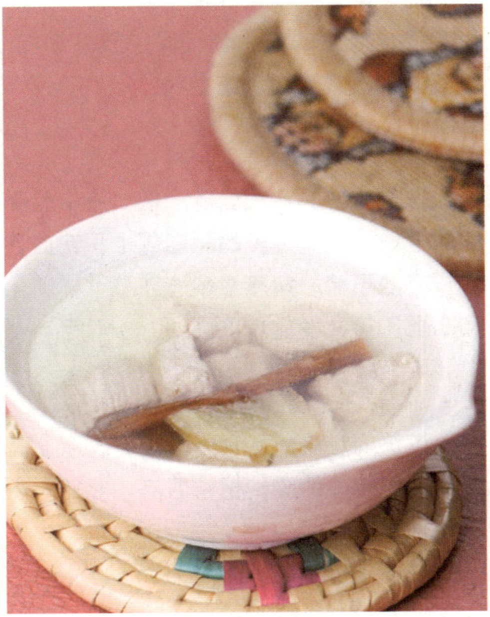

能量计算器

总热量	蛋白质	脂肪	糖类
约412千卡	34.3克	30.4克	0.2克

黑芝麻

保护胰岛细胞，并有助于缓解神经系统症状

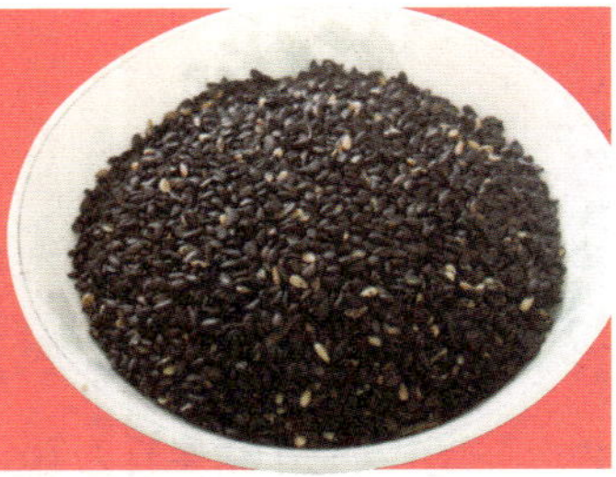

推荐摄入量：每日15克为宜

营养成分	含量	含量比较	养生功效
热量	559千卡	高 ★★★	芝麻中含有丰富的卵磷脂和亚油酸，不但可防治动脉粥样硬化，补脑，增强记忆力，而且有防止头发过早变白、脱落及美容润肤、保持和恢复青春活力的作用。
糖类	24.0克	中 ★★☆	
蛋白质	19.1克	高 ★★★	
脂肪	46.1克	高 ★★★	

对糖尿病的好处

降糖营养素 维生素 E

黑芝麻含有丰富的维生素 E，可清除生物膜内产生的自由基，保护胰岛细胞，并有助于缓解神经系统症状。

对并发症的好处

黑芝麻中的亚油酸能降低血液中胆固醇的含量，避免过多的胆固醇堆积在血管中，有助于糖尿病患者预防动脉粥样硬化和高血压等并发症。

降糖吃法

黑芝麻宜碾碎后食用，因为芝麻外面包有一层较硬的膜，把它碾碎才能使人体吸收到营养。

最佳搭配

黑芝麻＋海带 黑芝麻适合与海带同食，因为芝麻能改善血液循环，降低胆固醇；海带则能净化血液，促进甲状腺素的合成，两者同食，美容、抗衰老的效果较佳。

黑芝麻＋葱 黑芝麻含有维生素 B_1，葱含大蒜素，两者一起食用，有助于人体充分利用维生素 B_1，可以帮助注意力集中，消除疲劳，并有护肤效果。

黑芝麻＋海蜇皮 黑芝麻富含优质蛋白质、维生素 E、铁，与海蜇皮同食，不仅可以补充营养，还可以润肠通便，对糖尿病性便秘患者有益。

食用宜忌

患有慢性肠炎、便溏腹泻者忌吃芝麻。

推荐降糖食谱

黑芝麻拌菠菜

材料： 菠菜250克，熟黑芝麻5克。

调料： 盐3克，香油5克。

做法：

1.菠菜择洗干净，切小段，沸水焯烫。

2.将菠菜放盘中，加盐拌匀，撒上黑芝麻，滴上香油即可。

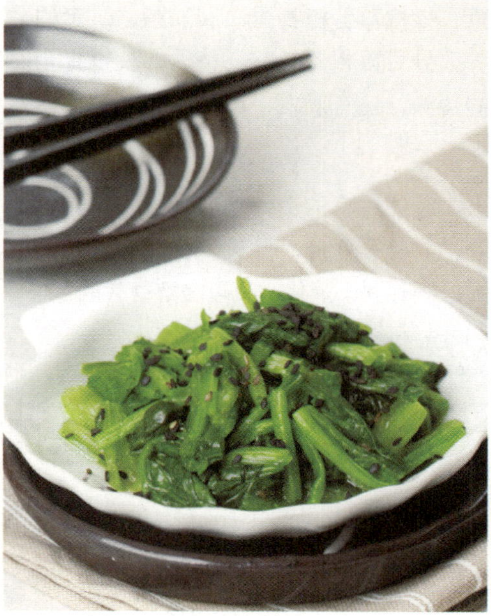

能量计算器

总热量	蛋白质	脂肪	糖类
约225.96千卡	11.9克	15.2克	16.8克

凉拌芝麻海带

材料： 新鲜海带500克，熟黑芝麻20克。

调料： 玉米油5克，料酒、大蒜、香菜碎、醋、生抽、糖、盐各适量。

做法：

1.新鲜海带洗净，用开水焯一下，颜色由褐色变绿后捞出过凉，洗去杂质，用清水浸泡2个小时，中间换水1次，捞出沥干水分，切成海带丝；大蒜捣成泥备用。

2.蒜泥、熟芝麻添加盐、糖、生抽、醋、料酒搅拌均匀，浇入玉米油，拌入海带丝中，撒上香菜碎即可。

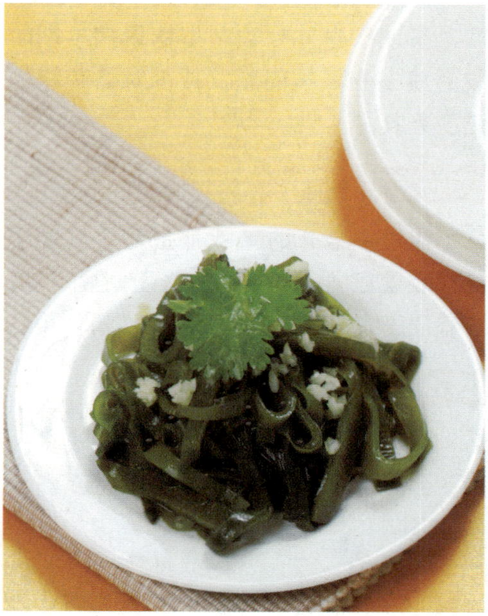

能量计算器

总热量	蛋白质	脂肪	糖类
约219千卡	9.3克	24克	19.9克

核桃

有助于减轻胰岛素抵抗

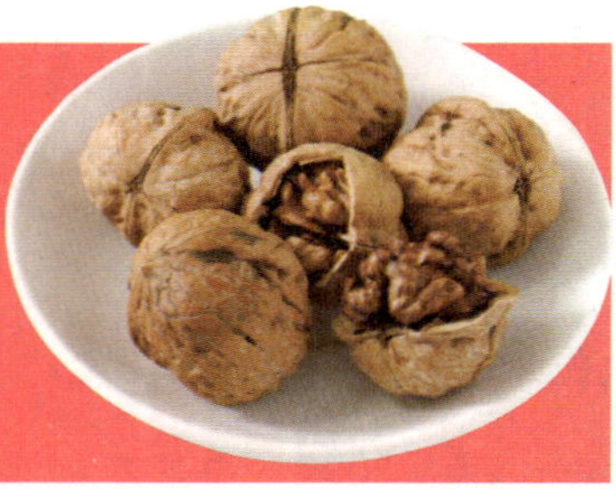

推荐摄入量：每日20克为宜

营养成分	含量	含量比较	养生功效
热量	646千卡	高 ★★★	核桃中的磷脂对脑神经有良好的保健作用，可以滋养脑细胞，增强脑功能；核桃含有大量的维生素E，经常食用可以令皮肤滋润光滑，富于弹性，也可以促进头发的生长。
糖类	19.1克	中 ★★☆	
蛋白质	14.9克	高 ★★★	
脂肪	58.8克	高 ★★★	

对糖尿病的好处

降糖营养素　多不饱脂肪酸和 ω-3 脂肪酸

核桃含多不饱脂肪酸和 ω-3 脂肪酸，有助于身体处理 2 型糖尿病早期阶段的胰岛素抵抗问题，减少对葡萄糖的过多吸收。

对并发症的好处

核桃中含有的 ω-3 脂肪酸，有助于应对心理压力，使平均舒张压明显下降，对心理压力造成的血压升高有缓解作用。

降糖吃法

核桃仁不宜多食，因为含有较多油脂，会影响消化，多食容易导致腹泻。

最佳搭配

核桃＋禽肉、畜肉　吃禽肉、畜肉时，可搭配适量核桃同时食用，因为核桃可减少高脂肪对动脉血管的损害，保持动脉的柔软与活力，防止其硬化。

核桃＋芹菜　芹菜富含膳食纤维和维生素，核桃富含植物蛋白和油脂，二者的营养成分可以相互补充，使人体获得更全面的营养，还有润发、明目、养血的作用。

核桃＋荸荠　荸荠是寒性食物，有清热泻火、通便解毒的良好功效。核桃仁味甘性温，能补肾润肠，促进消化，若与荸荠搭配，既有利于消化，又可缓解荸荠的寒性。

食用宜忌

核桃火气大，含油脂多，吃多了会上火、恶心，正在上火、腹泻的人不宜吃。

松仁核桃紫米粥

材料： 紫米100克，松仁10克，核桃仁10克。

做法：

1.紫米淘洗干净，用水浸泡约3小时；核桃仁洗净掰碎。

2.锅置火上，放入清水与紫米，大火煮沸后改小火煮至粥稠，加入核桃仁碎、松仁与冰糖，小火熬煮约20分钟至材料熟烂即可。

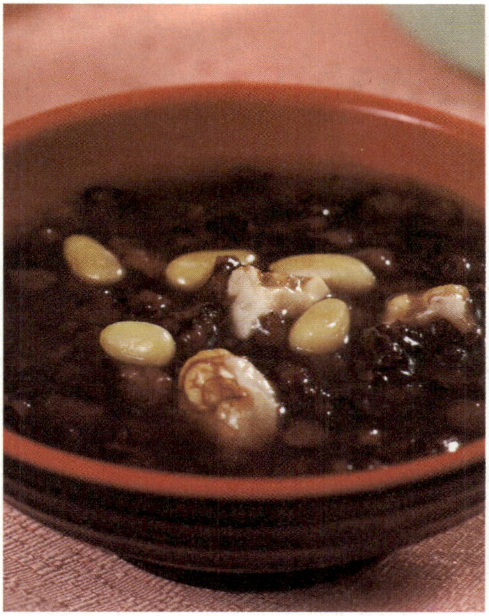

能量计算器

总热量	蛋白质	脂肪	糖类
约467.6千卡	11.2克	13.4克	86.7克

核桃鸡丁

材料： 鸡胸肉200克，核桃仁10克，枸杞10克，西蓝花100克。

调料： 料酒10克，盐3克。

做法：

1.鸡胸肉去皮，洗净，切丁，加少许料酒、盐，拌匀后腌15分钟左右；核桃仁炒熟；枸杞洗净；西蓝花洗净，切小朵，用开水焯烫备用。

2.炒锅置火上，倒入植物油烧热，下腌渍后的鸡胸肉炒至变色，放入核桃仁、西蓝花、枸杞子，加盐炒匀即可。

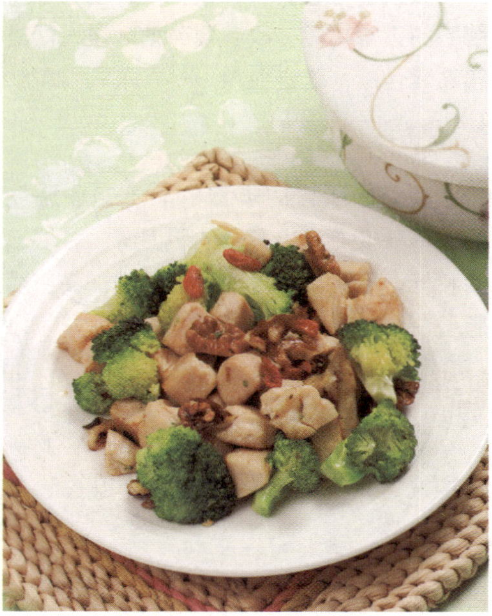

能量计算器

总热量	蛋白质	脂肪	糖类
约474.7千卡	44.2克	30.2克	8.8克

腰果

维持胰岛细胞的正常功能

推荐摄入量：每日10~15粒为宜

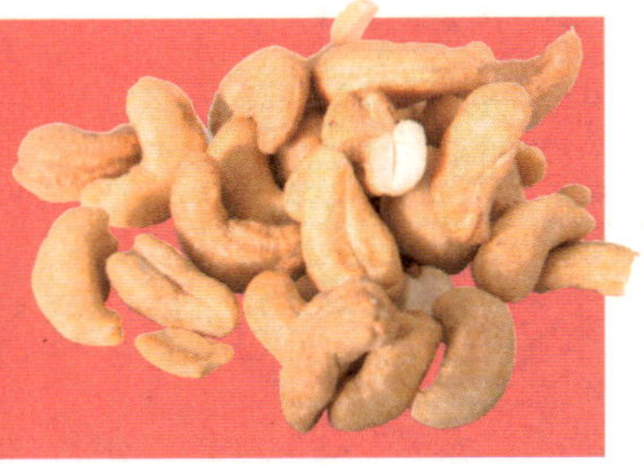

营养成分	含量	含量比较	养生功效
热量	615千卡	高 ★★★	腰果含有维生素A、维生素B_1、维生素B_2和锰、锌、镁、硒等矿物质。腰果含有丰富的油脂，可以润肠通便，润肤美容，延缓衰老；腰果中维生素B_1的含量仅次于芝麻和花生，有补充体力、消除疲劳的效果，适合易疲倦的人食用。
糖类	20.4克	高 ★★★	
蛋白质	24.0克	高 ★★★	
脂肪	50.9克	高 ★★★	

对糖尿病的好处

降糖营养素　锰、锌、镁、硒

腰果中含锰、锌、镁、硒，能够维持胰腺的正常功能，改善葡萄糖耐量，促进胰岛素合成，稳定血糖。

对并发症的好处

腰果中所含的丰富的单不饱和脂肪酸，可降低血液中多余的胆固醇、甘油三酯和低密度脂蛋白含量，且能增加高密度脂蛋白含量，预防动脉硬化。

降糖吃法

用腰果做菜前，应将其放在水龙头下冲洗，用手轻轻搓洗数次，以去除其杂质。

最佳搭配

腰果＋虾仁　能够减少血液中胆固醇的含量，防止动脉硬化，扩张冠状动脉，有利于预防高血压及心肌梗死。

食用宜忌

1. 过敏体质的人不宜食用腰果，因为腰果含有多种过敏原，对于过敏体质的人来说，可能会引起一定的过敏反应。
2. 腰果富含油脂，不适合胆功能严重不良者、肠炎、腹泻患者和痰多的患者食用。
3. 身体肥胖的人尽量少吃腰果。

推荐降糖食谱

腰果鸡丁

材料： 腰果10粒（约10克），鸡脯肉100克。

调料： 葱花、姜末、淀粉、料酒、酱油、盐、味精各适量，植物油4克。

做法：

1. 腰果挑去杂质，洗净；鸡脯肉洗净，切丁，加淀粉和料酒抓匀，腌渍15分钟。
2. 炒锅置火上，倒入植物油，待油温烧至五成热，放入腰果炒熟，盛出。
3. 原锅留底油烧至七成热，加葱花和姜末炒香，倒入鸡肉丁滑熟，淋入适量酱油，放入炒熟的腰果翻炒均匀，用盐和味精调味即可。

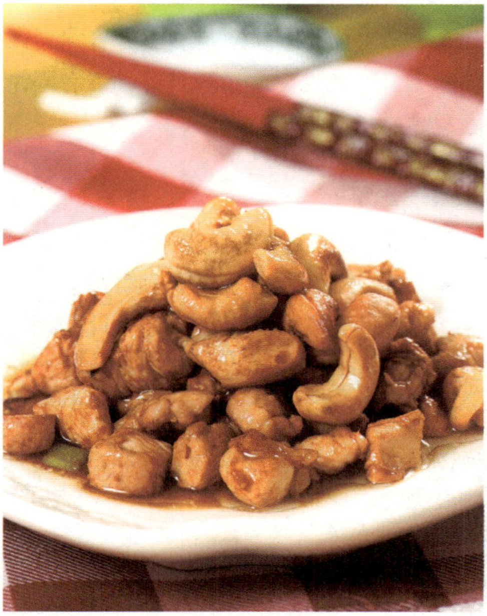

能量计算器

总热量	蛋白质	脂肪	糖类
约224千卡	21.1克	12.7克	6.7克

腰果虾仁

材料： 腰果10粒（约10克），鲜虾仁100克。

调料： 葱花、姜末、料酒、盐、味精各适量，植物油4克。

做法：

1. 腰果挑去杂质，洗净；鲜虾仁挑去虾线，洗净，加料酒和盐抓匀，腌渍10分钟。
2. 炒锅置火上，倒入植物油，待油温烧至五成热，放入腰果炒熟，盛出。
3. 原锅留底油烧至七成热，加葱花和姜末炒香，倒入虾仁滑熟，放入炒熟的腰果翻炒均匀，用盐和味精调味即可。

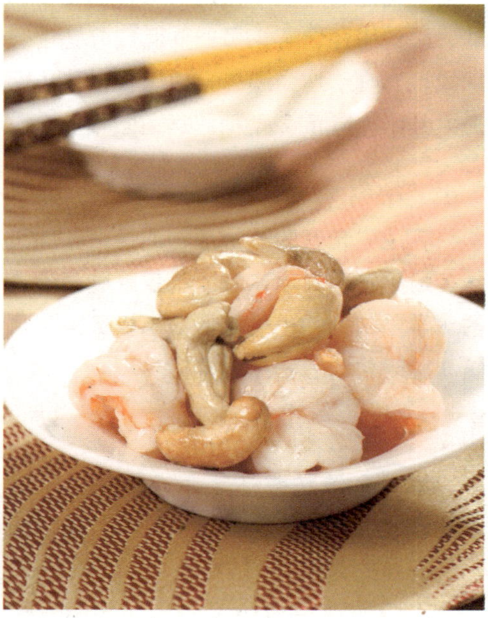

能量计算器

总热量	蛋白质	脂肪	糖类
约400千卡	48.9克	17.6克	12.5克

花生

降低2型糖尿病的危险性

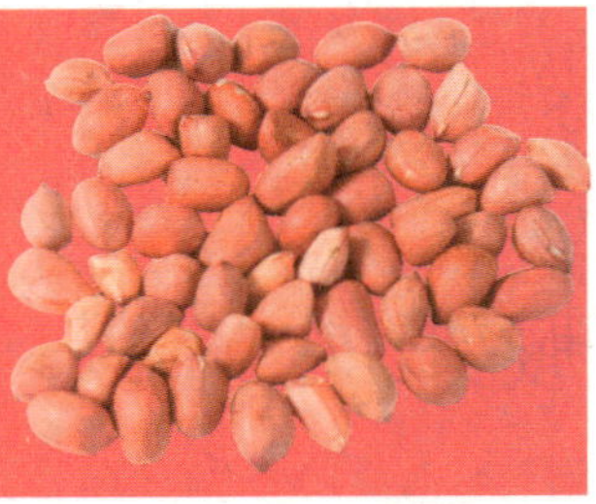

推荐摄入量：每日20克为宜

营养成分	含量	含量比较	养生功效
热量	574千卡	高 ★★★	花生中的维生素K有止血作用，对多种出血性疾病都有良好的止血功效；花生中含有维生素E和一定量的锌，能增强记忆，延缓脑功能衰退。
糖类	21.7克	中 ★★☆	
蛋白质	24.8克	高 ★★★	
脂肪	44.3克	高 ★★★	

对糖尿病的好处

降糖营养素 白藜芦醇、花生四烯酸

花生红衣与仁中含有相当多的白藜芦醇，果仁中还含有大量的油脂成分花生四烯酸，有利于增强胰岛素敏感性，改善胰岛素分泌，降低2型糖尿病危险性。

对并发症的好处

花生中含有的一种生物活性很强的天然多酚类物质白藜芦醇，不仅是肿瘤疾病的化学预防剂，也可降低血小板聚集，预防动脉硬化和心脑血管疾病。

降糖吃法

1. 花生炒熟或油炸后性燥热，不宜多食；花生宜煮汤食用，具有利尿、通乳、润肺的功效。

2. 食用花生时不宜去皮，因为花生皮不但能养血、补血，还能使人的头发乌黑靓丽。

最佳搭配

花生＋红葡萄酒 红葡萄酒中含有阿司匹林的成分，花生中含白藜芦醇，二者同吃能预防血栓形成。

食用宜忌

1. 花生含油脂多，消化时需要消耗大量胆汁，所以胆病患者不宜食用。

2. 花生能增强凝血，促进血栓形成，血黏度高或有血栓的人不宜食用。

3. 不宜食用霉变的花生，花生霉变后含有大量的致癌物质黄曲霉素，食用会对肝脏的健康不利。

推荐降糖食谱

花生酱鸡丝

材料： 鸡脯肉200克，圆白菜100克。

调料： 花生酱适量。

做法：

1.鸡脯肉洗净，煮熟，捞出，沥干水分，凉凉，撕成丝；花生酱加水调稀。

2.圆白菜择洗干净，撕成片，放入微波炉专用碗中，盖上保鲜膜，用竹签扎几个小孔，送入微波炉，中火加热1分钟，取出，凉凉。

3.取盘，放入鸡丝和圆白菜丝，淋入调稀的花生酱即可。

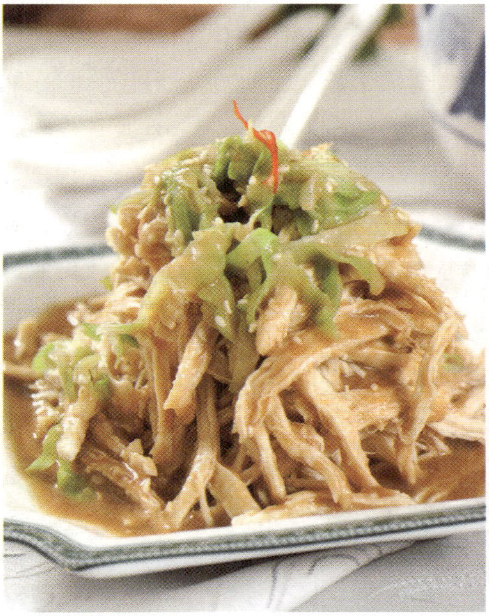

能量计算器

总热量	蛋白质	脂肪	糖类
约285千卡	40.1克	10.2克	8.9克

老醋花生

材料： 花生仁50 克。

调料： 老醋、香油、盐各适量，植物油3克。

做法：

1.老醋、盐和香油放在小碗内对成老醋汁。

2.炒锅置火上，倒入植物油烧至三四成热，投入花生仁炒至色淡黄且焦脆熟透时，捞出，沥净油分，放在老醋汁中浸约15分钟至入味即可。

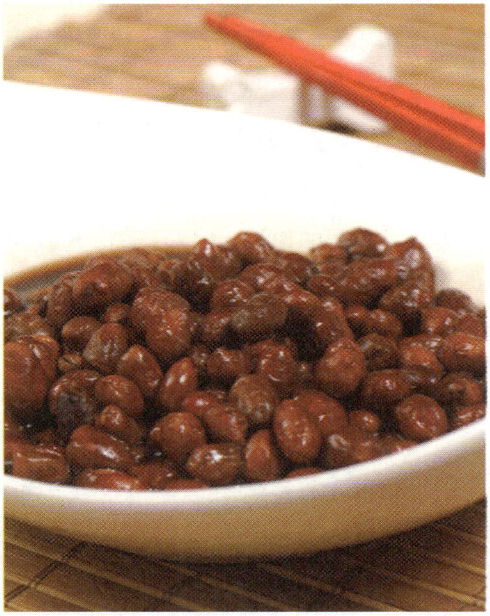

能量计算器

总热量	蛋白质	脂肪	糖类
约317.5千卡	12克	25.2克	12.9克

莲子

改善糖尿病患者的多饮、多尿症状

推荐摄入量：每日6~15克为宜

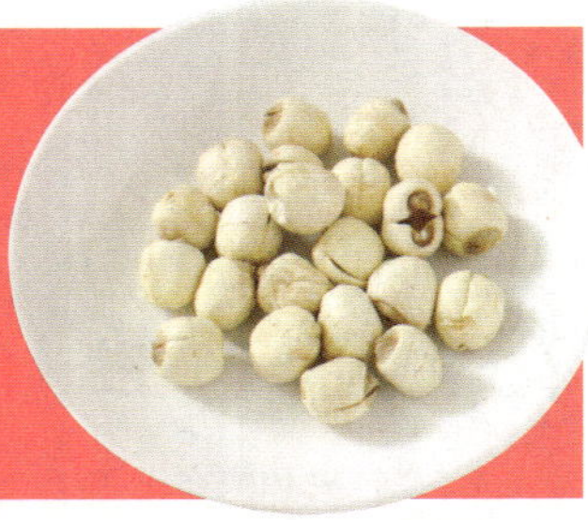

营养成分	含量	含量比较	养生功效
热量	350千卡	高 ★★★	莲子中所含的多糖具有很好的滋补功效，适宜久病、产后或老年体虚者食用；莲子心所含的生物碱具有显著的强心作用，可以改善心慌、失眠、多梦等症状，有助于改善睡眠。
糖类	67.2克	高 ★★★	
蛋白质	17.2克	高 ★★★	
脂肪	2.0克	中 ★★☆	

对糖尿病的好处

降糖营养素　莲心碱

莲子心中的莲心碱对于2型糖尿病患者控制乏力、多饮、多尿症状及降低血总胆固醇等有一定的临床意义。

对并发症的好处

莲子中含有的非结晶形生物碱N-9，具有降低血压的作用；此外，莲子心所含的生物碱，具有显著的强心作用，对糖尿病患者的心脏有保护作用。

降糖吃法

1. 食用莲子时不宜去莲心，莲心虽然味道极苦，却有显著的强心作用，能扩张外周血管，降低血压，还有很好的祛心火的功效。

2. 莲子宜与中药党参、黄芪煲乳鸽，能缓解面色苍白、手脚冰冷等症状。

最佳搭配

莲子＋花生　莲子中的钙与花生中的维生素K结合，可以强化人体对钙的吸收，帮助骨骼生长。

莲子＋猪肚　猪肚是补脾胃的佳品，主治虚弱、泄泻、消渴、小便频数等症；莲子也有补脾胃、润肺养心、补肾的功效。两者搭配同食，益肾、健脾胃的功效更强。

食用宜忌

1. 平素大便干结难解或腹部胀满之人忌食。

2. 莲子与螃蟹同食会中毒。

推荐降糖食谱

桂圆莲子粥

材料： 大米50克，红枣、桂圆肉、莲子各10克。

做法：

1. 莲子洗净；红枣洗净，去核；桂圆肉洗净；大米淘洗干净，用清水浸泡2~3小时。
2. 锅置火上，放入莲子、红枣、桂圆肉、大米，加入1200毫升清水，大火烧开后，改用小火熬煮成米粒熟烂的稠粥即可。

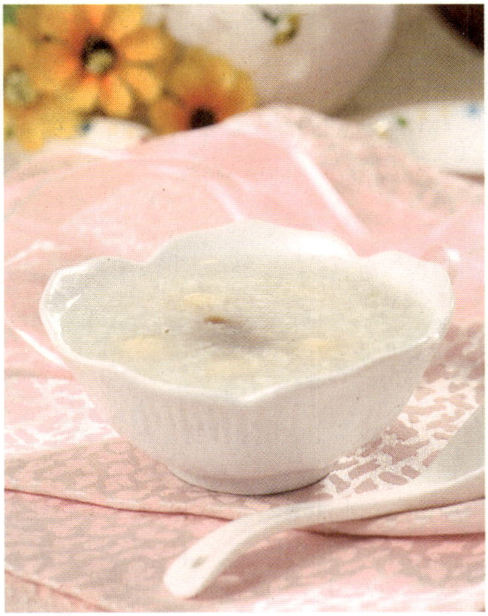

能量计算器

总热量	蛋白质	脂肪	糖类
约242千卡	5.7克	0.7克	47.9克

银耳莲子羹

材料： 干银耳、莲子各30克。

做法：

1. 将银耳洗净，浸泡2小时，去蒂，撕成小朵；将莲子洗净，去心；待用。
2. 锅置火上，放入莲子与银耳，倒入适量水，熬煮1小时至所有材料熟烂。

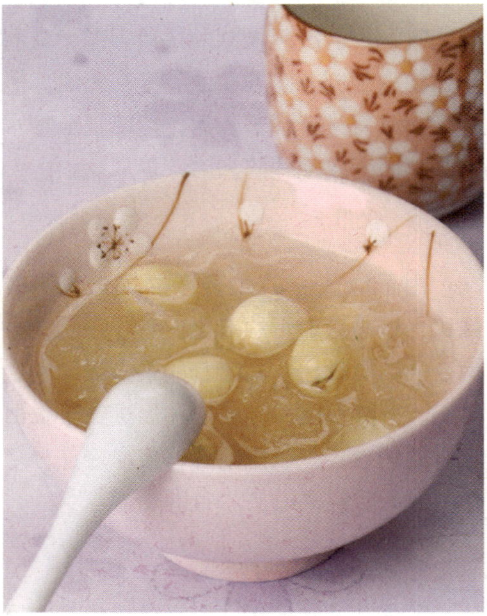

能量计算器

总热量	蛋白质	脂肪	糖类
约163.2千卡	8.2克	1克	40.4克

绿茶

对人体的糖代谢障碍具有调节作用

推荐摄入量：每日5克为宜

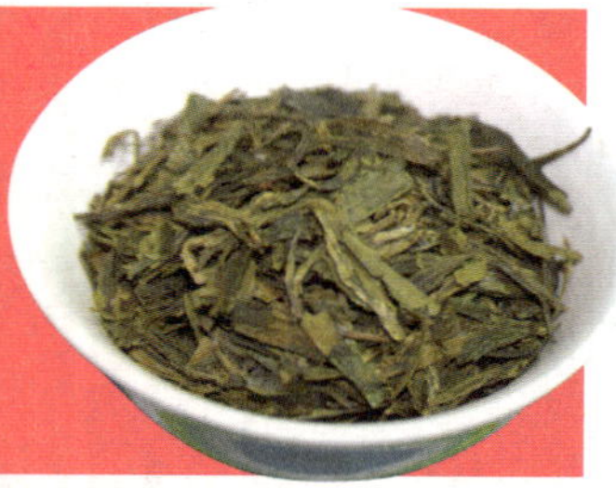

营养成分	含量	含量比较	养生功效
热量	328千卡	高 ★★★	绿茶中的咖啡碱能促使人体中枢神经兴奋，增强大脑皮层的兴奋过程，起到提神益思的效果；绿茶含有氟及儿茶素，可以抑制生龋菌，减少牙菌斑及牙周炎的发生。
糖类	50.3克	高 ★★★	
蛋白质	34.2克	高 ★★★	
脂肪	2.3克	中 ★★☆	

对糖尿病的好处

降糖营养素 儿茶素、茶多酚

绿茶中的儿茶素，可以减缓肠内糖类的吸收，抑制餐后血糖的快速升高，有利于血糖的控制。绿茶中的茶多酚对人体的糖代谢障碍具有调节作用，能降低血糖水平，从而有效地预防和治疗糖尿病。

对并发症的好处

由于绿茶中的儿茶素抗氧化作用较强，可以防止血管的氧化，有效预防糖尿病合并动脉硬化。其含有的茶多酚和维生素 C，有降血脂、抗凝血和促进纤维蛋白溶解的功效，扩张冠动脉，使血液充分地输入心脏，提高心脏本身的功能。

降糖吃法

隔夜茶不宜饮用，因为隔夜的茶容易孳生细菌，且容易引起消化不良。

最佳搭配

绿茶＋虾仁 二者搭配食用，可以有效预防糖尿病合并动脉硬化。

绿茶＋柠檬 饮用绿茶时，适宜加入柠檬。因为柠檬中的柠檬酸和维生素 C 能增强绿茶中儿茶素的功效，提高人体的免疫力。

食用宜忌

1. 哺乳期妇女、孕妇及儿童忌饮绿茶。
2. 饭后忌立即喝绿茶。

推荐食谱

柠檬绿茶

材料： 柠檬半个，绿茶少许。

做法：

1. 绿茶用开水冲泡，待绿茶泡出味道和颜色后，将茶叶过滤掉。
2. 等茶温凉之后，加入柠檬，搅拌均匀。
3. 直接饮用或放冰箱冷藏后加冰块饮用。

能量计算器

总热量	蛋白质	脂肪	糖类
10.5千卡	0.3克	0.4克	1.86克

第4章

中药食疗降糖速查

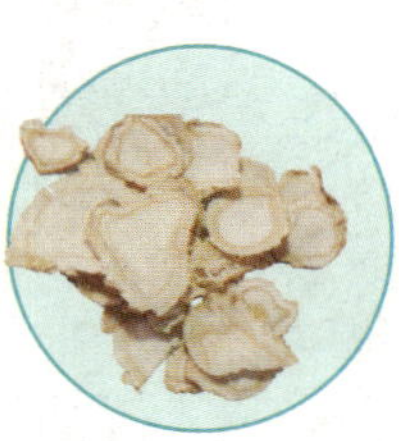
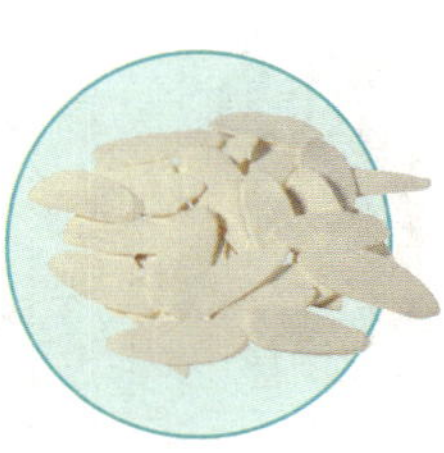
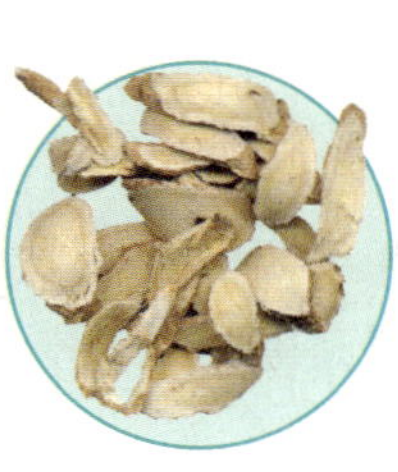
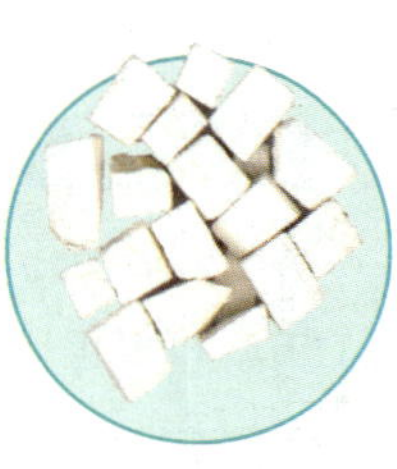
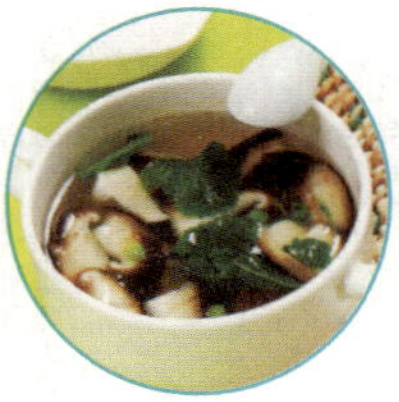
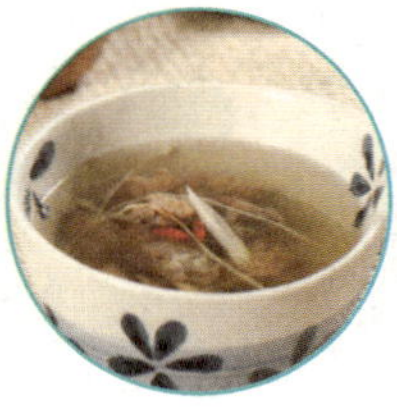
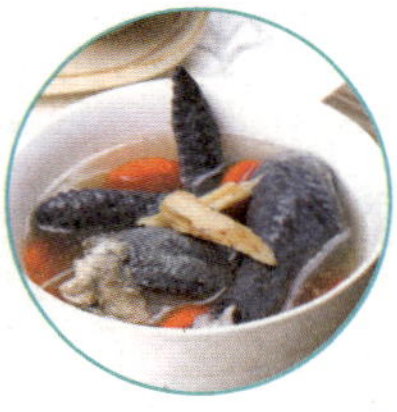
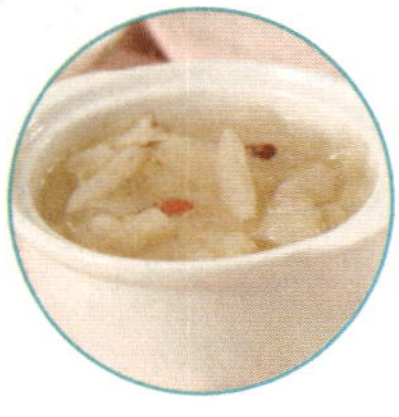

枸杞

增加胰岛素敏感性及肝糖原的储备

推荐摄入量：每次6~15克为宜

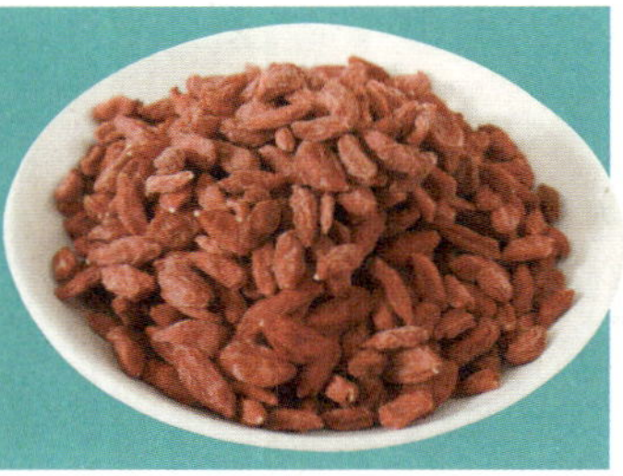

对糖尿病的好处

降糖营养素　枸杞多糖

枸杞中丰富的多糖可以通过改善胰岛β细胞的功能，增加胰岛素敏感性及肝糖原的储备，从而降低血糖水平；还可防止餐后血糖升高，提高糖耐量。

对并发症的好处

枸杞子能使肝细胞再生，保护肝脏，还可显著降低血清胆固醇、甘油三酯含量，有利于预防糖尿病并发脂肪肝和血脂异常症。

降糖吃法

1. 枸杞不宜和性温热的补品如桂圆、红参、大枣等同食。

2. 枸杞一年四季皆可食用，夏季宜泡茶，冬季宜煮粥。

最佳搭配

枸杞＋菊花　二者合用可明目安神，适合用眼过度的人群，尤其是电脑族。

食用宜忌

1. 脾虚泄泻的人禁食枸杞。

2. 感冒发烧期间不要吃枸杞。

3. 枸杞性温，患有高血压、性情急躁及大量摄取肉类导致面泛红光的人最好不吃枸杞。

推荐食谱

枸杞鸡腿

材料： 母鸡腿2只，枸杞子15克，人参8克。

调料： 葱花、姜末各5克，料酒、酱油各10克，盐3克。

做法：

1.将人参洗净，泡2小时，切薄片，继续放入泡人参的水中；鸡腿洗净，沸水焯烫，洗去血沫，去皮。

2.锅中倒入人参片和泡人参的水，加入鸡腿、料酒、酱油、葱花、姜末，大火烧开，加入枸杞子，转小火煮至肉烂，加入盐调味即可。

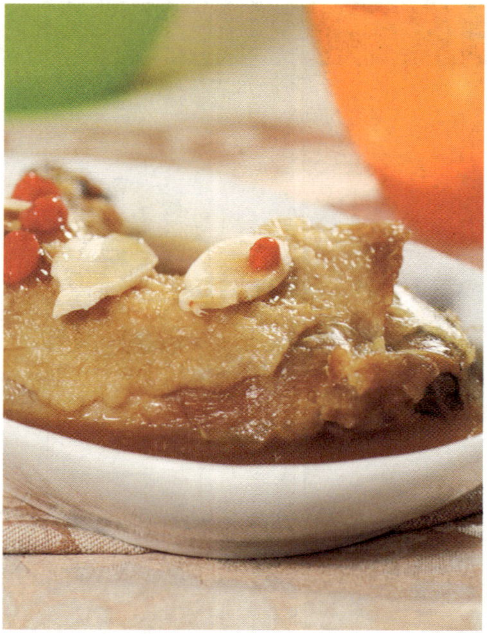

人参

起到“类胰岛素”的作用

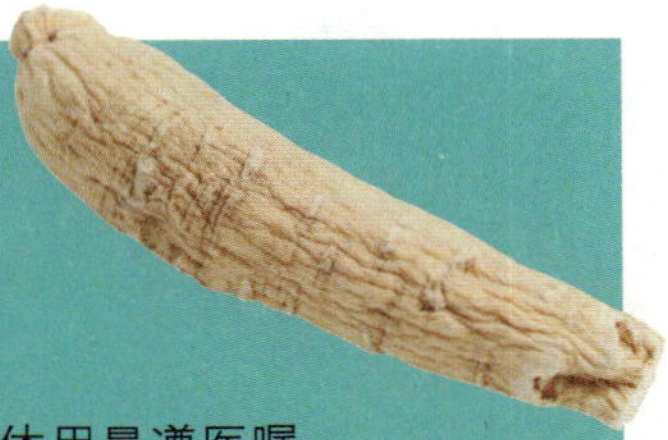

推荐摄入量：每次3~15克为宜，具体用量遵医嘱

对糖尿病的好处

降糖营养素　肽类物质、人参皂苷

人参中的人参皂苷能增强胰岛素的功能，起到“类胰岛素”的作用。此外人参还有类似胰岛素增敏剂样的作用，从而起到降血糖的效果。

对并发症的好处

人参具有改善心脏功能，增加心肌收缩力的作用，可以一定程度上改善糖尿病并发高血压、冠心病、动脉硬化的症状。

降糖吃法

1. 忌用铁质炊具煎煮人参，否则会降低人参的滋补功效。

2. 食用人参时要去芦头，不然会导致呕吐。

最佳搭配

人参＋莲子　莲子与人参同食，可补气益脾，适用于病后体虚、气弱、疲倦盗汗的人群。

食用宜忌

避免连续食用及过量食用人参，易出现失眠、头痛、皮疹瘙痒、腹泻、水肿及血压升高的副作用。

推荐食谱

鸡肉人参汤

材料： 鸡100克，人参10克。

调料： 葱段、姜块、盐、料酒、香油各适量。

做法：

1.鸡块洗净，入沸水中焯透，捞出；人参洗净。

2.砂锅倒入适量温水，置火上，放入鸡块、人参、葱段、姜块、料酒，大火烧开后转小火炖至鸡块肉烂，用盐和香油调味即可。

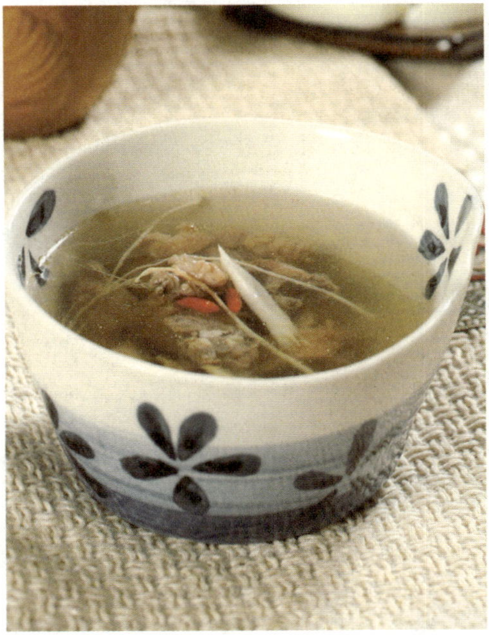

西洋参

促进糖代谢和脂肪代谢

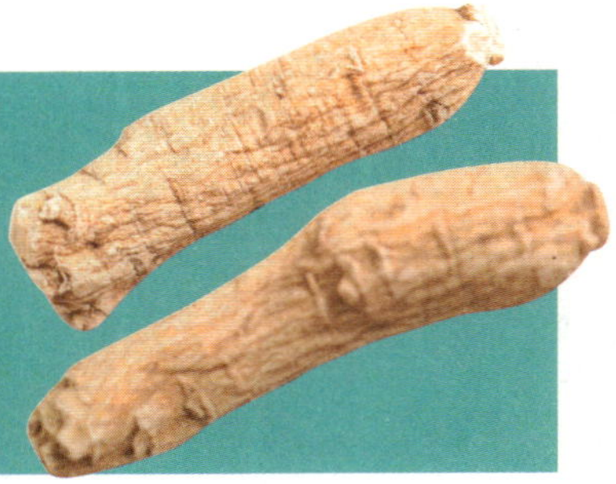

推荐摄入量：每次5克为宜

对糖尿病的好处

降糖营养素　皂角苷、多糖、肽类物质

西洋参可以降低血糖，调节胰岛素分泌，促进糖代谢和脂肪代谢，对治疗糖尿病有一定的辅助作用。

对并发症的好处

西洋参可以抗心律失常、抗心肌缺血、抗心肌氧化、强化心肌收缩能力。西洋参还可以调节血压，可有效降低暂时性和持久性血压，有助于高血压、心律失常、冠心病、急性心肌梗塞、脑血栓等疾病的恢复。

降糖吃法

1. 服用量不宜过大，服用时间不宜过长。

2. 忌铁器及火炒。

最佳搭配

西洋参＋雪梨＋川贝　雪梨、川贝可以清热润燥、化痰，西洋参养阴清火，对阴虚肺热、咳嗽痰黏、咽干口渴有不错的疗效。

食用宜忌

1. 恶性肿瘤早期患者应慎用西洋参。

2. 中阳衰微、胃有寒湿者忌食西洋参。

3. 西洋参性偏寒凉，脾胃虚寒或夹有寒湿、腹部冷痛、腹泻的人不宜服用。

推荐食谱

西洋参茶

材料： 干西洋参5片，开水500毫升。

做法：

1.干西洋参放入杯中，冲入开水，盖上杯盖焖10分钟。

2.揭盖，凉至温热饮用即可。

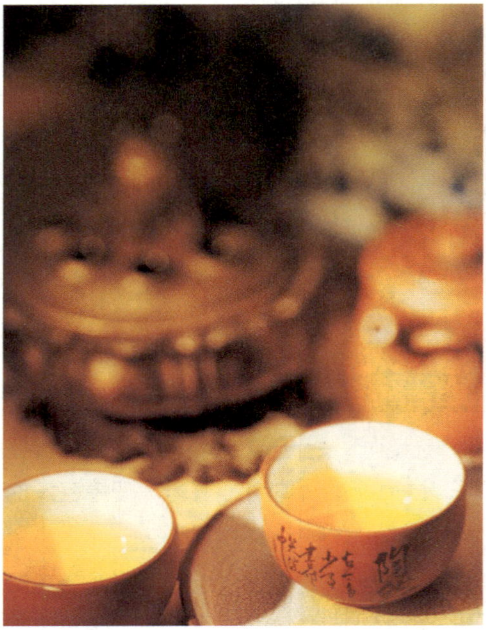

玉竹

平衡胰腺功能，修复胰岛细胞

推荐摄入量：具体用量需遵医嘱

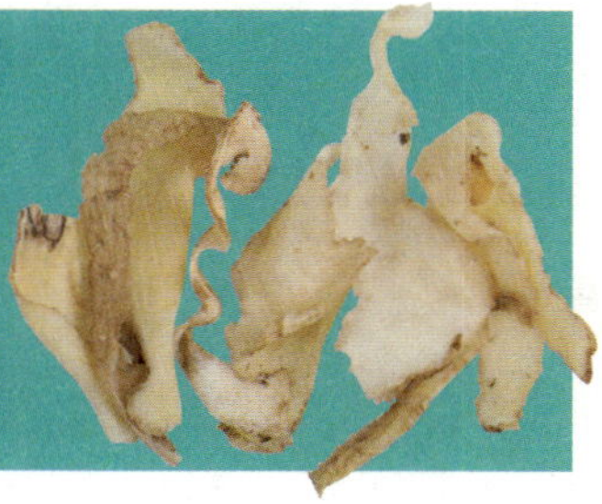

对糖尿病的好处

降糖营养素　铃兰苷、山柰酚苷和黏液质

玉竹含有铃兰苷、山柰酚苷和黏液质等，能养阴润燥，润肠通便，可消除胰岛素抵抗，平衡胰腺功能，修复胰岛细胞，增加胰岛素的敏感性。

对并发症的好处

玉竹中的维生素A、维生素C可以降低甘油三酯、胆固醇及β-脂蛋白，对动脉粥样硬化有一定的缓解作用，可以使外周血管和冠状动脉扩张，延长耐缺氧时间，有强心、抗氧化、抗衰老等作用。

降糖吃法

1. 阴虚有热宜生用。

2. 适宜体质虚弱、免疫力降低、阴虚燥热、食欲不振、肥胖的人服用。

最佳搭配

玉竹＋兔肉　二者搭配有润肺生津、止烦渴的功效，适用于糖尿病之口渴、肺热。

食用宜忌

脾虚便溏者慎服，痰湿内蕴者禁服。

推荐食谱

玉竹麦冬银耳羹

材料：玉竹、麦冬各25克，银耳15克，枸杞子10克。

做法：

1.先将银耳泡发，去蒂，洗净。

2.将玉竹、麦冬、枸杞子和银耳同入锅中，加适量水，煎煮取汤饮用，每日1剂，分2次服食即可。

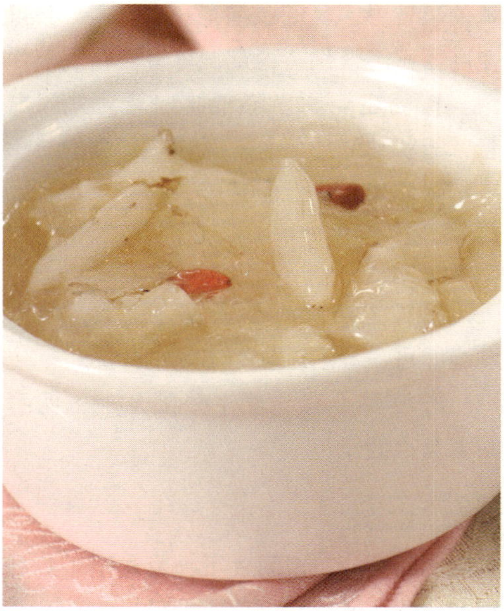

黄芪

既可以防止低血糖，又能对抗高血糖

推荐摄入量：具体用量需遵医嘱

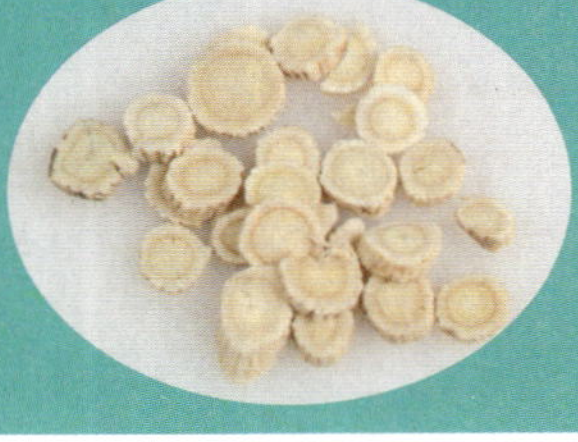

对糖尿病的好处

降糖营养素 黄芪多糖

黄芪中含有黄芪多糖，既可以防止低血糖，又能对抗高血糖，具有双向调节作用。黄芪还可以通过增加糖原合成酶、胰岛素受体活性而发挥增加胰岛素敏感性、降低血糖的作用。

对并发症的好处

黄芪中含有降压成分 γ-氨基丁酸和黄芪皂苷甲，对低血压有升高作用，又可使高血压降低保持稳定，具有双向调节作用。黄芪还能明显降低脑血管、外周血管、冠状动脉的阻力，对这些部位的血管有扩张作用，降低血管压力。

降糖吃法

1. 加工切片时不宜浸泡过久，用水淋湿即可，浸泡过软则不易切片。

2. 黄芪不宜与萝卜搭配烹调，两者同食有损健康。

最佳搭配

黄芪＋母鸡 二者同食可补肾滋阴、益肝明目，适用于肾阴虚为主的糖尿病。

食用宜忌

1. 有感冒发烧、胸腹满闷者不宜服用黄芪。

2. 患有肺结核病的人，有口干唇燥、咳血、发热等症状者，不宜单独服用黄芪。

3. 服用黄芪时不可擅自加大剂量。

推荐食谱

黄芪乌鸡汤

材料： 黄芪50克，乌鸡1只。

调料： 葱段、姜片、盐、花椒、料酒各适量。

做法：

1. 乌鸡宰杀，去毛及内脏，洗净，切块，放入沸水中汆3分钟，捞出后用凉水洗去血沫；黄芪洗净，用温水浸软，切片备用。
2. 将黄芪及葱段、姜片、花椒、鸡块放入汤盆，加入适量水、料酒，大火烧开，转小火煮熟，加盐调味即可。

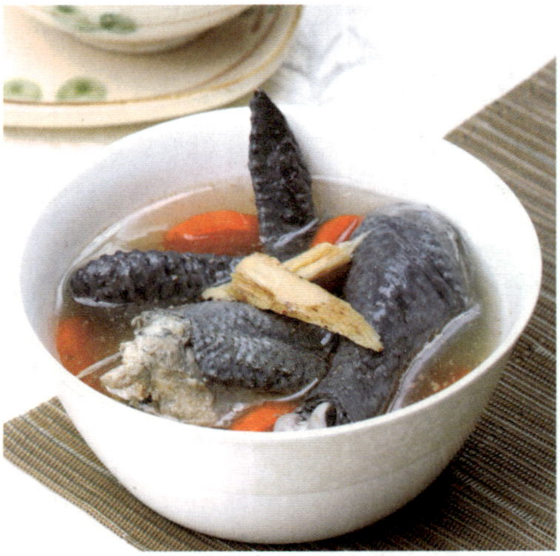

淮山药

改善受损的胰岛β细胞的功能

推荐摄入量：具体用量需遵医嘱

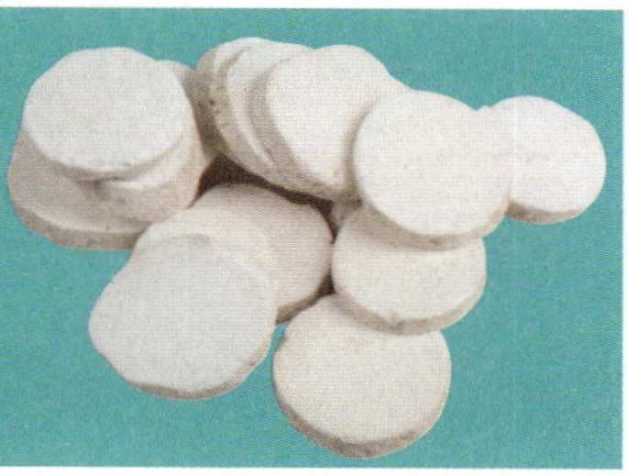

对糖尿病的好处

降糖营养素 山药多糖

淮山药中所含的山药多糖，具有降低血糖的功效，可以增加胰岛素的分泌，改善受损的胰岛β细胞的功能，是糖尿病患者的食疗佳品。

对并发症的好处

淮山药含有的黏液蛋白，能预防心血管系统的脂肪沉积，保持血管的弹性，防止动脉粥样硬化过早发生，减少皮下脂肪堆积，避免出现肥胖，具有预防心血管疾病、益志安神、延年益寿的功效。

降糖吃法

1. 补阴，宜生用；健脾止泻，宜炒黄用。

2. 服食淮山药期间不宜吃生葱，否则会降低淮山药的药效。

最佳搭配

淮山药＋红枣 淮山药补益脾胃，红枣又可滋养营血，二者搭配可用于脾胃虚弱、饮食减少、消化不良以及营血虚亏等症。

食用宜忌

淮山药有收涩的作用，故大便燥结者不宜食用；另外有实邪者忌食山药。

推荐食谱

山药百合粥

材料： 淮山药50克，大米100克，鲜百合10克，枸杞 3粒。

做法：

1.淮山药去皮，洗净，切块；大米淘洗干净；鲜百合削去根，洗净，分瓣；枸杞洗净。

2.砂锅倒入适量温水置火上，放入淮山药、大米和枸杞煮至米粒熟烂，放入百合煮5分钟即可。

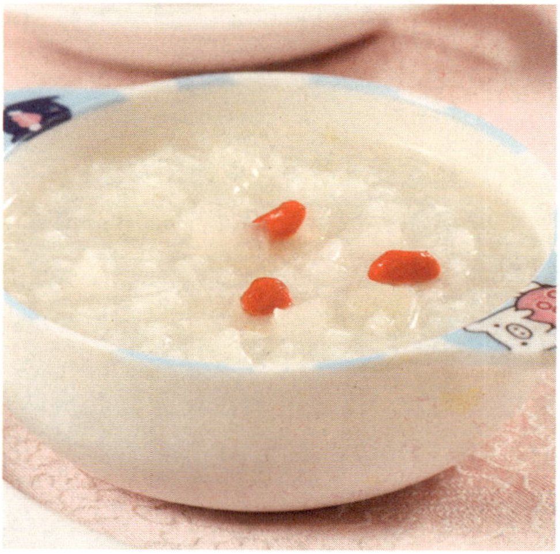

葛根

减轻胰岛素抵抗并清除自由基

推荐摄入量：具体用量需遵医嘱

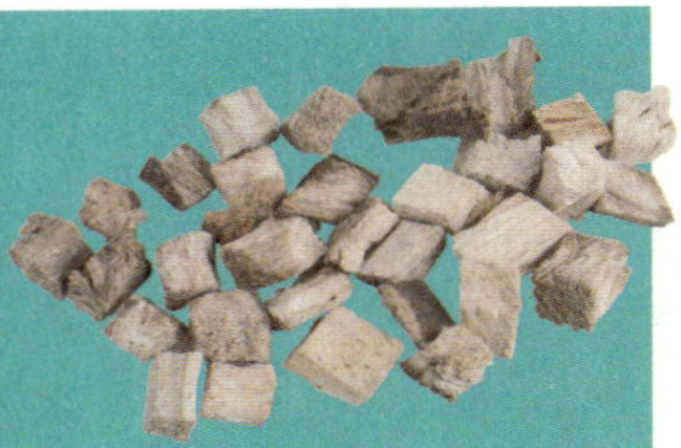

对糖尿病的好处

降糖营养素 葛根素

葛根中的葛根素可以通过抑制蛋白非酶糖基化反应和醛糖还原酶活性，提高胰岛素敏感性，减轻胰岛素抵抗并清除自由基而产生降血糖作用。

对并发症的好处

葛根中的总黄酮和葛根素能改善心肌的氧代谢，对心肌代谢产生有益作用，同时能扩张血管，改善微循环，降低血管阻力，使血流量增加，故可用于防治心肌缺血、心肌梗死、心律失常、高血压、动脉硬化等病症。

降糖吃法

1. 葛根不可多服，以免伤胃气。

2. 内服：煎汤或捣汁；外用：适量，捣敷。

最佳搭配

葛根＋大米 二者同食，具有营养机体、时举阳气的功效，适用于心脑血管疾病。

食用宜忌

葛根性凉，易引起呕吐，胃寒者应慎用葛根。

葛根能刺激雌激素分泌，因此乳腺增生患者及妊娠期、哺乳期妇女不宜食用。

推荐食谱

葛根鲫鱼汤

材料： 鲫鱼400克，葛根100克，猪排骨100克。

调料： 红枣、植物油、盐各适量。

做法：

1.鲫鱼去鳞及内脏，洗净，抹干水分，放入油锅中，煎至色黄；排骨放入沸水中大火煮3分钟，捞出沥水；葛根去皮，切厚块，入水中浸软，洗净。

2.锅置大火上，加适量水烧沸，下入所有材料，中火烧45分钟，加盐调味即可。

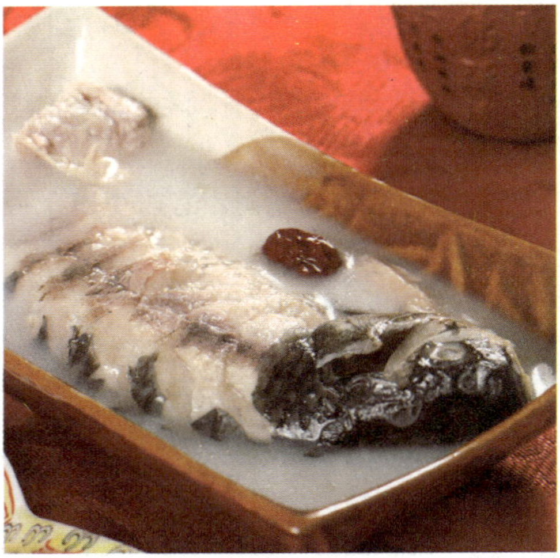

桔梗

抑制餐后血糖上升

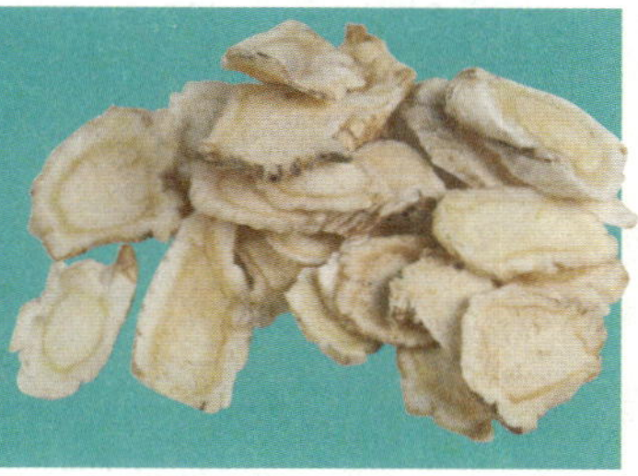

推荐摄入量：具体用量需遵医嘱

对糖尿病的好处

降糖营养素　桔梗皂苷

桔梗中含有的桔梗皂苷有较显著的降血糖作用，可恢复降低的肝糖原，抑制餐后血糖上升，并对糖尿病引起的咽干口渴、烦热也有很好的疗效。

对并发症的好处

桔梗含有的桔梗皂苷和三萜皂苷能降低胆固醇含量，可以很好地降低血糖、血脂，保护肝脏，改善肝功能，对糖尿病肝病的防治有积极意义。

降糖吃法

桔梗含有桔梗皂甙、远志皂甙、氨基酸等，具有利咽、祛痰、宣肺、排脓等功效，主治咳嗽痰多、咽喉肿痛、肋痛胀满、痢疾腹痛。

最佳搭配

桔梗＋冬瓜　二者搭配具有疏风清热、宣肺止咳的功效。

食用宜忌

桔梗性凉主泻，所以阴虚久咳及咯血者禁服；脾胃虚弱者慎服。

推荐食谱

桔梗香菇汤

材料： 鲜桔梗250克，鲜香菇100克。

调料： 盐2克，香油5克，葱花5克。

做法：

1. 将桔梗的鲜嫩茎叶择洗干净，用开水焯一下，再用清水浸洗两遍，捞出控净水分，切成2厘米长的段；将香菇清洗干净，去蒂，切成片。
2. 汤锅置火上，加入水、香菇片、葱花，烧开后加入桔梗、盐，烧3分钟，淋入香油，起锅盛入汤碗中即可。

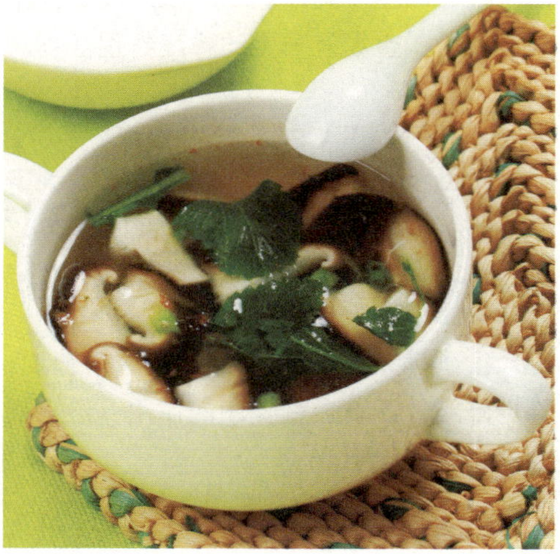

玉米须

促进肝糖元的合成

推荐摄入量：具体用量需遵医嘱

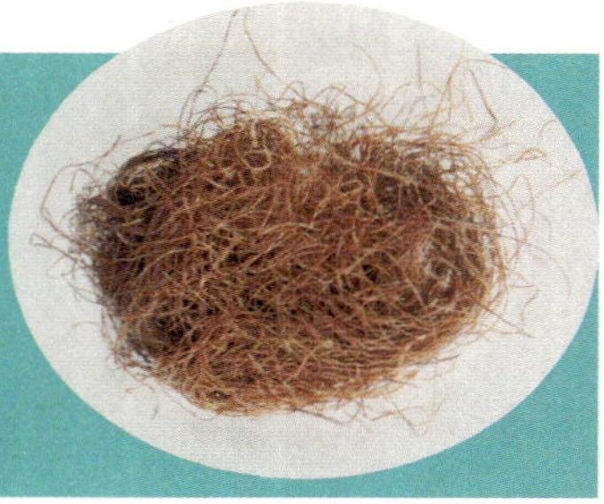

对糖尿病的好处

降糖营养素　玉米须多糖、皂角苷

玉米须中的多糖能显著降低血糖，促进肝糖原的合成，其所含的皂苷类物质也有辅助治疗糖尿病的作用。此外，玉米须不仅对肾病患者有利尿、消肿的作用，还能减少或消除尿蛋白，改善肾功能，辅助治疗肾炎引起的高血压。

对并发症的好处

玉米须中含有丰富的钾盐，具有利尿的作用，可增加氯化物排出量，促进机体内钠的排出，减少细胞外液和血容量，有助于控制血压。此外，玉米须还能够扩张末梢血管，也具有一定的降压作用。

降糖吃法

喝玉米须茶时可加几朵菊花，不仅能去除玉米须茶的怪味，还增加了菊花的清香。

最佳搭配

玉米须＋乌龟　二者同食具有养阴补血、降糖降脂、调节血糖代谢的作用，适宜阴虚浊瘀型多寐患者。

玉米须＋鸡蛋　二者搭配食用具有平肝清热、利尿祛湿之功效，适用于肝郁气滞型前列腺增生患者。

食用宜忌

玉米须性平和，无明显禁忌，一般人均可服用。

推荐食谱

玉米须煲鲜蚌

材料： 玉米须60克，鲜蚌肉100克，西芹100克。

调料： 姜片、葱段、盐各5克，香油适量。

做法：

1. 玉米须洗净；鲜蚌肉洗净，切薄片；西芹择洗干净，切5厘米长的段。
2. 将玉米须放入炖锅内，加水适量，用大火烧沸，转小火煮20分钟，放入西芹段、蚌肉稍煮，待熟后放入香油，去玉米须，吃肉喝汤。

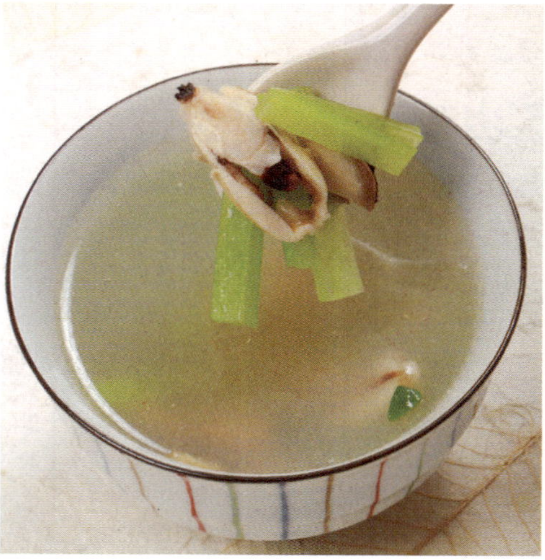

第5章

饮食有据可依，拒绝并发症

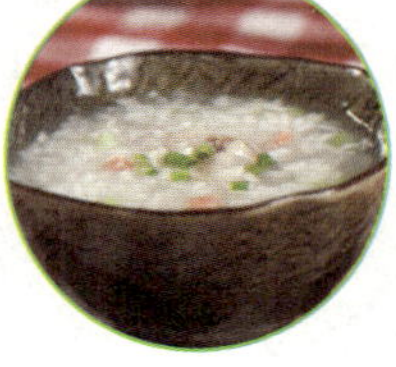
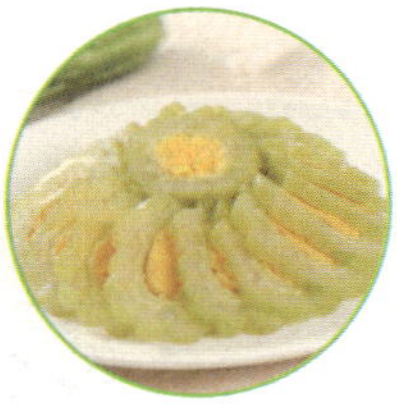
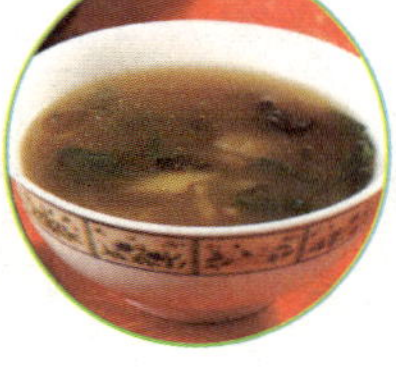
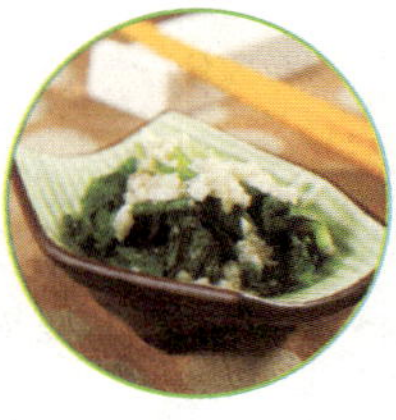
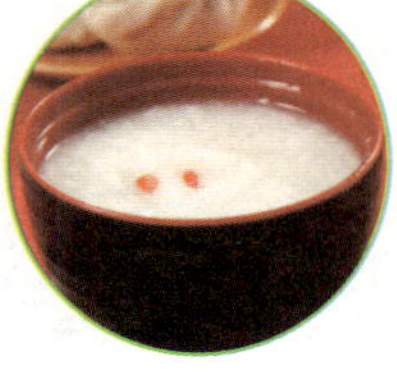
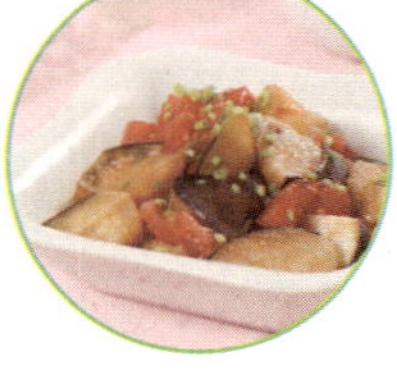
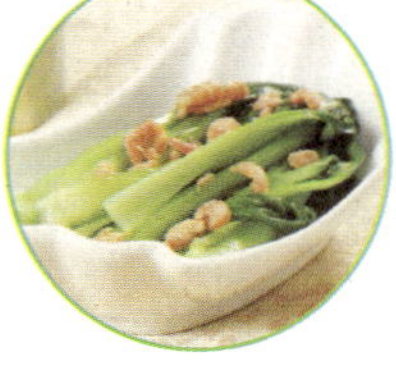
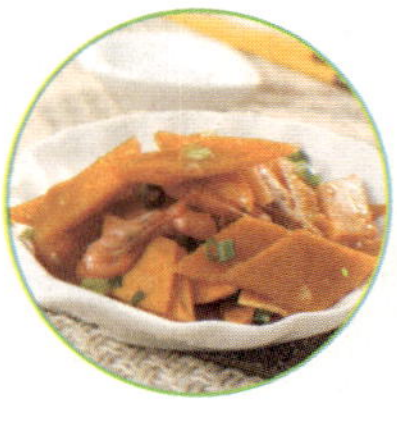

糖尿病并发高血压

饮食原则

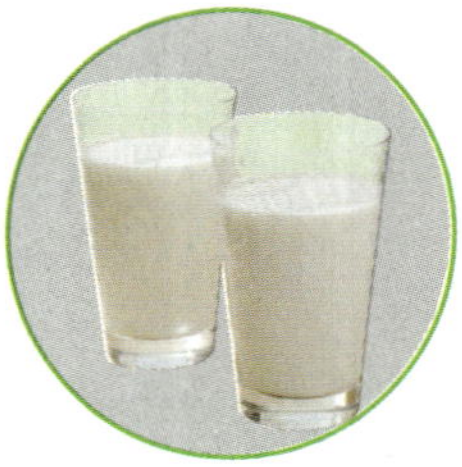

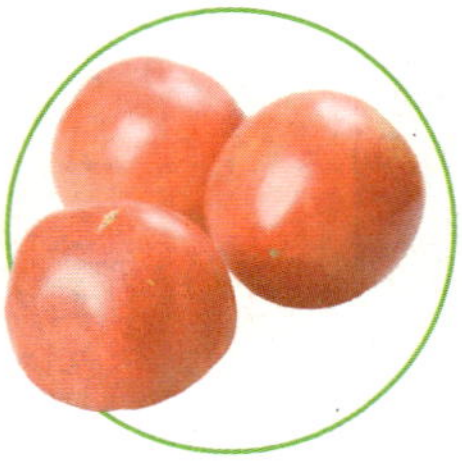

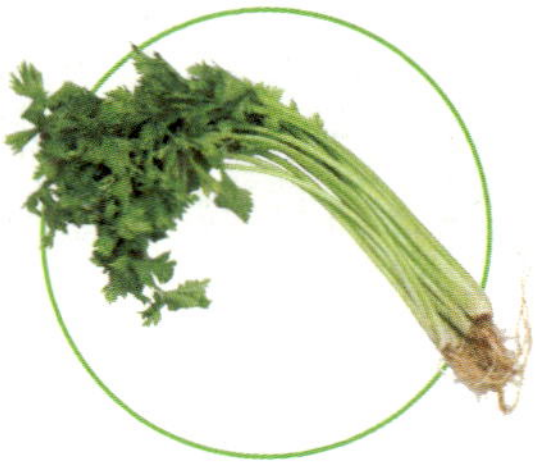

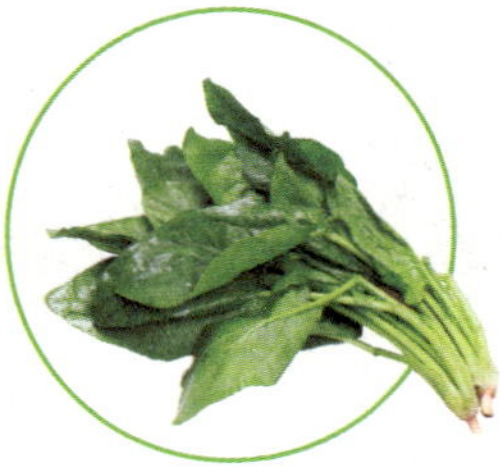

1. 选择优质蛋白质，蛋白质的来源应以牛奶、瘦肉、鸡蛋、海产品等优质的动物蛋白为主。

2. 限制脂肪的摄入量，避免摄入过多的热量，防止其以脂肪的形式储存在体内，使血压和血脂升高。

3. 不吃或少吃加工食品，如咸肉、火腿、咸菜、腐乳等。

4. 适当增加富含膳食纤维的食物的摄入量，如芹菜、黑木耳、坚果等，能增强饱腹感，减少进食，并能延缓糖和脂肪的吸收。

5. 选择低糖水果和蔬菜，如草莓、西红柿、黄瓜等。可在两餐之间或睡前 1 小时食用，避免正餐前后吃水果。

6. 少吃蛋黄、动物的皮和肝脏等高胆固醇食物。

7. 限钠盐，每天盐的摄入量应控制在 3 克以下。

8. 节制饮酒，长期大量饮酒会加重病情，还会增加中风的危险。

9. 常吃些富含维生素 C（新鲜蔬菜和水果）、维生素 E（花生、芝麻等坚果）及钾（香蕉、海带、绿叶蔬菜、豆类）、钙（奶、奶制品、虾皮）的食物。

辅助降糖降血压食物

谷物类	玉米、燕麦、荞麦
	黄豆、绿豆、红小豆
果蔬类	苹果、山楂、火龙果
	芹菜、菠菜、茼蒿、茭白、西蓝花、菜花、紫甘蓝、番茄、芦笋、洋葱、豌豆苗、扁豆、芥菜、芦笋、口蘑、冬瓜、韭菜
肉蛋奶类	瘦牛肉、鸡肉、鸭肉、鸽肉、猪胰、鹌鹑
	牛奶、酸奶、鸡蛋
水产菌类	海参、鲫鱼、鳝鱼、带鱼
	香菇、草菇、金针菇、银耳、木耳、海带、紫菜
其他类	花生油、玉米油、葵花籽
	大豆油、菜籽油、橄榄油、大蒜

一日食谱推荐	
早餐	大米粥+清炒芦笋
午餐	洋葱炒饭+口蘑烧菜花+肉片扁豆
晚餐	荞麦素馅蒸饺+冬瓜海带汤

早餐

大米粥

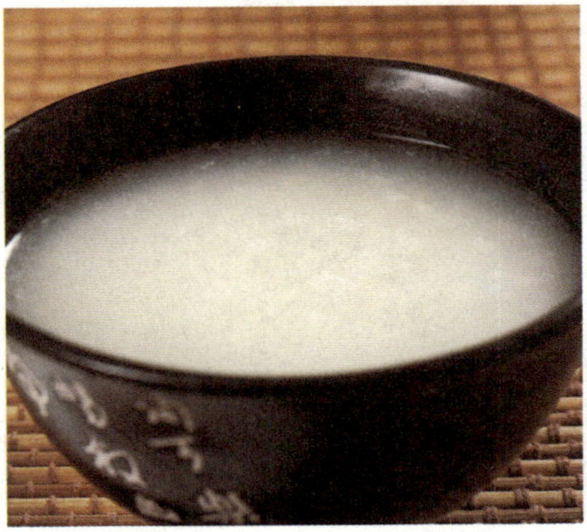

材料： 大米100克。

做法：

1.大米淘洗干净，用清水浸泡30分钟。

2.锅置火上，大米与适量清水同放锅中，大火煮沸，再转小火熬煮30分钟到米粒开花即可。

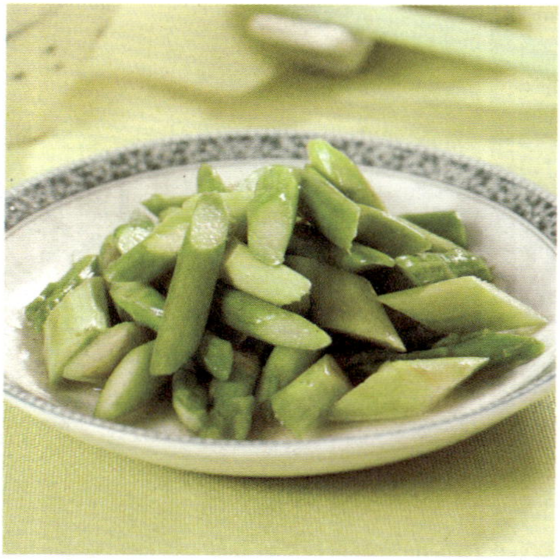

清炒芦笋

材料： 芦笋400克。

调料： 葱末、花椒、盐各适量，植物油4克。

做法：

1.芦笋洗净，切段，焯烫，过凉，沥干待用。

2.炒锅置火上，倒油烧热，放入花椒炸香，下入葱末煸炒片刻。

3.最后放入芦笋翻炒至熟，调入盐炒匀即可。

● 午餐

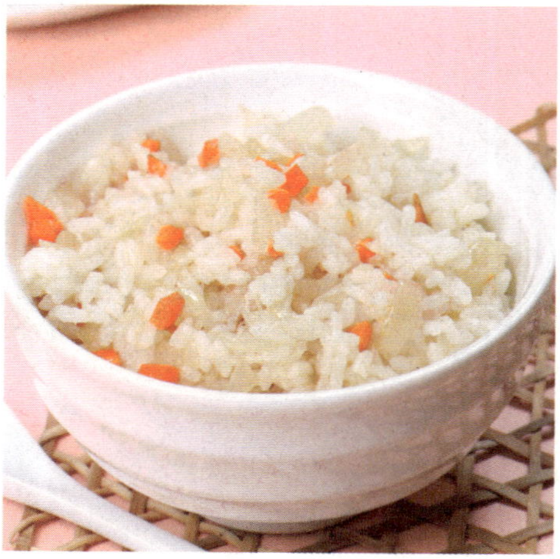

洋葱炒饭

材料： 熟米饭80克，洋葱、胡萝卜各25克。

调料： 盐、鸡精各适量，植物油4克。

做法：

1.洋葱、胡萝卜择洗干净，切碎。

2.炒锅置火上，倒入植物油烧热，炒香洋葱碎和胡萝卜碎，下入米饭小火翻炒至能在锅中跳起，加盐和鸡精调味即可。

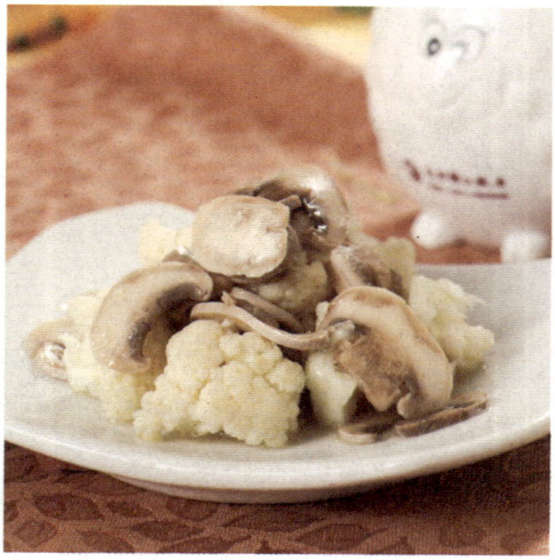

口蘑烧菜花

材料： 菜花300克，口蘑200克。

调料： 葱丝、姜丝、盐、水淀粉、鸡精、鲜汤各适量，植物油4克。

做法：

1.菜花洗净，掰成小朵；口蘑洗净，切片。

2.炒锅倒油烧热，爆香葱丝、姜丝，加入菜花、鲜汤烧开，放入蘑菇片、盐、鸡精翻炒至熟，用水淀粉勾芡即可。

肉片扁豆

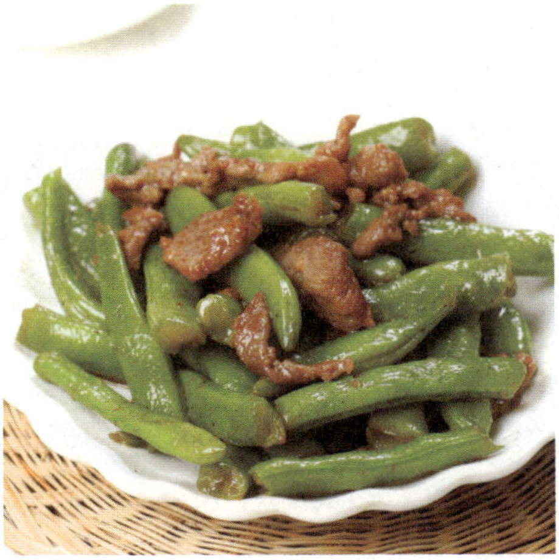

材料： 猪瘦肉150克，扁豆200克。

调料： 盐、酱油、姜末、鸡精各适量，植物油4克。

做法：

1.猪瘦肉洗净，切薄片；扁豆择洗干净，去筋，掰段。

2.锅内倒油烧热，放入肉片滑炒，放入姜末、酱油，待肉片变色，盛出。

3.锅底留油，煸炒扁豆，待扁豆颜色翠绿，加适量温水，盖上锅盖，小火将扁豆焖至熟软，放入肉片，加盐、鸡精调味，大火快炒几下即可。

晚餐

荞麦素馅蒸饺

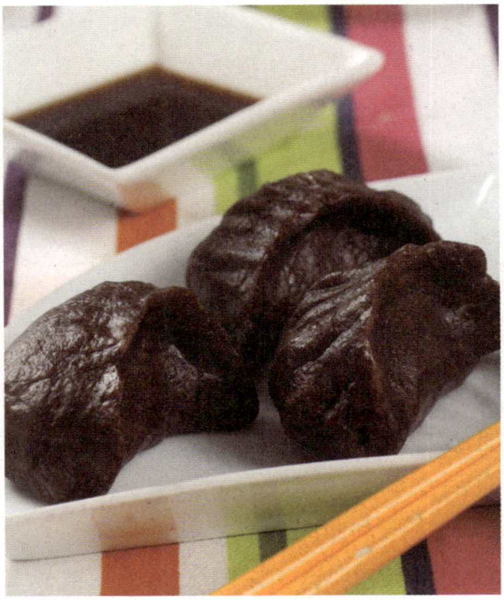

材料： 荞麦粉200克，韭菜100克，鸡蛋1个（约60克），干虾仁10克。

调料： 姜末、盐、香油、植物油各适量。

做法：

1.鸡蛋打入碗内，打散，用植物油煎成蛋饼，铲碎；韭菜择洗干净，切末；干虾仁用清水泡发，洗净，切末。

2. 将鸡蛋、虾仁、韭菜、姜末放入盆中，加盐、香油拌匀，调成馅。

3. 荞麦粉放入盆内，用温水和成软硬适中的面团，擀成饺子皮，包入馅，收边捏紧，做成饺子生坯，送入水已烧沸的蒸锅用中火蒸20分钟即可。

冬瓜海带汤

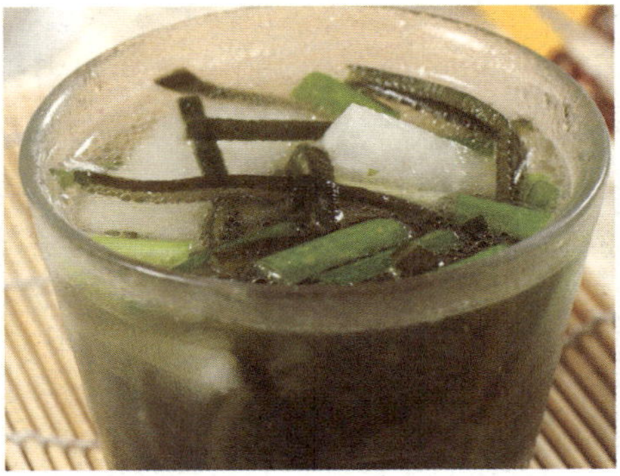

材料： 冬瓜150克，海带50克。

调料： 盐、葱段各适量。

做法：

1.将冬瓜洗净，去皮去瓤，切块；海带泡软洗净，切丝，待用。

2.锅置火上，倒适量清水，放入冬瓜、海带煮沸，出锅前撒上葱段，放少许盐调味即可。

糖尿病并发高血脂

饮食原则

1. 控制膳食总热量

控制总热量有利于改善体内糖代谢状况和降低体重，从而间接地达到纠正血脂异常的目的。如果过多摄入热能，其中一部分会转化成脂肪酸，会引起脂肪肝，从而加重血脂异常程度，或使血脂异常难以控制。每人每天总热量参看本书第二章。

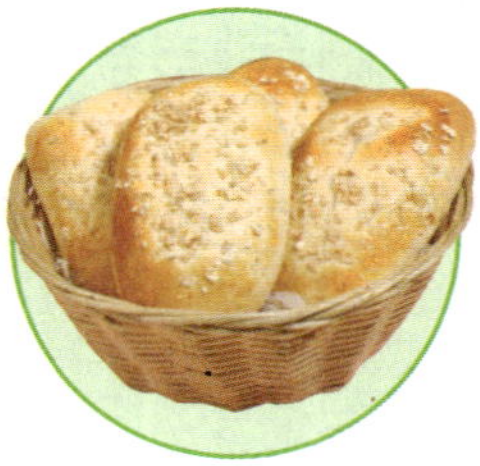

2. 控制脂肪的摄入

限制富含饱和脂肪酸的动物脂肪的摄入，如猪、牛、羊等动物脂肪，而应多食用富含不饱和脂肪酸的植物油，如橄榄油、菜籽油、花生油、玉米油、芝麻油等，但通常每日摄入油量不应超过25克。在烹饪方法上宜选用蒸、煮、拌、炖、氽、涮、熬等方式，不但减少营养流失保持其鲜美可口的味道，而且还可减少烹调油脂。不宜选用煎、炸、烤、熏的烹调方法。

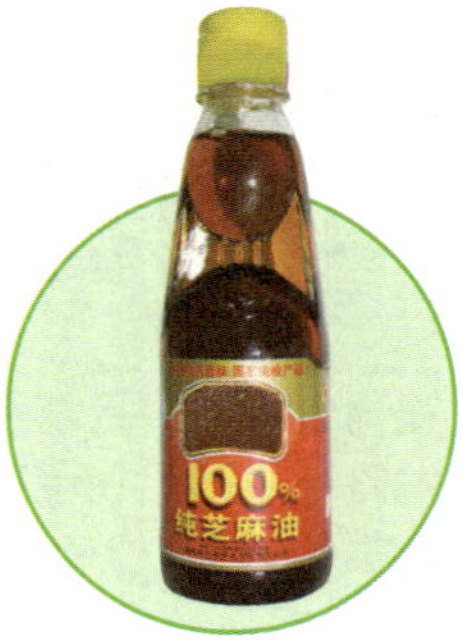

3. 限制胆固醇的摄入

胆固醇轻度升高者，每日膳食中胆固醇的摄入量应少于300毫克；重度胆固醇升高的患者，每日胆固醇摄入应限制在200毫克以内。通常一个鸡蛋含有250毫克的胆固醇，因此建议糖尿病患者每周食用鸡蛋，最好不要超过3~4个。食物中的胆固醇全部来自动物食品。动物内脏、动物油脂、蛋类(主要是蛋黄)以及墨鱼、干贝、鱿鱼、蟹黄鱼子和脑等含胆固醇较高，应忌用或少用。

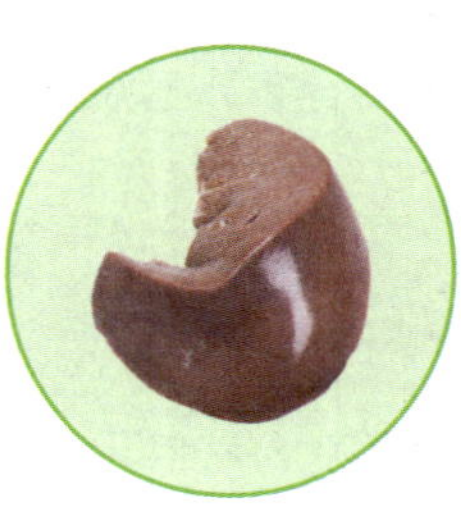

4. 限制饮酒

最好不饮酒，或饮少量低度酒，最好选择葡萄酒，每次不超过50克。葡萄酒可以提高高密度脂蛋白胆固醇水平，对动脉粥样硬化有一定好处，但饮酒过多会引起高甘油三酯血症、肝硬化等疾病。因此，如果没有饮酒习惯的人最好不喝。

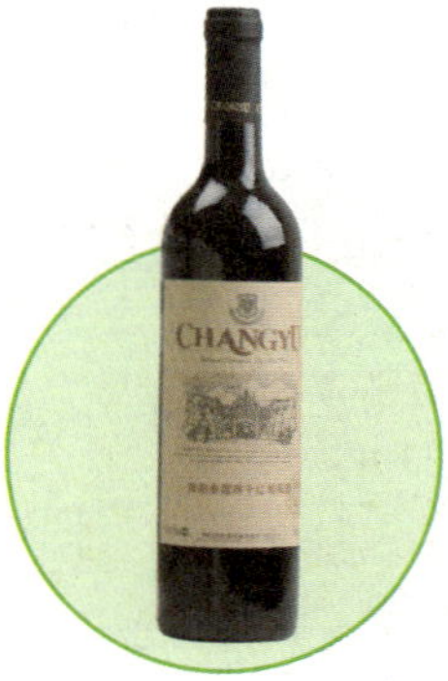

5. 限制钠盐

每天食盐摄入量要少于5克。尽量不吃咸菜、腌制食品和一些咸点心，这些食品的含盐量极高，如一块酱豆腐的含盐量包含一个成人一天所需的食盐。调味时可用大蒜、葱、姜、大料、花椒、胡椒粉、小茴香、桂皮等天然调料增加菜肴的味道。需要注意的是，酱油中的含盐量也要计算在内，5毫升酱油含1克盐。

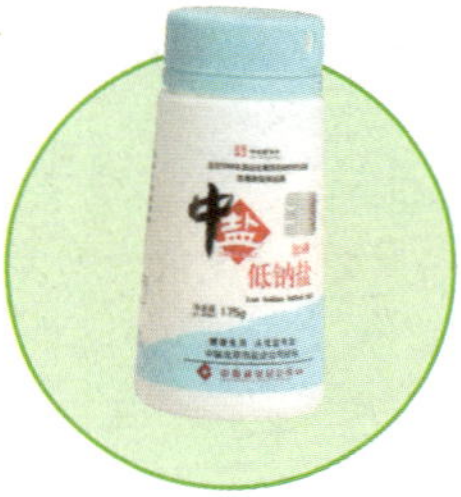

6. 增加膳食纤维摄入量

膳食纤维可促进胆固醇从体内较快排出，对治疗动脉粥样硬化有较好的作用，所以应多吃含纤维素丰富的食物，如蔬菜中的芹菜、韭菜、豆芽、萝卜，粗粮如燕麦片、全麦面包、玉米面、荞麦、杂豆等，或食用膳食纤维制品平衡膳食结构。

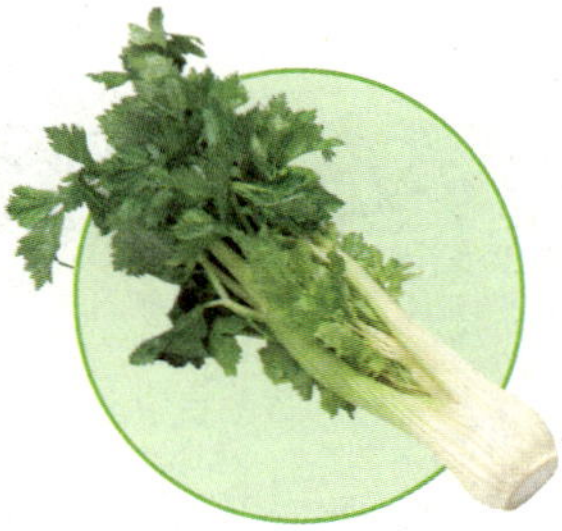

7. 食用具有调脂作用的食物

有些食物含有天然的降脂成分，经常食用有利于降低胆固醇。如香菇中含有的香菇多糖，能使血液中的胆固醇迅速转移到肝脏，从而降低胆固醇。大蒜中含有的一种化合物能抑制体内胆固醇合成。豆类食物、绿茶、芹菜、大葱、洋葱、海产品等均能一定程度地降低血脂。

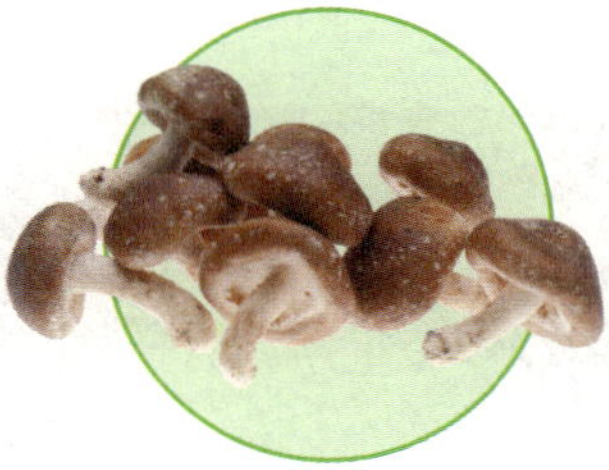

辅助降糖降血脂食物

谷物类	玉米、荞麦、燕麦、莜麦
	黄豆、豆浆、红小豆、黑豆
果蔬类	火龙果、山楂、苹果、猕猴桃、木瓜
	黄瓜、石花菜、莴笋、魔芋、卷心菜、扁豆、白菜、茄子
肉蛋奶类	鸡肉、鸽肉、猪瘦肉、牛瘦肉
	脱脂牛奶
水产菌类	金枪鱼、带鱼、青鱼、沙丁鱼
	木耳 、银耳、金针菇、香菇、草菇、海带、紫菜
其他类	橄榄油、茶花子油、花生油、葵花子油
	大蒜

一日食谱推荐	
早餐	排骨芹菜粥+鲜菇炒豌豆
午餐	栗面小窝头+苦瓜炒蛋+菠菜鸡肉汤
晚餐	蒜味饭+核桃仁炒韭菜

早餐

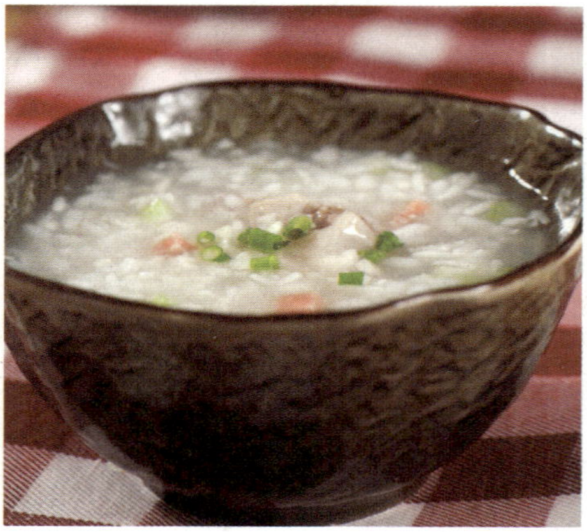

排骨芹菜粥

材料： 大米100克，猪排骨1小块，芹菜50克，火腿5克。

调料： 盐、葱末各适量。

做法：

1.大米洗净，浸泡30分钟；猪排骨洗净，剁小段；芹菜洗净，切丁；火腿切丁。

2.猪排骨放入锅中，加水小火煮熟。

3.放入大米煮成粥，加入芹菜丁、火腿丁继续熬煮片刻，加盐、葱末调味即可。

鲜菇炒豌豆

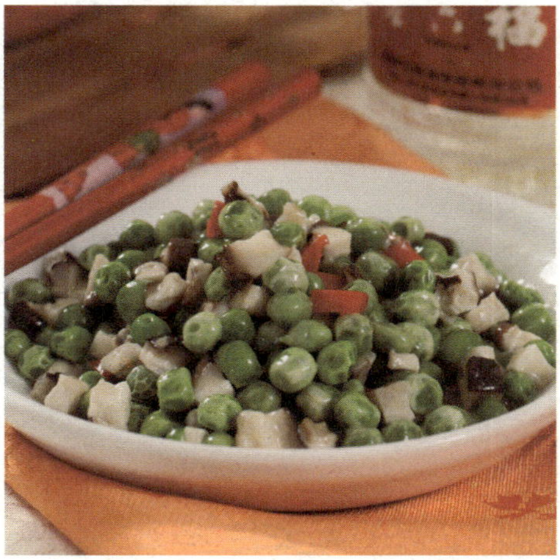

材料： 鲜蘑菇100克，豌豆粒25克。

调料： 葱花、盐、鸡精、水淀粉各适量，植物油4克。

做法：

1.鲜蘑菇洗净，切丁；豌豆粒洗净。

2.炒锅放火上，倒入植物油，待油温烧至七成热，放入葱花炒香。

3.倒入蘑菇丁和豌豆粒翻炒均匀，盖上锅盖焖5分钟，用盐和鸡精调味，水淀粉勾芡即可。

午餐

栗面小窝头

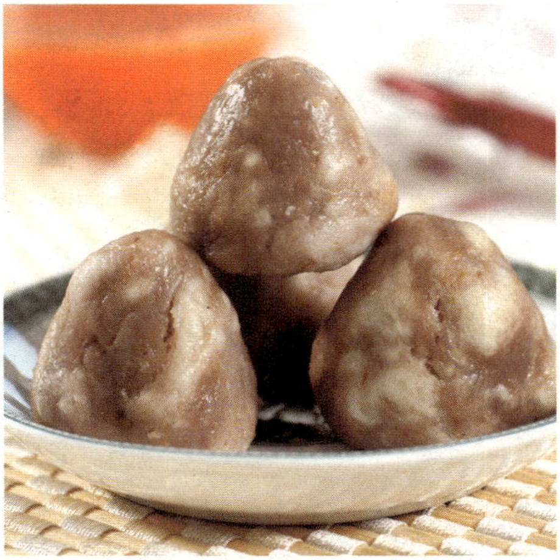

材料： 栗子面30克，糯米面70克。

做法：

1.将栗子面、糯米面放入盆中，加适量清水调成面团。

2.面团揉匀，搓条，做成剂，用手搓成小圆锥形，再用拇指在底部捏出空洞，做成生坯。

3.将做好的生坯放入蒸锅内蒸30分钟即可。

苦瓜炒蛋

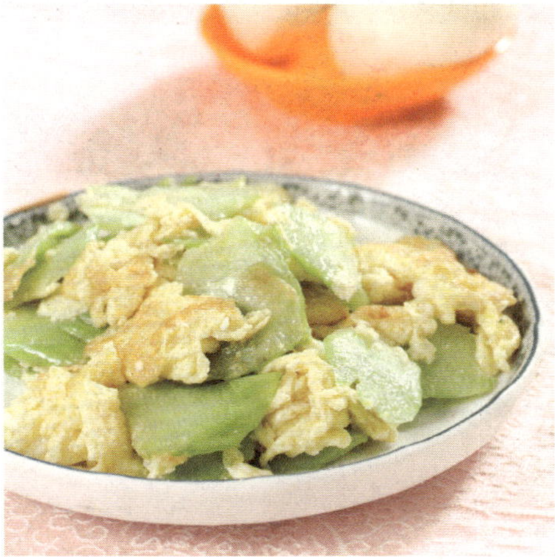

材料： 鸡蛋2个，苦瓜200克。

调料： 香油、鸡精、盐、胡椒粉各适量，植物油4克。

做法：

1.苦瓜洗净，去蒂除子，切片，焯水，捞出沥干，放盐腌渍，挤去水分。

2.鸡蛋打入碗中，加盐、鸡精、胡椒粉搅拌均匀。

3.锅内倒植物油烧至四成热，倒入蛋液，翻炒至鸡蛋呈块状，倒入苦瓜翻炒，淋上香油调味即可。

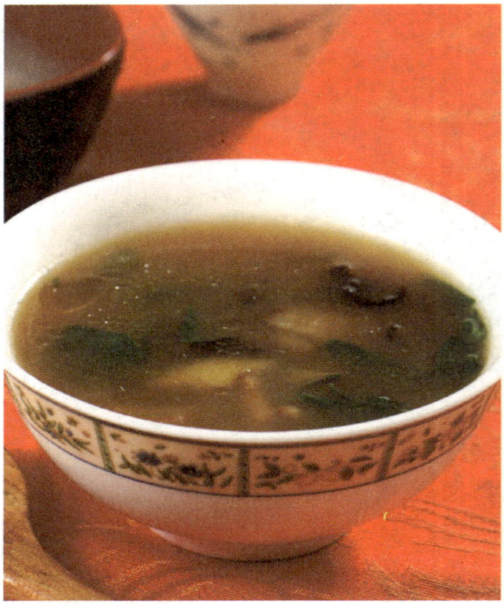

菠菜鸡肉汤

材料： 菠菜150克，鸡胸脯肉50克，冬笋、香菇、水发木耳各25克。

调料： 清汤、盐、鸡精、料酒、酱油各适量，香油3克。

做法：

1.将菠菜择洗干净，切成3厘米长的段，放入沸水中略烫，过凉；鸡胸脯肉、冬笋、香菇、水发木耳分别洗净，切成细丝，然后一同入沸水中，至鸡丝变成白色时捞出，沥水备用。

2.锅置大火上，加入清汤，至汤沸时放入菠菜、鸡丝、冬笋丝、香菇丝、水发木耳丝、料酒、盐、酱油，放入鸡精，淋入香油搅匀，盛入汤碗中即可。

晚餐

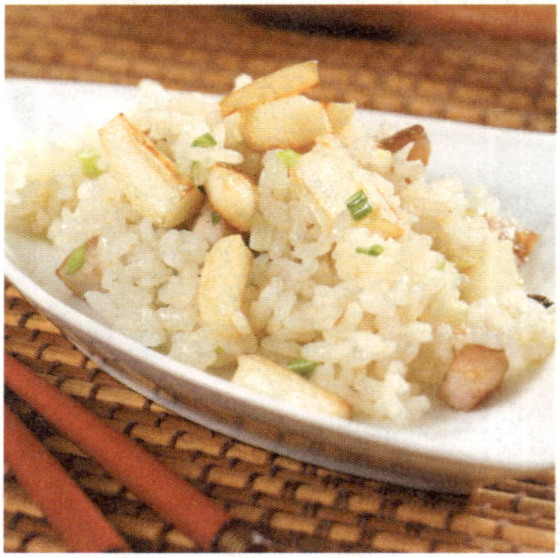

蒜味饭

材料： 大米70克，猪肉30克，大蒜6枚。

调料： 葱花、盐、鸡精各适量，香油3克。

做法：

1.大米淘洗干净；瘦猪肉洗净，切丁；大蒜瓣洗净。

2.将猪肉丁、大米和大蒜瓣一同倒入电饭锅内，加适量水蒸至电饭锅开关跳起，放入盐、葱花、鸡精和香油拌匀即可。

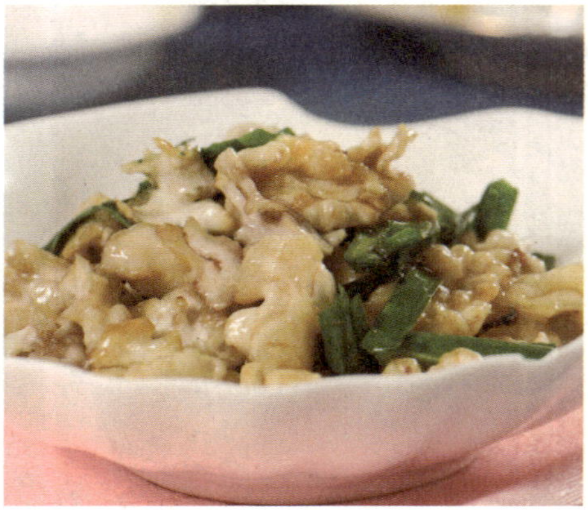

核桃仁炒韭菜

材料： 韭菜250克，核桃仁10克。

调料： 盐适量，香油4克。

做法：

1.韭菜洗净，切成3厘米长的段备用。

2.核桃仁入沸水中焯约2分钟，捞出后撕去表皮，冲洗干净，沥干。

3.锅内倒入香油，烧至六成热，放入核桃仁炒至色黄，再下入韭菜一起翻炒，加盐炒匀即可。

糖尿病并发肾病

饮食原则

1. 控制总热量

糖尿病并发肾病的患者热量供给必须充足，以维持正常生理需要。消瘦患者35千卡/千克，正常体重患者30千卡/千克，肥胖患者25千卡/千克。可以选择一些热量高而蛋白质含量低的主食类食物，如土豆、藕粉、粉丝、芋头、白薯、山药、南瓜、菱角粉、荸荠粉等。

2. 限制蛋白质的总量，摄入优质蛋白

长期采取高蛋白膳食，会加重肾功能损害。因此应适量限制膳食中的蛋白质，以减少肾脏损害。每日膳食中的蛋白质，按照0.6~0.8克/千克标准体重给予，还要在限制范围内提高优质蛋白的比例。

处于糖尿病肾病第3、4期的患者，掌握好每日蛋白质摄入的质和量，出入平衡，就有利于肾脏的恢复。例如：身高170厘米，标准体重为65千克，尿微量白蛋白80毫克/升属于早期糖尿病肾病。因此每日膳食中总蛋白量应为：39（65×0.6）克~52（65×0.8）克，优质蛋白质应占25克以上。

3. 减少脂肪摄入

终末期肾病常合并脂代谢障碍，仍要坚持低脂肪的摄入。每天每千克体重0.8~1.0克脂肪，相当于100克瘦肉及20克烹调油。橄榄油、花生油中含有较丰富的不饱和脂肪酸，可以作为能量的来源。

4. 限制食盐摄入量

终末期肾病发展到一定阶段常出现高血压，表现为水肿或尿量减少，限制食盐可以有效控制并发症的进展。每人每天食盐量应控制在4克以内。但是如果同时伴有呕吐、腹泻时，不应再过分限制钠盐，甚至还需补充。

5. 控制饮水量

终末期肾病的尿毒症期控制水的摄入量非常重要，太多地摄入水，会加重肾脏负担，导致病情恶化。因此一般每日摄入量为前一日的排尿量加上500毫升，但当患者合并发烧、呕吐、腹泻等症状时，就应再多补充液体。

6. 补充钾元素

若每日尿量大于1000毫升和血钾量正常时，不必限制钾的摄入，一般可以随意选食蔬菜和水果。当肾脏对钾的排泄功能降低，出现高血钾时，应适当限制含钾高的食物，每日应低于1500~2000毫克。含钾高的食物有油菜、菠菜、韭菜、番茄、海带、香蕉、桃子等，这些食品应适当限制。

7. 补充钙降低磷

肾脏损害时，磷的排泄会减少，导致血磷升高。而且其对维生素D_3的合成能力减退，影响钙的吸收。血中钙的浓度降低，容易出现骨质疏松，因此应提高钙含量，尽量降低磷含量。

辅助降糖益肾的食物

谷物类	玉米、薏米、小米、荞麦
	绿豆
果蔬类	柚子、橘子、樱桃、无花果、西瓜
	南瓜、冬瓜、西葫芦、白萝卜、青椒、荠菜、苋菜、芹菜
肉蛋奶类	猪瘦肉、牛瘦肉、猪肾
	蛋清、脱脂牛奶
水产菌类	鲫鱼、草鱼、黑鱼
	香菇、草菇
其他类	玉米油、橄榄油
	核桃、胡桃、大蒜

一日食谱推荐	
早餐	蛋花番茄面+紫菜瓜片汤
午餐	五彩玉米饭+蘑菇鸡片汤+蒜泥菠菜
晚餐	冬瓜粥+番茄炒茄子

早餐

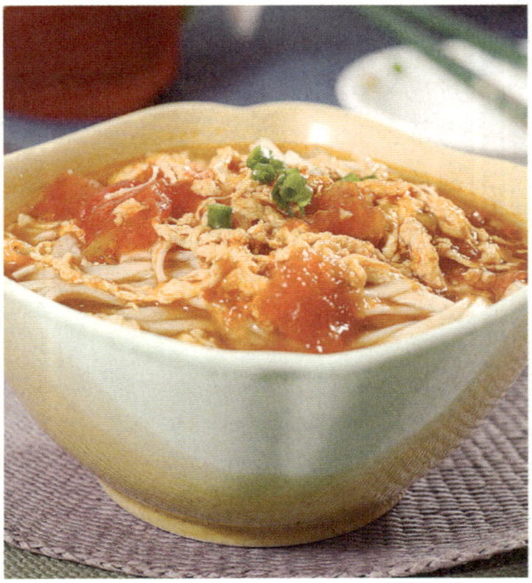

蛋花番茄面

材料： 挂面150克，番茄100克，鸡蛋1/2个（约30克）。

调料： 葱花、胡椒粉、盐、鸡精各适量，植物油4克。

做法：

1.番茄洗净，去蒂，切月牙瓣。

2.锅放火上，倒入适量植物油，待油温烧至七成热，放入葱花和胡椒粉炒香，加入适量清水烧沸。

3.下入挂面，磕入鸡蛋，煮熟，倒入番茄煮至软烂，用盐和鸡精调味即可。

紫菜瓜片汤

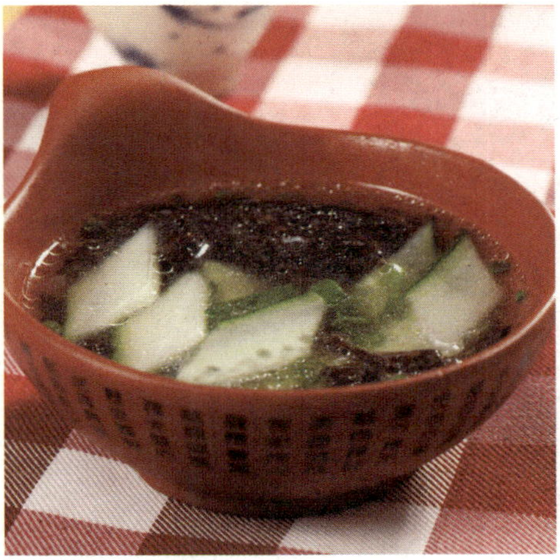

材料： 黄瓜100克，紫菜5克。

调料： 盐、料酒、鸡精、葱花各适量。

做法：

1.将黄瓜洗净，切片；紫菜洗净，撕碎，待用。

2.锅置火上，倒入适量的水烧开，放入黄瓜片煮开，再加入紫菜、盐、料酒、鸡精煮开，撒上葱花即可。

午餐

五彩玉米饭

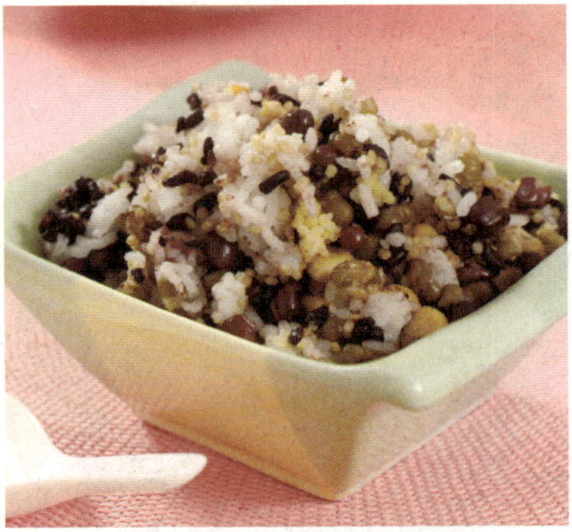

材料： 玉米粒30克，黑米、小米、红豆、绿豆各10克。

做法：

1.黑米、红豆、绿豆淘洗干净，浸泡6~12小时；玉米粒洗净；小米淘洗干净。

2.将小米、玉米粒和泡好的黑米、豆子放入电饭锅内，加适量清水蒸熟即可。

蘑菇鸡片汤

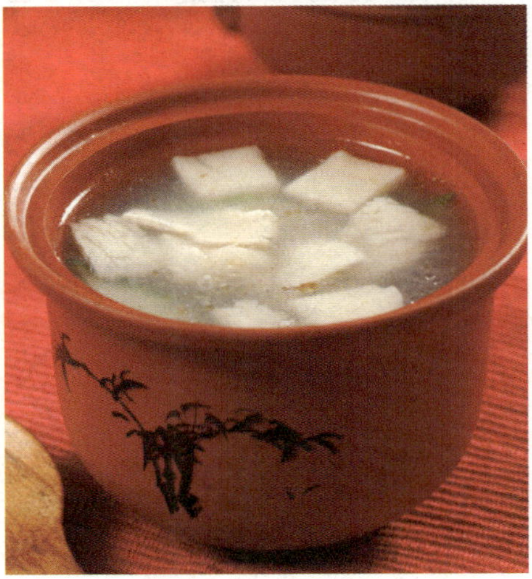

材料： 鸡胸脯肉30克，鲜香菇50克，火腿、黄瓜各20克，鸡蛋清1个。

调料： 高汤、淀粉、盐各适量，香油3克。

做法：

1.鸡胸脯肉切成薄片，放入淀粉、鸡蛋清、少许盐拌匀，腌渍10分钟；鲜香菇洗净，切片；火腿切片；黄瓜洗净，切片。

2.锅置火上，倒入高汤烧开，放入鲜香菇片、火腿片煮开，再将鸡肉片抖散放入，煮开后转小火，撇去浮沫，加入黄瓜片，煮开后加盐调味，淋上香油即可。

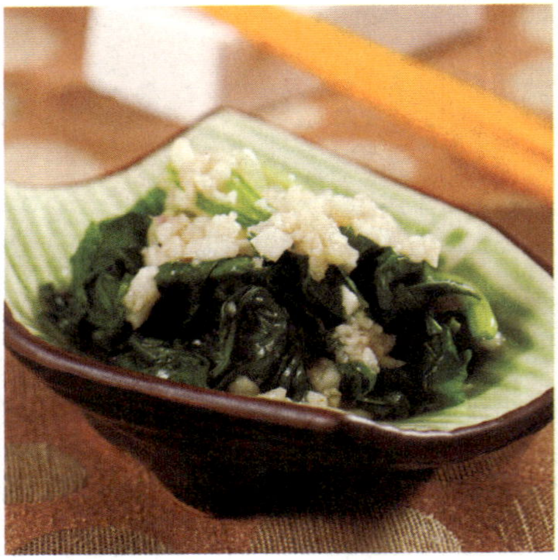

蒜泥菠菜

材料： 菠菜250克，大蒜20克。

调料： 醋、盐、鸡精各适量，香油3克。

做法：

1.菠菜去掉根和老叶，洗净，放沸水中烫熟，捞出，放凉开水中过凉，捞出，沥干，切段，放入盘中，撒上少许盐拌匀，备用。

2.大蒜去皮，捣碎，放碗中，加盐、鸡精调成蒜泥。

3.将蒜泥浇在菠菜上，淋上醋、香油即可。

晚餐

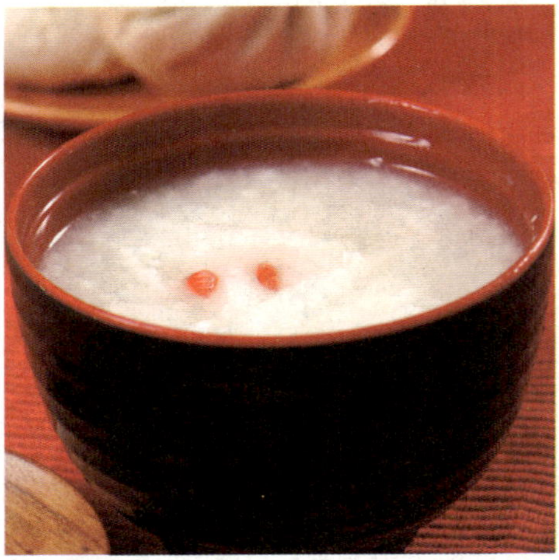

冬瓜粥

材料： 大米50克，冬瓜60克，枸杞10克。

调料： 盐、鸡精各适量。

做法：

1.大米洗净，浸泡30分钟；冬瓜去皮和子，洗净，切长条；枸杞洗净。

2.锅置火上，倒入适量清水煮沸，放入大米，大火煮沸后转小火熬煮约30分钟，加入冬瓜条、枸杞、盐，用小火熬煮至冬瓜成透明状，放入鸡精调味即可。

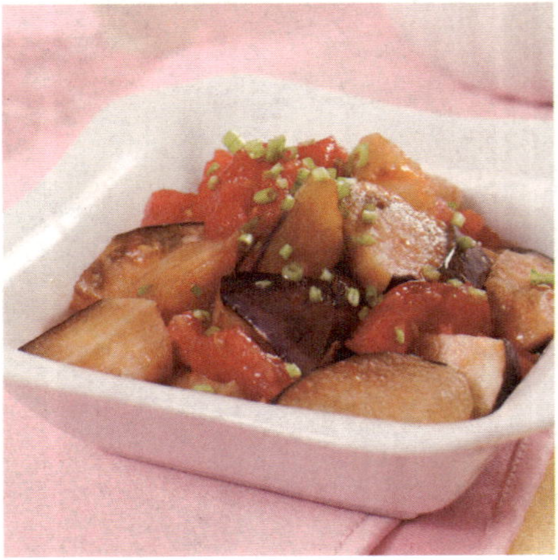

番茄炒茄子

材料： 茄子250克，番茄50克。

调料： 葱花、盐、鸡精、水淀粉各适量，植物油4克。

做法：

1.茄子去蒂，洗净，切滚刀块；番茄洗净，去蒂，切块。

2.炒锅置火上，倒入植物油，待油温烧至七成热，放葱花炒香，放入茄子块翻炒均匀。

3.加适量清水烧至茄子块八成熟，放入番茄块烧熟，用盐和鸡精调味，水淀粉勾芡即可。

糖尿病并发眼病

饮食原则

1. 合理控制总热量

肥胖的糖尿病患者应先减轻体重，减少热能的摄入。消瘦的应提高热能的摄入，增加体重，使之接近标准体重。孕妇、乳母、儿童要增加热能的摄入，维持其特殊的生理需要和正常的生长发育。每人每天总热量参看本书第二章。

2. 碳水化合物不宜控制过严

原则上应根据病人的具体情况限制碳水化合物的摄入量，但不能过低。饮食中碳水化合物太少，不易被病人耐受，同时，机体因缺少糖而利用脂肪代谢供给热能，更容易发生酮症酸中毒。

3. 减少脂肪摄入

脂肪的摄入应根据病人的具体情况而定。高脂肪饮食可妨碍糖的利用，其代谢本身会产生酮体，容易诱发和加重酸中毒。肥胖病人应严格限制脂肪的摄入，每日不宜超过25克。消瘦病人由于碳水化合物限量，热能来源不足，可适当提高脂肪摄入量。可选择富含不饱和脂肪酸的植物油，不食用动物性油脂，深海鱼油除外。

4. 蛋白质的供应要充足

糖尿病患者饮食中的蛋白质供应要充足，摄入量要与正常人相当或稍高。油炸食品、肥肉等肥腻食品多能生痰成结，阻碍已变性混浊的晶体纤维蛋白吸收，一定要少食。糖尿病性眼病患者每周应吃一次动物肝脏，但有血脂紊乱及合并痛风的糖尿病患者在选择动物肝脏时要慎重。

5. 适当补充维生素、矿物质和微量元素

在感染、并发其他疾病或控制不良的情况下，更要多补充些。特别是要注意维生素 B_1 的供应。富含维生素 B_1 的食物有谷物类、豆类、干果、酵母、硬壳果类，尤其在谷物类的表皮部分含量更高，故碾磨精度不宜过度。动物内脏、蛋类及绿叶菜中含量也较高，芹菜叶、莴笋叶中含量也较丰富，应当充分利用。

6. 多摄入膳食纤维

膳食纤维可使葡萄糖的吸收减慢，改善葡萄糖耐量试验，降低空腹血糖和餐后血糖浓度，并可降低血脂浓度，预防心血管疾病，还可避免因排便困难引起腹内压增高，导致眼部切口裂开或眼内出血。膳食纤维最好食用来自天然的食品，如：大白菜、白萝卜、芹菜、海带等食物。

7. 限制每日饮水量

糖尿病性视网膜病变的患者，饮水时一次不可饮用太多，可少量多次饮用。糖尿病性眼病患者可适当多饮有养肝明目作用的茶，如决明子茶、枸杞茶、菊花茶等，对延缓视力衰退有良好的效果。

适合糖尿病并发眼病患者的食物

谷物类	玉米、燕麦、荞麦、糙米
	黄豆、红小豆、豌豆
果蔬类	山楂、柚子、苹果、草莓、柠檬、柑橘
	胡萝卜、大白菜、芹菜、卷生菜、生菜、番茄、菠菜、空心菜、黄花菜、白萝卜
肉蛋奶类	猪瘦肉、牛瘦肉、鸽肉
	牛奶、酸奶
水产菌类	青鱼、沙丁鱼、鳝鱼、泥鳅
	木耳、银耳、松茸
其他类	花生油、大豆油、菜籽油、核桃油、香油
	醋

一日食谱推荐	
早餐	小米面发糕+芹菜拌花生米
午餐	素馄饨+河虾烧南瓜+番茄牛肉
晚餐	玉米绿豆粥+菠菜拌胡萝卜

早餐

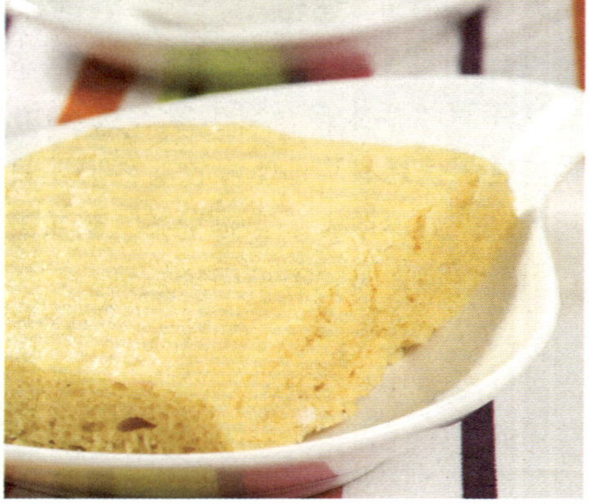

小米面发糕

材料： 小米面60克，面粉50克，鲜酵母10克。

做法：

1. 面粉加鲜酵母和温水和成稀面糊，静置发酵，待发酵后加入小米面和成软面团发好。
2. 将蒸锅内的水烧开，铺上屉布，把和好的面团全部放入，用手蘸清水轻轻拍平，盖严锅盖，用大火蒸15分钟即可。

芹菜拌花生米

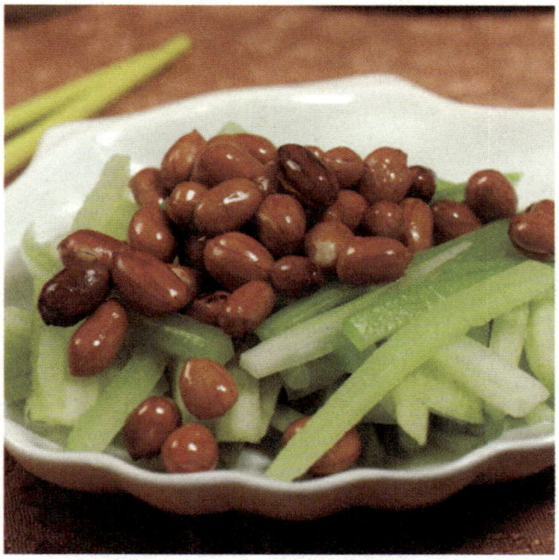

材料： 芹菜250克，花生米20克。

调料： 盐、鸡精各适量，香油3克。

做法：

1.芹菜择洗干净，放入沸水中焯烫，用笊篱捞出，过凉，沥干水分，切段。

2.炒锅置火上烧热，倒入植物油，放入花生米炒熟，盛出，凉凉。

3.取盘，放入芹菜和花生米，加盐、鸡精拌匀，淋上香油即可。

●午餐

素馄饨

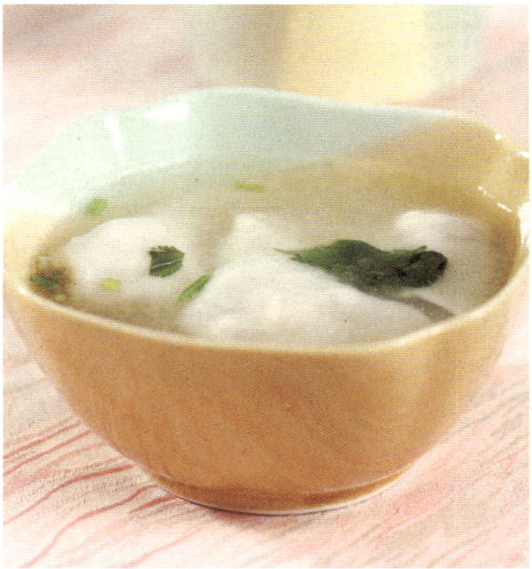

材料： 馄饨皮100克（约为面粉70克），鲜香菇、冬笋各50克，鸡蛋1个。

材料： 盐、姜末、香葱末、香菜末各适量，植物油3克，香油2克。

做法：

1.鲜香菇、冬笋洗净，切末；鸡蛋磕入碗中，打成蛋液，入热油锅中炒散。

2.将香菇末、冬笋末、鸡蛋碎盛入盆中拌匀，加盐、香油、姜末调味，拌成馅料，包入馄饨皮中制成馄饨，煮熟，连同煮馄饨的汤一起盛入碗中，撒上香葱末、香菜末即可。

河虾烧南瓜

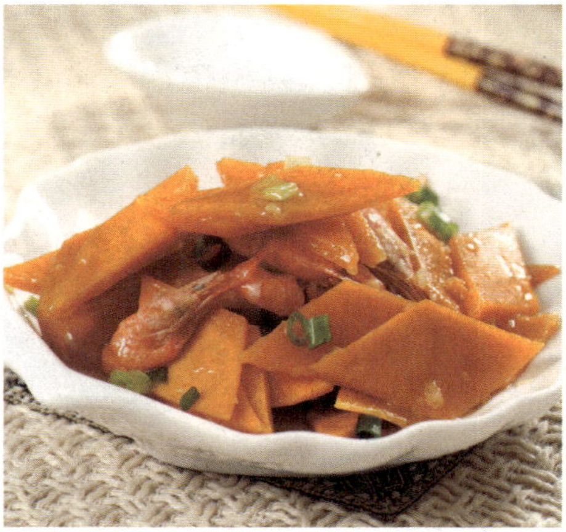

材料： 南瓜250克，河虾适量。

调料： 葱花、盐、鸡精各适量，植物油4克。

做法：

1.南瓜去皮除子，洗净，切块。

2.炒锅置火上，倒入植物油，待油温烧至七成热，加葱花炒香，加南瓜块和河虾翻炒均匀。

3.加适量清水烧至南瓜块熟透，用盐和鸡精调味即可。

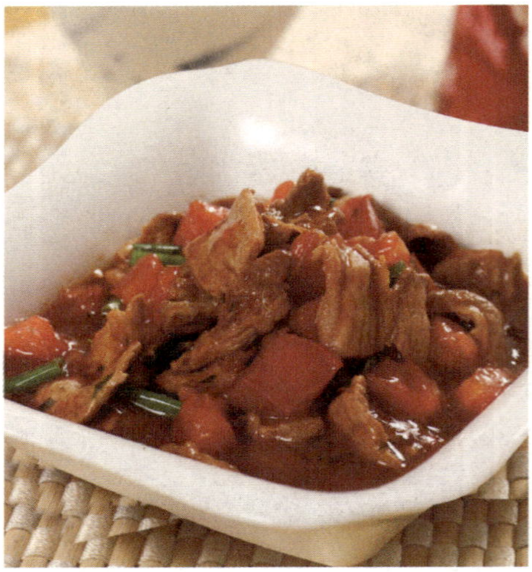

番茄牛肉

材料： 番茄250克，牛瘦肉50克。

调料： 花椒、鸡精、姜丝、酱油、盐、酒酿、鲜汤、葱段、料酒各适量，植物油4克。

做法：

1.番茄洗净，去蒂，切小片；牛瘦肉洗净，切片，用盐、料酒、姜丝、葱段拌匀，腌渍1小时。

2.锅内倒植物油烧至七成热，加花椒炸香，倒入牛肉片煸熟，下入番茄翻炒。

3.加入鲜汤，加盐、酱油、酒酿、鸡精调味，烧至汤汁黏稠即可。

● 晚餐

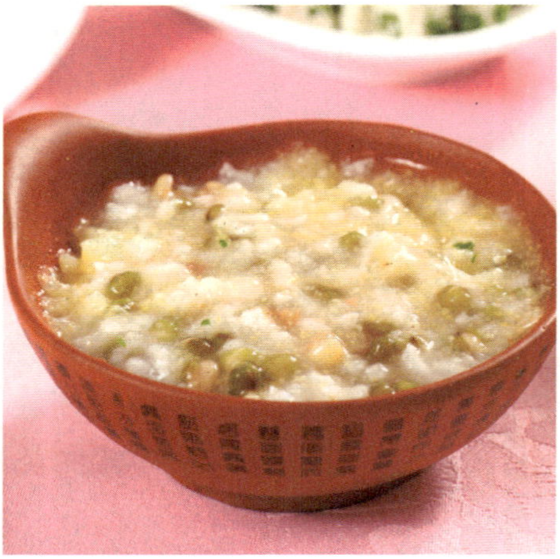

玉米绿豆粥

材料： 绿豆、玉米楂、糯米各30克。

做法：

1.绿豆、玉米楂、糯米分别淘洗干净；糯米浸泡1小时；玉米楂浸泡6小时；绿豆提前一晚浸泡，用蒸锅蒸熟，待用。

2.锅置火上，放入适量清水，加入玉米楂大火煮沸后放入糯米、绿豆，转小火后熬煮30分钟即可。

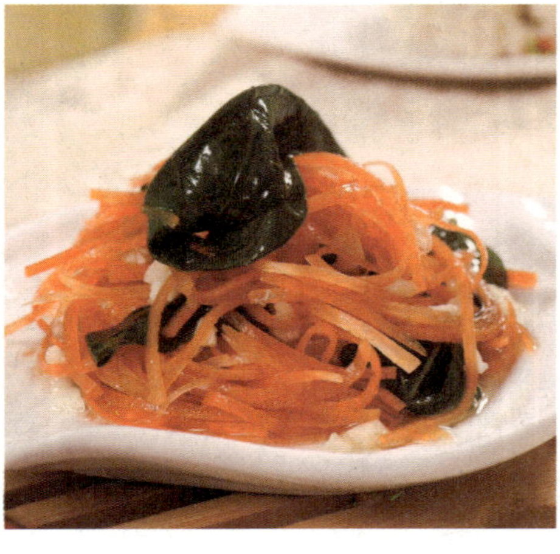

菠菜拌胡萝卜

材料： 菠菜150克，胡萝卜100克。

调料： 葱花、盐、鸡精各适量，香油2克。

做法：

1.菠菜择洗干净，入沸水中焯30秒，捞出，凉凉，沥干水分，切段；胡萝卜洗净，切丝，入沸水中焯熟。

2.取盘，放入菠菜段和胡萝卜丝，用葱花、盐、鸡精和香油调味即可。

糖尿病并发便秘

饮食原则

1. 平衡膳食

单一食品不能满足人体的多种营养素的需要，所以必须通过多样化的饮食，达到饮食平衡。平衡膳食遵循的原则：粗粮细粮搭配，荤素搭配，不挑食，不偏食，好的不要多吃，赖的也不要少吃。

2. 增加膳食纤维摄入量

粗纤维对肠肌是一个持续性的刺激因子，可以促进肠蠕动，缩短粪便在大肠内的时间，保持大便通畅。少吃精白米和精白面粉，多食用糙米和胚牙精米，以及玉米、小米、大麦、小麦皮（麦麸）和全麦粉（黑面包的材料）等杂粮。

此外，根菜类和海藻类食物中纤维较多，如牛蒡、胡萝卜、四季豆、红豆、豌豆、薯类和裙带菜等。蔬菜中纤维含量较高的有蒜苗、金针菇、茭白、苦瓜、韭菜、冬笋、菠菜、芹菜、丝瓜、藕、莴笋等。瓜果类中纤维素含量较高的有鸭梨、苹果、香蕉等。

3. 补充水分

大便的质地与次数和饮水有密切关系，当肠内的水分充足，大便就稀软清溏；如水分过少，大便则干燥硬结。为了使肠腔内保持足够的水分软化大便，就应当养成每天经常喝水的习惯。

凉开水有刺激结肠蠕动的作用，每日定时如厕前10~20分钟喝一大杯凉开水可引起便意。早上起床后，喝下2杯清水（约500毫升）。此时，喝下的水分80%被小肠吸收，10%被大肠吸收，能有效促进排便。

4. 增加脂肪的摄入量

如果糖尿病并发便秘的患者，血脂不高的话，可适量吃些富含油脂的食物，如花生、核桃、松子、杏仁、开心果、葵花子。还可食用花生油、橄榄油、茶花子油、玉米油等富含ω-3脂肪酸的植物油。

5. 少吃刺激性食物

辣椒、浓茶、酒类等刺激性食物不利于大便的排泄，不宜食用。

适合糖尿病并发便秘患者的食物

谷物类	小米、燕麦、莜麦
	黄豆、红小豆
果蔬类	苹果、无花果、菠萝、草莓
	茭白、苦瓜、韭菜、冬笋、菠菜、芹菜、丝瓜、莴笋、白萝卜、芥蓝、魔芋、黄豆芽、红薯
肉蛋奶类	猪瘦肉、牛瘦肉
	无糖酸奶、鸡蛋
水产菌类	香菇、平菇、口蘑、金针菇、木耳、银耳
	裙带菜、海带
其他类	醋
	芝麻、核桃、松子、莲子

一日食谱推荐	
早餐	海带粥+香菇白玉汤
午餐	薏米糙米饭+虾米拌油菜+鱿鱼炒木耳
晚餐	猪肝面+盐水毛豆

早餐

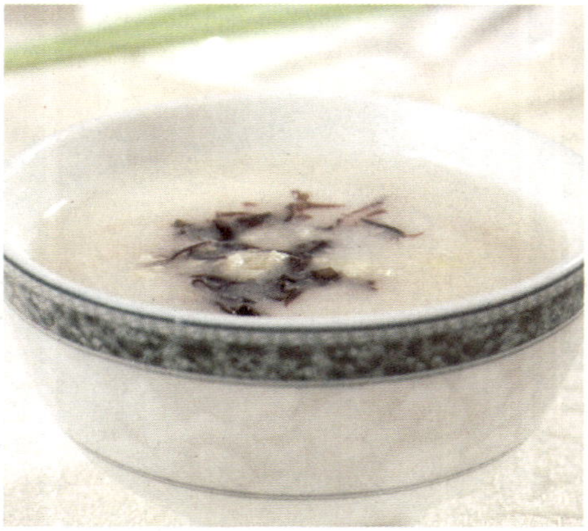

海带粥

材料： 大米50克，海带30克。
调料： 大蒜、盐各适量。
做法：
1. 海带洗净，切碎；大蒜洗净，捣成泥；大米洗净，浸泡30分钟，待用。
2. 锅置火上，放入适量水煮沸，加入大米、海带煮成粥，放入蒜泥、盐稍煮片刻即可。

香菇白玉汤

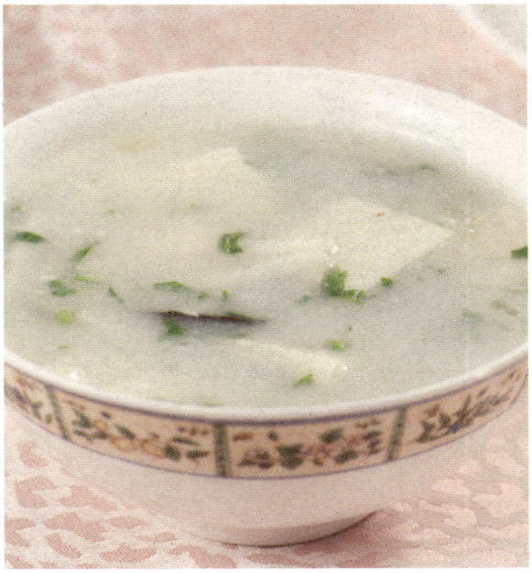

材料： 嫩豆腐200克，干香菇10克，鲜笋50克。

调料： 香菜末、盐、胡椒粉、水淀粉、高汤、鸡精各适量，植物油4克。

做法：

1. 干香菇用温水泡发，洗净，去柄，切成丝；嫩豆腐切成长方形薄片；鲜笋洗净，切成丝。
2. 将炒锅置于火上，倒入油烧热，下入香菇丝、笋丝翻炒片刻出锅。
3. 将高汤倒入锅内，烧开后下入香菇丝、笋丝、豆腐片，加盐、胡椒粉、鸡精，倒入水淀粉勾薄芡，出锅倒入汤碗中，撒上香菜末即成。

午餐

薏米糙米饭

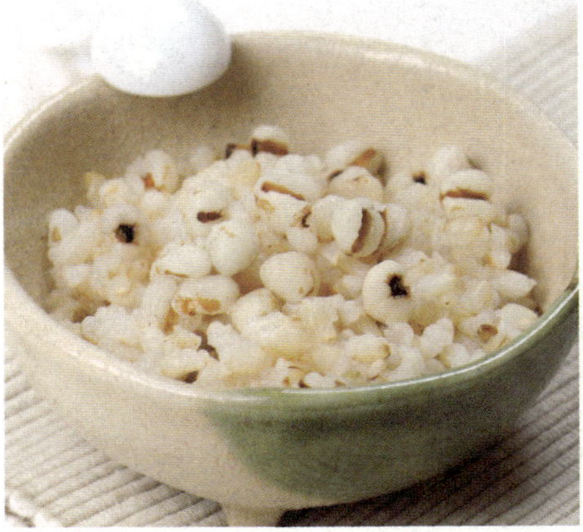

材料： 薏米25克，糙米75克。

做法：

1. 薏米、糙米分别淘洗干净，用清水浸泡4~6小时。
2. 把薏米和糙米一起倒入电饭锅中，放入没过米面2个指腹的清水，盖上锅盖，按下“蒸饭”键，蒸至电饭锅提示米饭蒸好即可。

虾米拌油菜

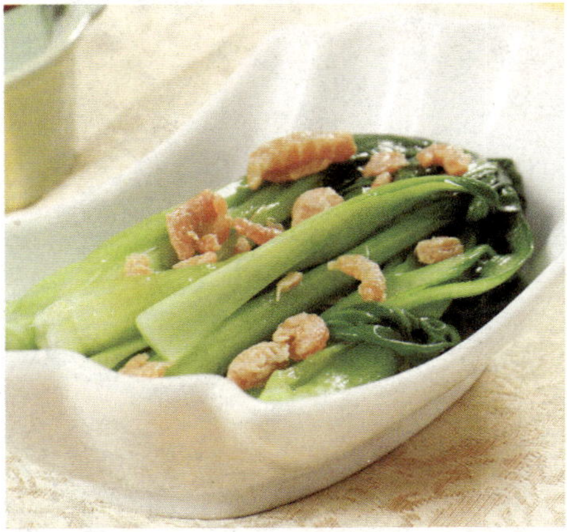

材料： 嫩油菜梗200克，海米30克。

调料： 盐、醋、鸡精各适量，香油3克。

做法：

1. 嫩油菜梗洗净，切成3厘米长的段；海米用温水泡发洗净。
2. 将油菜放入沸水中焯一下，捞出，放入冷水中过凉，捞出，挤净水分，放在盘中。
3. 取碗，放入海米，用盐、醋、鸡精、香油调成调味汁，浇在油菜上，拌匀即可。

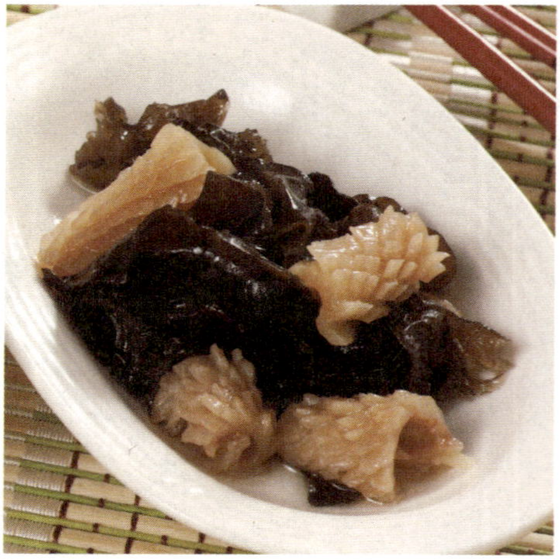

鱿鱼炒木耳

材料： 鲜鱿鱼身200克，水发黑木耳25克。

调料： 葱花、姜丝、盐各适量，植物油4克。

做法：

1.鲜鱿鱼身收拾干净，切片，在背上斜刀切花纹；水发黑木耳择洗干净，撕成小朵。

2.炒锅置火上，倒入植物油，待油温烧至七成热，放入葱花、姜丝炒香。

3.放入鱿鱼片和黑木耳翻炒3分钟，用盐调味即可。

● 晚餐

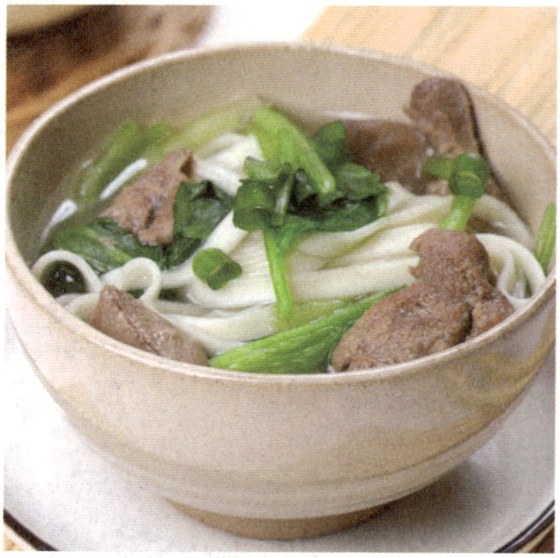

猪肝面

材料： 猪肝100克，菠菜50克，面条150克。

调料： 胡椒粉、葱花、鸡精、料酒、高汤、盐各适量。

做法：

1.猪肝洗净，切薄片，用盐、料酒拌匀腌渍片刻；菠菜洗净，切小段。

2.锅置火上，加水烧开，放入面条煮熟，捞入碗内。

3.锅内加高汤烧开，放盐、鸡精调味，放入猪肝片、菠菜段煮开，撒入葱花、胡椒粉，倒入面碗内即可。

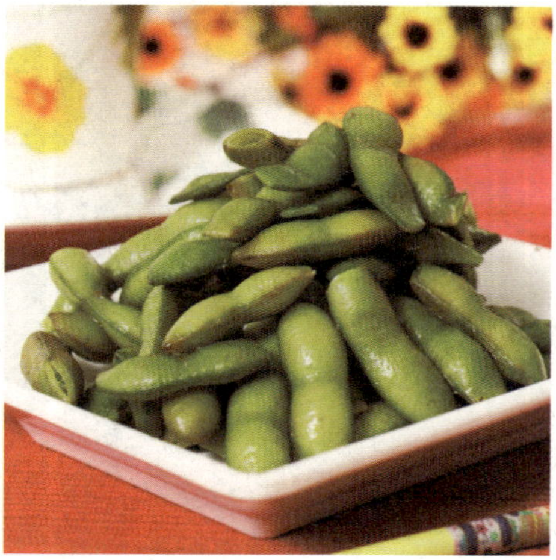

盐水毛豆

材料： 新鲜毛豆500克。

调料： 盐、葱段、姜块、料酒各适量。

做法：

1.毛豆洗净，捞出沥水，剪去两头。

2.汤锅里放适量清水，倒入毛豆，放盐、料酒、葱段、姜块，开锅后再煮几分钟至毛豆完全熟透时关火，泡1~2小时，捞起就好了。

第6章

不同能量的全天降糖食谱速查

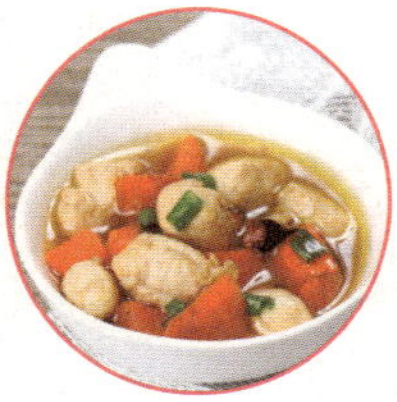
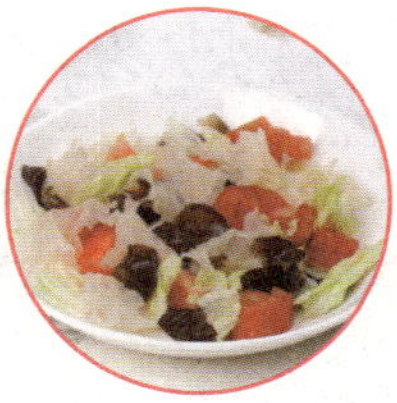
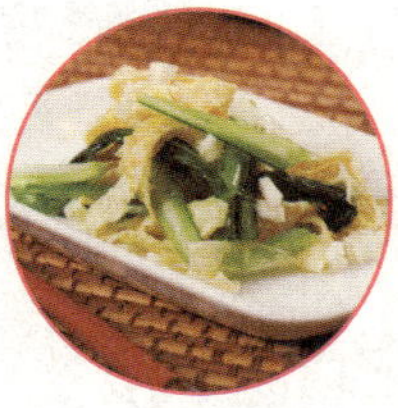
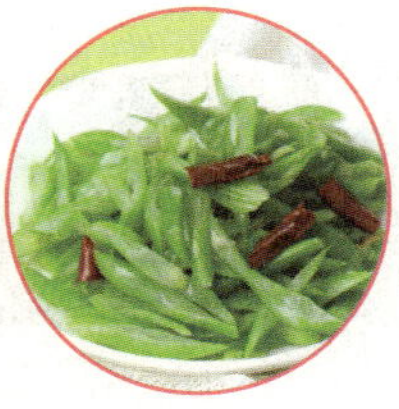
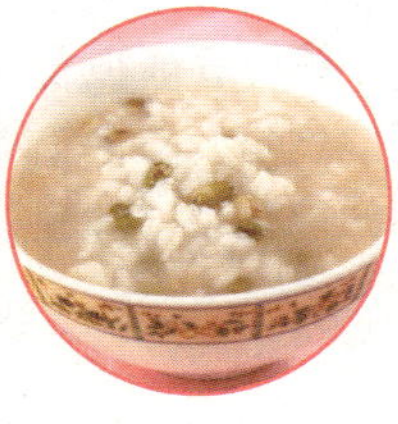
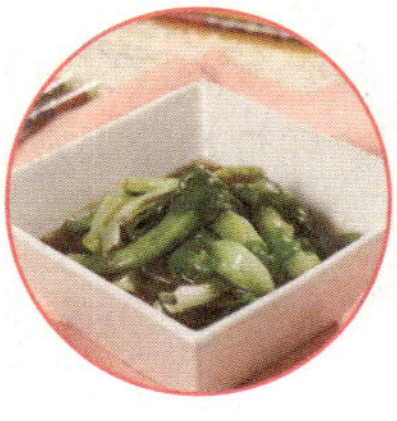
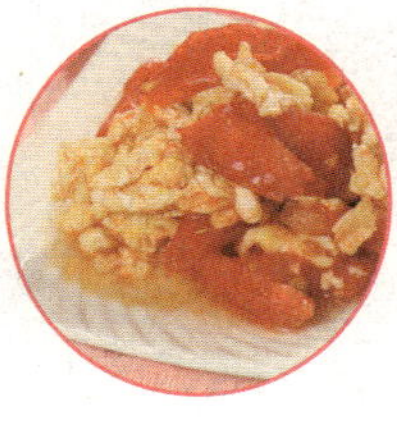
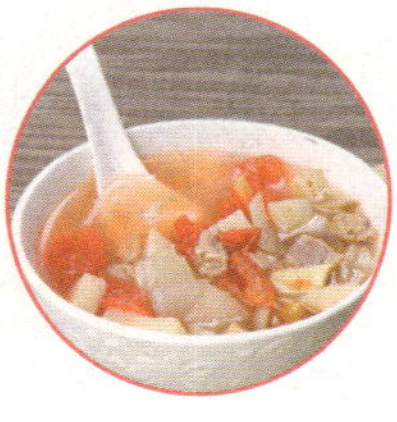

1200~1300千卡全天降糖食谱

一日食谱推荐	
早餐	麻酱花卷+番茄炒鸡蛋
午餐	高粱米饭+清蒸鲫鱼+蒜香茼蒿菜
晚餐	小窝头+芹菜鸡片+炝扁豆丝

早餐

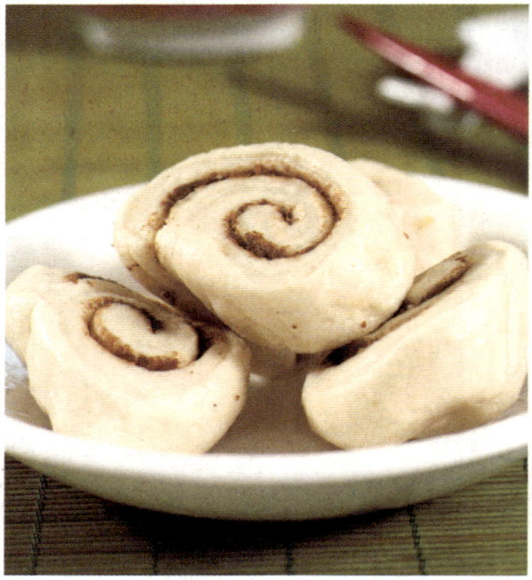

麻酱花卷

材料： 面粉50克，麻酱5克，酵母适量。

做法：

1. 酵母加适量温开水搅拌至溶解；面粉倒入盛器中，淋入酵母水和适量清水和成表面光滑的面团，盖上湿布，充分饧发；麻酱加少许凉开水调稀。
2. 在案板上撒一些面粉，放上饧发好的面团，擀成厚度为三四毫米的薄面皮，均匀地涂抹上一层调稀的麻酱，卷起，用刀切成若干个小面卷，制成花卷生坯，送入蒸锅，盖上盖子静置16分钟左右，然后用大火蒸10~15分钟即可。

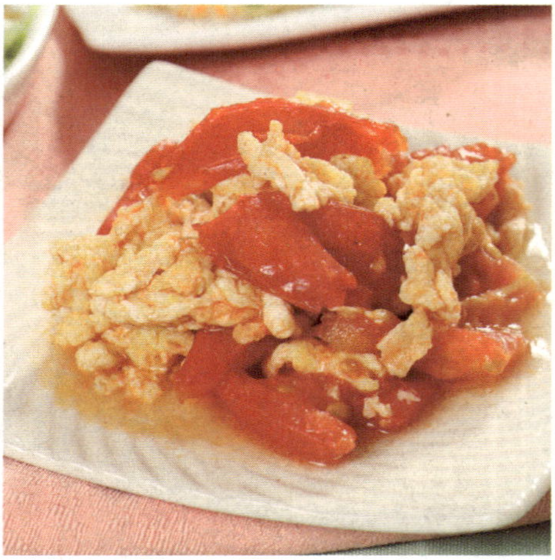

番茄炒鸡蛋

材料： 番茄100克，鸡蛋1个。

调料： 葱花、盐各适量，植物油2克。

做法：

1. 番茄洗净，去蒂，切月牙瓣；鸡蛋磕入碗中，打散。
2. 炒锅置火上烧热，倒入植物油，淋入鸡蛋液炒熟，铲成块，盛出；原锅倒入适量植物油，炒香葱花，放入番茄翻炒均匀，盖上锅盖，烧至番茄出汤，加炒好的鸡蛋块，加少许盐调味即可。

午餐

高粱米饭

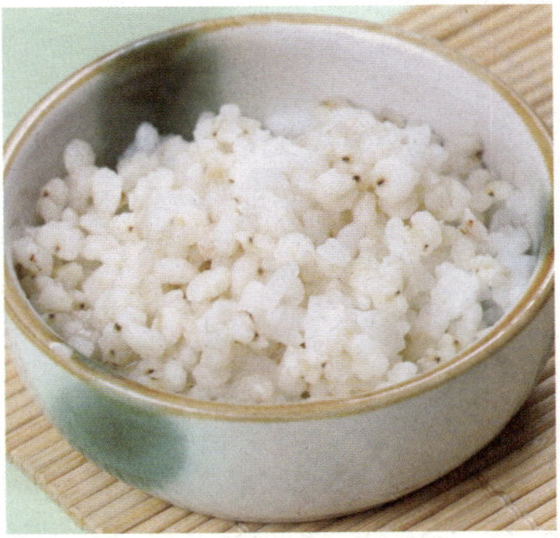

材料： 大米50克，高粱米25克。

做法：

1.高粱米淘洗干净，用清水浸泡1~2小时；大米淘洗干净。

2.高粱米和大米一起倒入电饭锅中，倒入适量清水，盖上锅盖，按下“蒸饭”键，蒸至电饭锅提示米饭蒸好即可。

清蒸鲫鱼

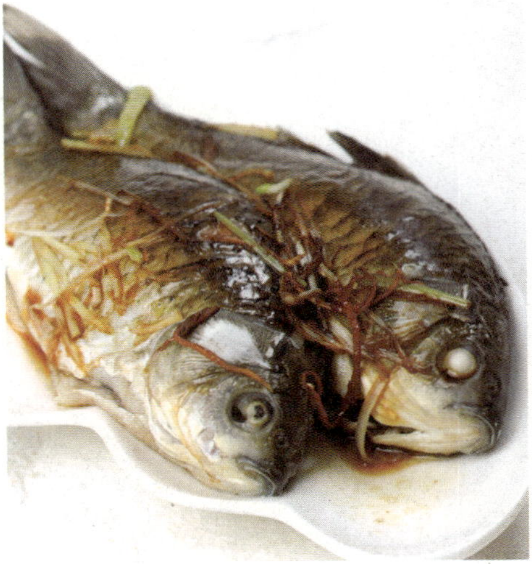

材料： 鲫鱼250克。

调料： 葱丝、姜丝、姜片、盐各适量，植物油2克。

做法：

1.鲫鱼收拾干净，在鱼身内外涂抹上盐，腌渍10~15分钟。

2.取盘，平铺上葱丝和姜片，放上鲫鱼、姜片，送入烧开的蒸锅中，用中火蒸8分钟，关火，焖2~3分钟，取出，拣出葱丝和姜片，倒掉盘中的汤汁。

3.炒锅置火上烧热，倒入植物油，炒香葱丝和姜丝，淋入适量酱油烧沸，淋在鱼身上即可。

蒜香茼蒿菜

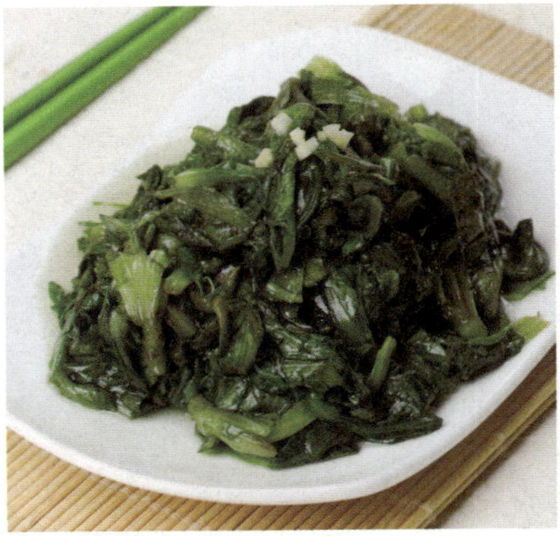

材料： 茼蒿250克。

调料： 大蒜、盐、鸡精各适量，植物油2克。

做法：

1.茼蒿择洗干净，切段；大蒜去皮，洗净，剁成蒜末。

2.炒锅置火上烧热，倒入植物油，炒香葱花，下入茼蒿翻炒至熟，加盐、鸡精和蒜末翻炒均匀即可。

晚餐

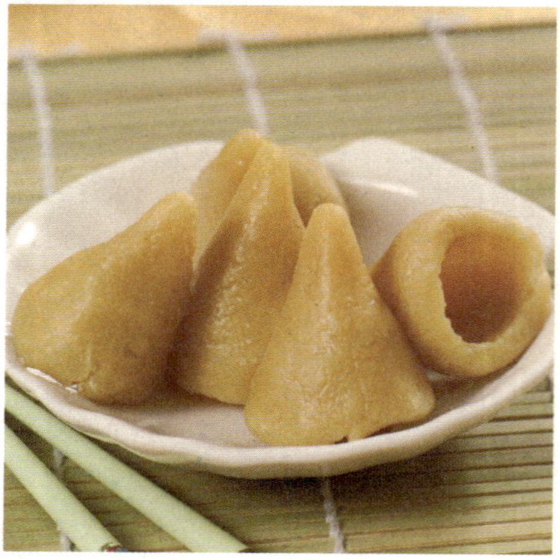

小窝头

材料： 面粉50克，玉米面25克。

做法：

1. 面粉和玉米面倒入盛器中，加入适量清水揉至均匀、上劲的面团，面团搓长条，揪成大小均匀的剂子。
2. 逐一取剂子攒成球，团成圆锥形，制成小窝头生坯，在底部的中间位置戳一个洞，送入烧开的蒸锅蒸10分钟即可。

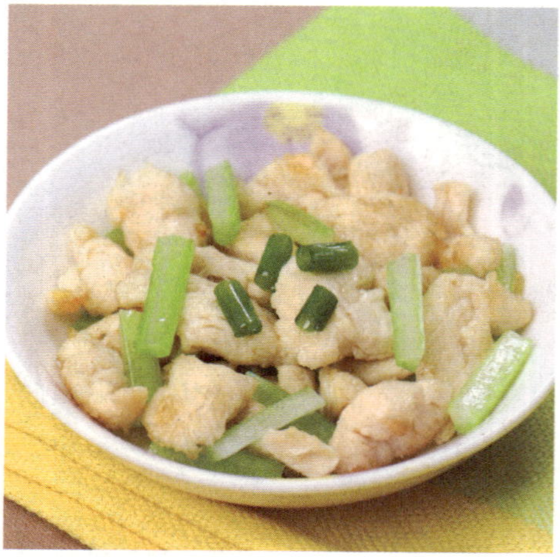

芹菜鸡片

材料： 芹菜50克，鸡胸脯肉50克。

调料： 葱花、盐、鸡精各适量，植物油2克。

做法：

1. 芹菜择洗干净，放入沸水中焯烫，捞出，沥干水分，切斜段；鸡胸脯肉洗净，切片。
2. 炒锅置火上烧热，倒入植物油，炒香葱花，放入鸡片煸熟，下入芹菜段翻炒均匀，加盐和鸡精调味即可。

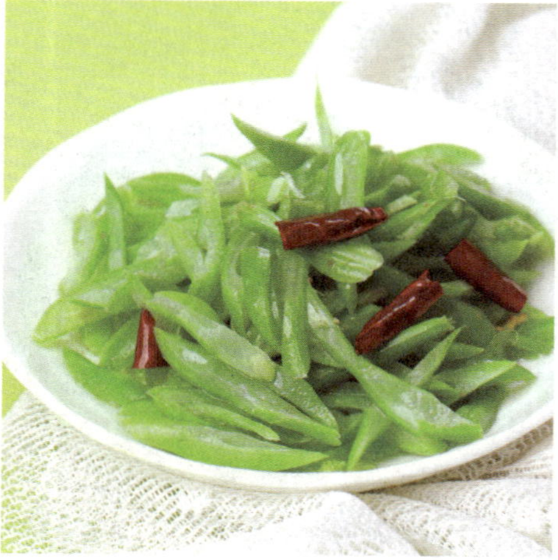

炝扁豆丝

材料： 扁豆150克。

调料： 葱花、干辣椒段、盐、鸡精各适量，植物油2克。

做法：

1. 扁豆洗净，择去边筋，切丝，放入沸水中焯熟，捞出，沥干水分，装盘，加盐和鸡精。
2. 炒锅置火上烧热，倒入植物油，放入葱花和干辣椒段炸香，离火，淋在盘中的扁豆丝上拌匀即可。

1400~1500 千卡全天降糖食谱

一日食谱推荐	
早餐	牛肉胡萝卜包+蒜泥茄子
午餐	二米饭+红烧平鱼+番茄菜花
晚餐	馒头+肉末白菜炖豆腐+清炒西葫芦

早餐

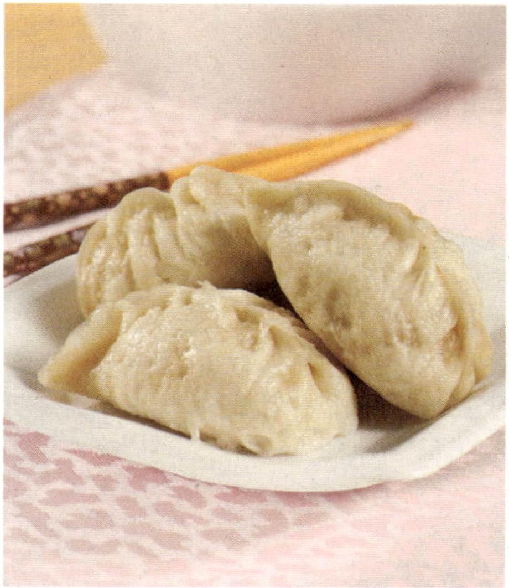

牛肉胡萝卜包

材料： 面粉50克，牛肉末25克，胡萝卜末100克，酵母适量。

调料： 姜末、葱末、盐、鸡精各适量，香油1克。

做法：

1.酵母加温开水搅拌至溶解；面粉淋入酵母水和适量清水和成表面光滑的面团，充分饧发。

2.将牛肉末、胡萝卜末、葱末、姜末放入盆中，加盐、鸡精、香油拌匀，调成包子馅。

3.将饧发好的面团搓长条，揪成大小均匀的面剂，擀成包子皮，包入适量馅，制成包子生坯，饧发15分钟左右，放入烧开的蒸锅中，用大火蒸20分钟即可。

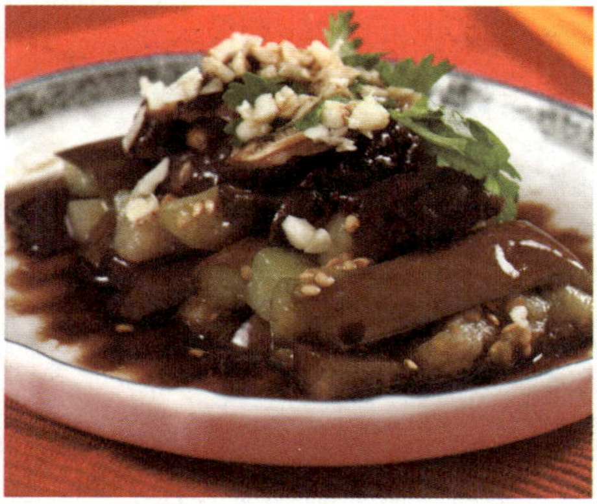

蒜泥茄子

材料： 茄子100克。

调料： 葱末、香菜末、蒜泥、盐、鸡精各适量，香油1克。

做法：

1.茄子去蒂，洗净，蒸熟，取出凉至温热，用手撕成茄条。

2.把撕好的茄条放入盘中，加葱末、香菜末、蒜泥、盐和鸡精，淋入香油拌匀即可。

● 午餐

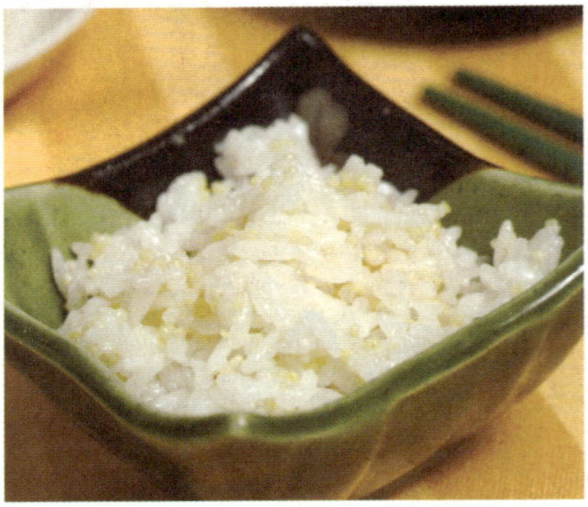

二米饭

材料：大米80克，小米20克。

做法：

1.大米和小米分别淘洗干净。

2.大米和小米一起倒入电饭锅中，倒入适量清水，盖上锅盖，按下“蒸饭”键，蒸至电饭锅提示米饭蒸好即可。

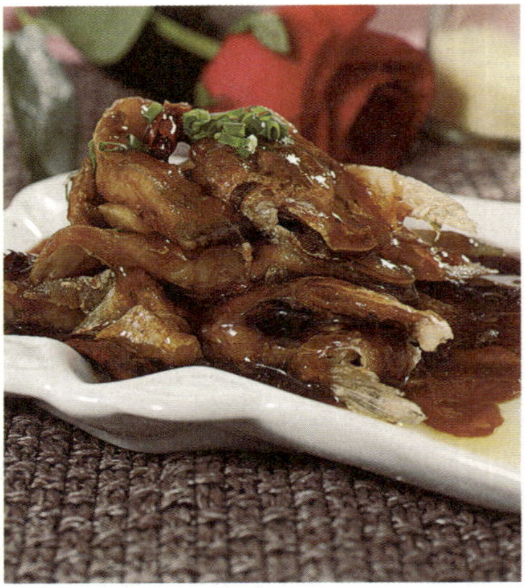

红烧平鱼

材料：平鱼150克。

调料：葱花、胡椒粉、干朝天椒段、蒜片、姜片、酱油、醋、盐各适量，植物油5克。

做法：

1.平鱼去鳞，除鳃和内脏，洗净，控水，切段。

2.炒锅放火上，倒入植物油，待油烧至五成热，放入平鱼段煎至两面的鱼肉变白。

3.放入葱花、花椒粉、干朝天椒段、蒜片、姜片炒出香味后淋入适量的醋，然后倒入适量水、酱油，大火烧开后加入盐，转小火烧至锅内的汤汁黏稠即可。

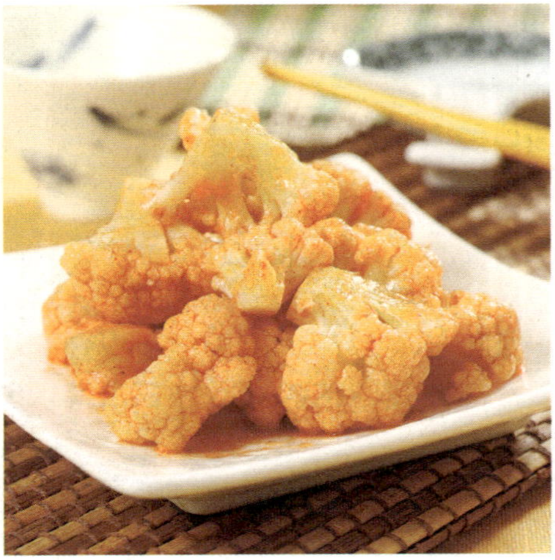

番茄菜花

材料：菜花250克，番茄50克。

调料：葱花、盐各适量，植物油2克。

做法：

1.菜花择洗干净，掰成小朵，洗净，放入沸水中焯烫1分钟，捞出；番茄洗净，去蒂，切月牙瓣。

2.炒锅置火上烧热，倒入植物油，炒香葱花，放入番茄烧至略微出汤，下入菜花，加盐调味即可。

● 晚餐

馒头

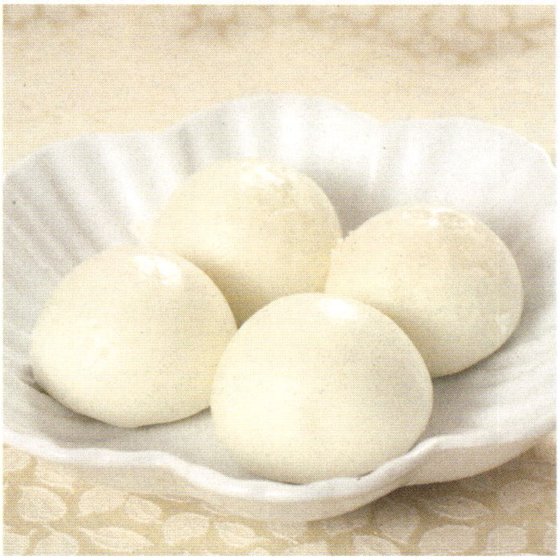

材料： 面粉75克，酵母适量。

做法：

1.酵母淋入适量温水搅拌至溶解；面粉倒入盛器中，淋入酵母水和适量清水和成表面光滑的面团，充分饧发。

2.饧发好的面团搓长条，切成大小均匀的面剂，逐个团成圆球形，制成馒头生坯，送入蒸锅中饧发15分钟左右，然后用大火蒸15~20分钟即可。

肉末白菜炖豆腐

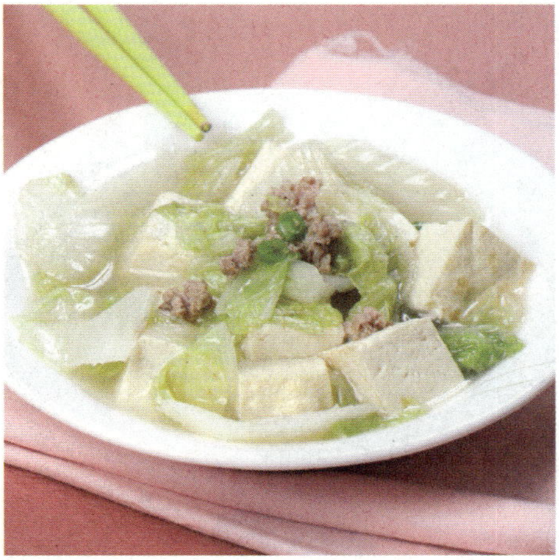

材料： 瘦肉25克，大白菜50克，豆腐100克。

调料： 葱花、盐、鸡精各适量，植物油1克。

做法：

1.瘦肉洗净，剁成肉末；大白菜择洗干净，削成片；豆腐洗净，切块。

2.炒锅置火上烧热，倒入植物油，炒香葱花，放入肉末煸至变色，放入大白菜片和豆腐块，淋入少许清水，汤沸后加入盐，烧至大白菜熟透，加鸡精调味即可。

清炒西葫芦

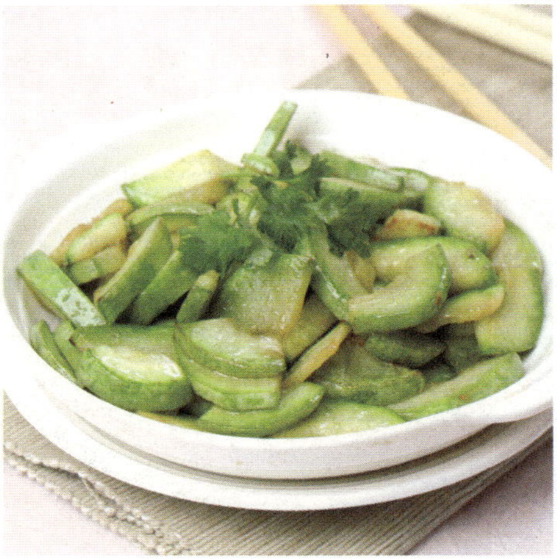

材料： 西葫芦200克。

调料： 葱花、蒜末、香菜末、盐、鸡精各适量，植物油2克。

做法：

1.西葫芦洗净，去蒂，切片。

2.炒锅置火上烧热，倒入植物油，炒香葱花、蒜末，放入西葫芦片翻炒均匀，淋入适量清水烧至熟软，加盐和鸡精调味，撒上香菜末即可。

1600~1700千卡全天降糖食谱

一日食谱推荐	
早餐	黑米面发糕+鲜蘑炒莴笋
午餐	红豆饭+炝西蓝花+红烧鸡块
晚餐	花生馒头+腐竹拌黄瓜+洋葱炒木耳

早餐

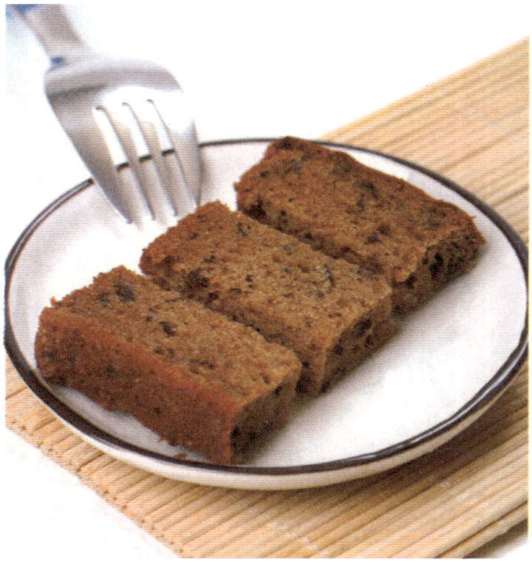

黑米面发糕

材料： 黑米面25克，面粉50克，酵母适量。

做法：

1.酵母用适量温开水搅拌至溶化；黑米面和面粉一同倒入盛器中，分少量多次地淋入酵母水和适量清水和成稀面糊。

2.取一个干净的白钢小盆，在内壁上涂抹上一层植物油，倒入面糊抹平，饧发至原面糊体积的两倍。

3.蒸锅置火上，倒入适量清水，放上蒸帘，放入饧发好的面糊，待蒸锅中的水开后用大火蒸20分钟，取出，切块，装盘食用即可。

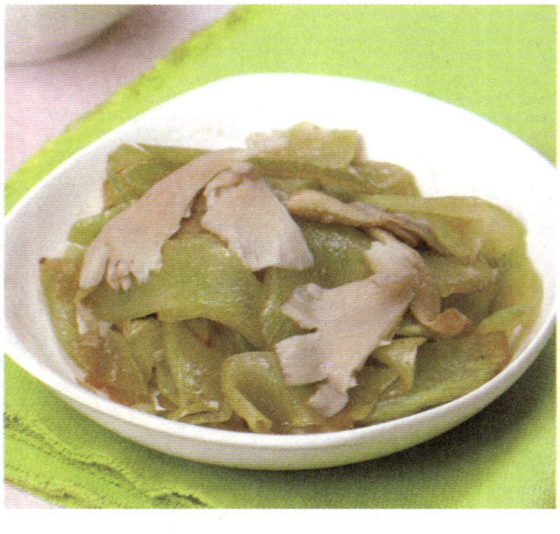

鲜蘑炒莴笋

材料： 莴笋200克，平菇50克。

调料： 葱花、盐、鸡精各适量，植物油4克。

做法：

1.莴笋去老皮和黄叶，洗净，茎切片，叶切段；平菇择洗干净，撕成小瓣，放入沸水中焯熟，捞出。

2.炒锅置火上烧热，倒入植物油，炒香葱花，放入莴笋翻炒均匀，淋入少许清水烧至熟透，下入焯好的平菇，加盐和鸡精调味即可。

午餐

红豆饭

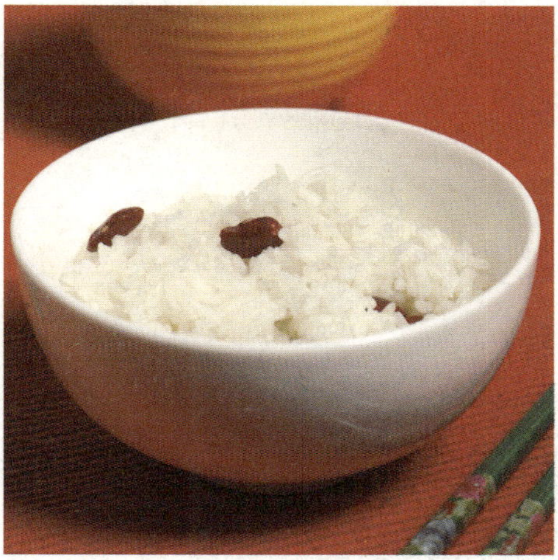

材料： 大米75克，红小豆25克。

做法：

1.红小豆淘洗干净，用清水浸泡4~6小时；大米淘洗干净。

2.大米和红小豆一起倒入电饭锅中，倒入适量清水，盖上锅盖，按下“蒸饭”键，蒸至电饭锅提示米饭蒸好即可。

炝西蓝花

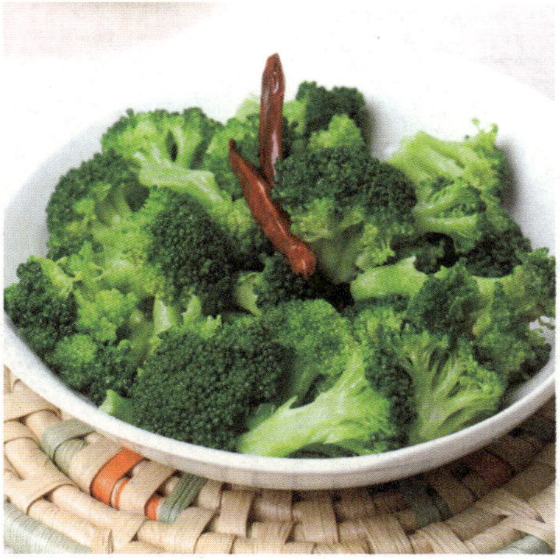

材料： 西蓝花250克。

调料： 葱花、干红辣椒段、盐、鸡精各适量，植物油4克。

做法：

1.西蓝花择洗干净，掰成小朵，放入沸水中焯烫1分钟，捞出，沥干水分，装盘，加盐和鸡精拌匀。

2.炒锅置火上烧热，倒入植物油，炒香葱花和干红辣椒段，离火，淋在盘中的西蓝花上拌匀即可。

红烧鸡块

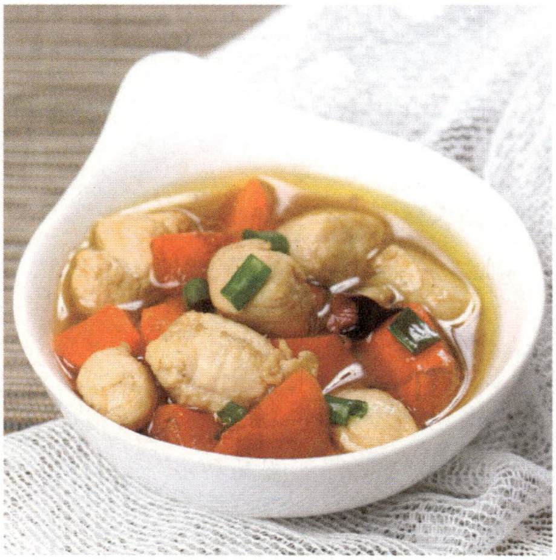

材料： 鸡腿肉100克，胡萝卜50克。

调料： 葱花、大料、盐、酱油各适量，植物油4克。

做法：

1.鸡腿肉洗净，切块，用沸水焯烫去血水；胡萝卜择洗干净，切块。

2.炒锅置火上烧热，倒入植物油，炒香葱花，放入鸡腿肉块、胡萝卜块和大料翻炒均匀，淋入适量酱油和清水，汤沸时加入盐，烧至鸡腿肉熟透，锅中留有少量汤汁即可。

● 晚餐

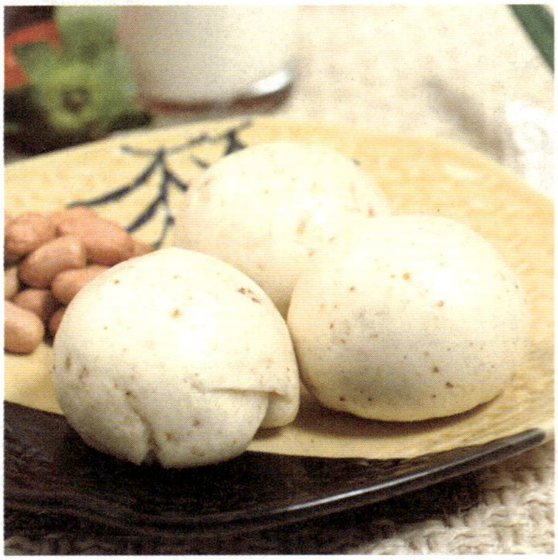

花生馒头

材料： 面粉50克，熟花生碎25克，酵母适量。

做法：

1.酵母用适量温水搅拌至溶解；将酵母水和适量清水分少量多次淋入面粉，搅拌至面粉开始结成块，加入花生碎反复揉搓面，将面揉搓成团，充分饧发。

2.将饧发好的面团搓成条，切成大小均匀的剂子，逐个揉成半圆形，制成馒头生坯，饧发15分钟左右，放入烧开的蒸锅蒸15~20分钟即可。

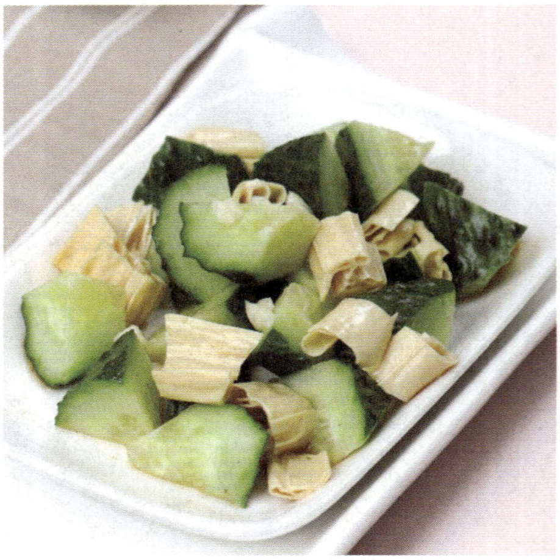

腐竹拌黄瓜

材料： 黄瓜200克，干腐竹10克。

调料： 盐、醋、蒜末、香菜末各适量，香油3克。

做法：

1.干腐竹用清水泡发，洗净，用沸水焯烫30秒，捞出，沥干水分；黄瓜洗净，去蒂，切块。

2.取小碗，加盐、醋、蒜末、香油、香菜末搅拌均匀，制成调味汁。

3.取盘，放入腐竹和黄瓜块，淋入调味汁拌匀即可。

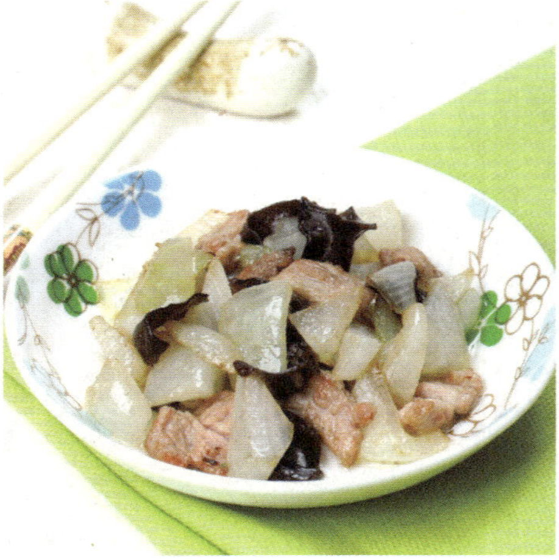

洋葱炒木耳

材料： 洋葱100克，瘦肉25克，干木耳10克。

调料： 盐、鸡精各适量，植物油3克。

做法：

1.干木耳用清水泡发，洗净，撕成小朵；瘦肉洗净，切片；洋葱撕去老膜，去蒂，洗净，切块。

2.炒锅置火上烧热，倒入植物油，放入瘦肉片煸至变色，下入洋葱块和木耳，淋入少许清水烧至洋葱熟软，加盐和鸡精调味即可。

1800~1900 千卡全天降糖食谱

一日食谱推荐	
早餐	韭菜鸡蛋素包+拌杂菜
午餐	杂粮饭+海带炖丝瓜+肉末炒豇豆
晚餐	绿豆粥+蚝油生菜+红烧海虾

●早餐

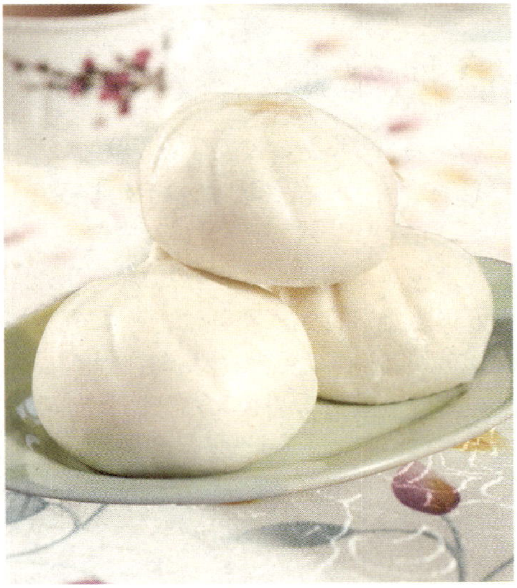

韭菜鸡蛋素包

材料： 面粉75克，韭菜200克，鸡蛋1个（约60克），酵母适量。

调料： 植物油、盐各适量，香油3克。

做法：

1.酵母加适量温开水搅拌至溶解，与面粉和成表面光滑的面团，充分饧发。

2.韭菜择洗干净，切末；鸡蛋磕入碗中，打散，用植物油炒熟铲碎；将韭菜末、鸡蛋碎拌在一起，加入盐和香油调成包子馅。

3.将饧发好的面团包入适量馅，制成包子生坯，再饧发10分钟左右，放入烧开的蒸锅中蒸10~15分钟即可。

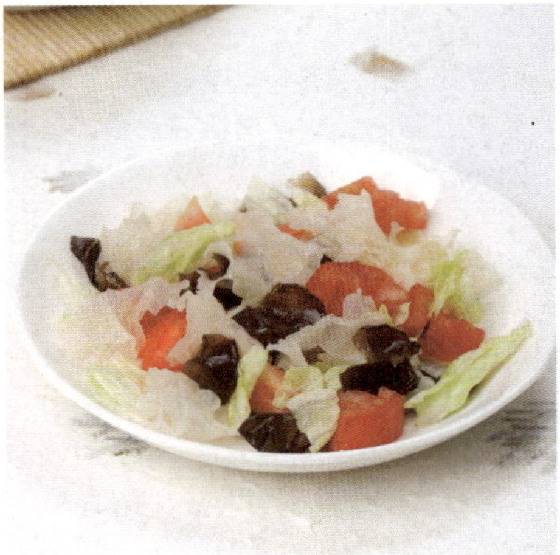

拌杂菜

材料： 黑木耳5克，银耳5克，生菜50克，番茄50克。

调料： 盐、蒜末、醋各适量，香油4克。

做法：

1.黑木耳和银耳用清水泡发，洗净，撕成小朵，放入沸水中焯烫一下；生菜择洗干净，撕成小片；番茄洗净，去蒂，切月牙瓣。

2.将盐、蒜末、醋、香油搅拌均匀，制成调味汁。

3.取盘，放入黑木耳、银耳、生菜和番茄，淋入调味汁拌匀即可。

午餐

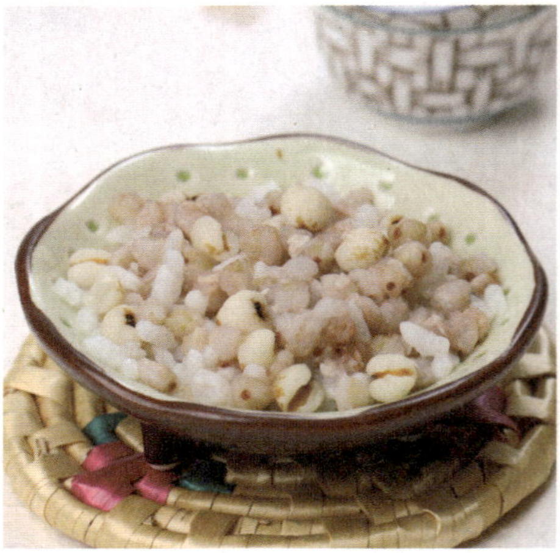

杂粮饭

材料： 大米50克，薏米25克，荞麦米25克。

做法：

1.薏米、荞麦米淘洗干净，分别用清水浸泡2~3小时；大米淘洗干净。

2.大米、薏米、荞麦米一起倒入电饭锅中，加入适量清水，盖上锅盖，按下“蒸饭”键，蒸至电饭锅提示米饭蒸好即可。

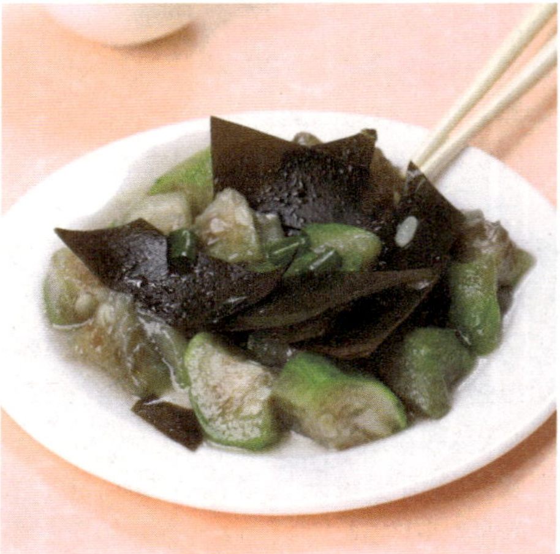

海带炖丝瓜

材料： 水发海带100克，去皮丝瓜150克。

调料： 葱花、盐、鸡精各适量，植物油4克。

做法：

1.水发海带洗净，切菱形片；丝瓜切滚刀块。

2.炒锅置火上烧热，倒入植物油，炒香葱花，放入丝瓜块和海带片，翻炒均匀，淋入少许清水炖至丝瓜熟透，加盐和鸡精调味即可。

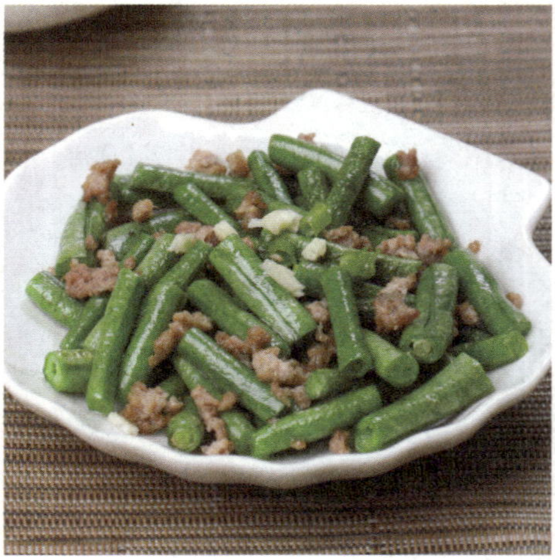

肉末炒豇豆

材料： 豇豆150克，猪瘦肉75克。

调料： 葱花、蒜末、盐、鸡精各适量，植物油4克。

做法：

1.豇豆择洗干净，切段；猪瘦肉洗净，剁成肉末。

2.炒锅置火上烧热，倒入植物油，炒香葱花，放入肉末煸至变色，下入豇豆翻炒均匀，淋入少许清水，烧至豇豆熟透，加入盐和蒜末，炒至闻到蒜香味，再用鸡精调味即可。

晚餐

绿豆粥

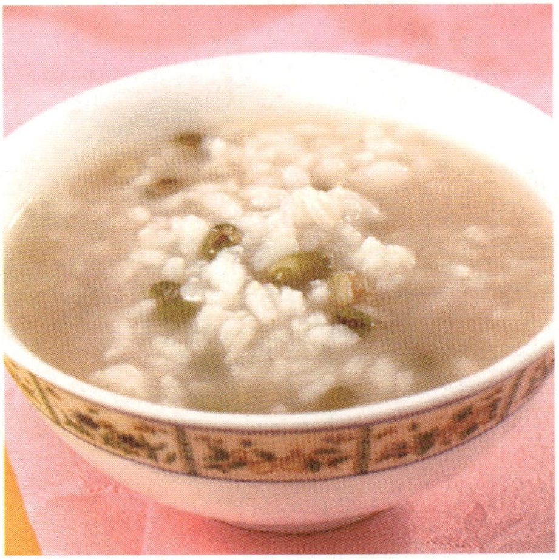

材料： 大米80克，绿豆20克。

做法：

1.绿豆淘洗干净，用清水浸泡4~6小时；大米淘洗干净。

2.汤锅置火上，倒入适量清水烧开，放入绿豆和大米，用小火煮至绿豆和大米开花即可。

蚝油生菜

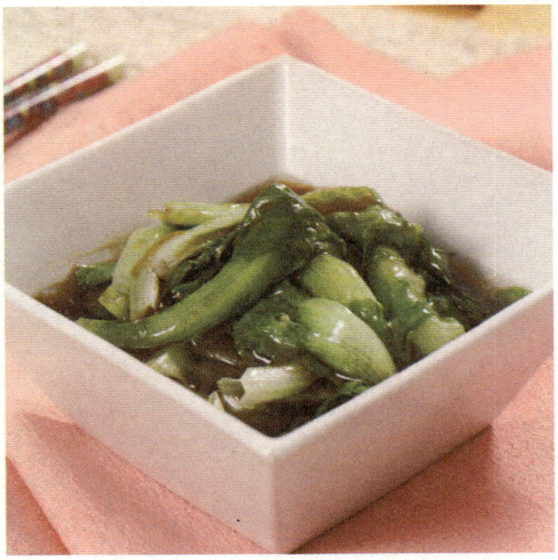

材料： 生菜300克。

调料： 葱花、酱油、盐、蚝油各适量，水淀粉少许，植物油4克。

做法：

1.生菜择洗干净，撕成小片，放入沸水中焯烫30秒，捞出，沥干水分，装盘。

2.炒锅置火上烧热，倒入植物油，炒香葱花，放入蚝油和酱油，淋入少许清水烧开，加盐调味，用水淀粉勾薄芡，浇在盘中焯好的生菜上即可。

红烧海虾

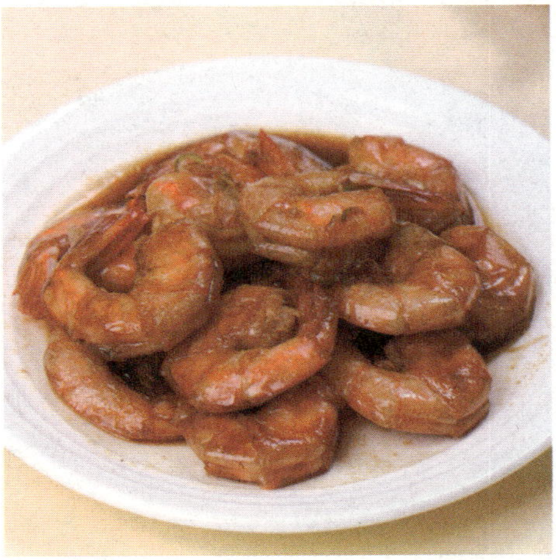

材料： 海虾120克。

调料： 葱花、姜末、酱油、盐各适量，植物油4克。

做法：

1.海虾剪去虾枪和虾须，剪开后背，挑出虾线，洗净。

2.炒锅置火上烧热，倒入植物油，炒香葱花和姜末，放入海虾翻炒均匀，加入适量盐，淋入适量酱油和清水烧至海虾熟透即可。

2000~2100千卡全天降糖食谱

一日食谱推荐	
早餐	五香咸味花卷+菠菜炒鸡蛋
午餐	燕麦片焖米饭+虾仁油菜+肉片烧苦瓜
晚餐	玉米面发糕+莴笋炝拌绿豆芽+什锦牛肉汤

早餐

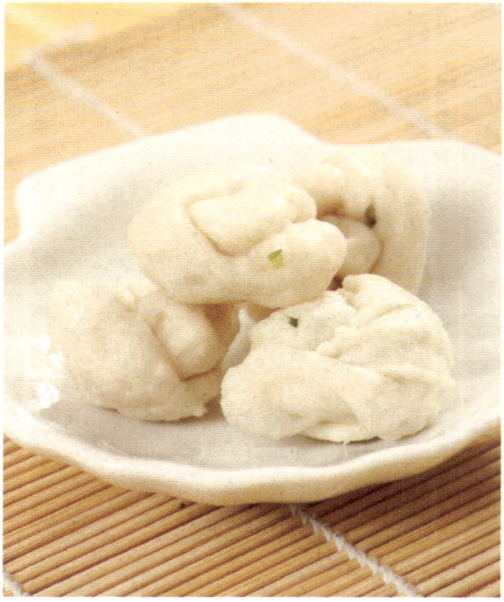

五香咸味花卷

材料： 面粉100克。

调料： 植物油1克，盐、五香粉、酵母各适量。

做法：

1.酵母加适量温开水搅拌至溶解；面粉倒入盛器中，淋入酵母水和适量清水和成表面光滑的面团，盖上湿布，充分饧发。

2.在案板上撒一些面粉，放上饧发好的面团，擀成薄面皮，均匀地涂抹上植物油，撒上盐和五香粉，卷起，用刀切成若干个小面卷，逐一取小面卷捏扁并拉长，左手不动，右手旋转两圈拧成麻花状，把两端接口重叠捏紧，制成花卷生坯，再饧发15分钟左右，送入蒸锅蒸10~15分钟即可。

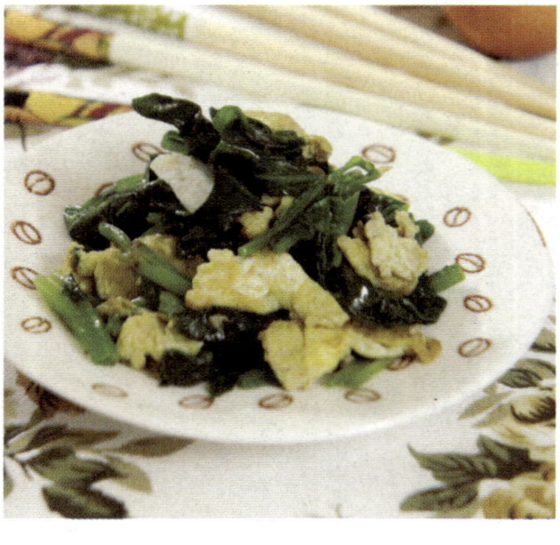

菠菜炒鸡蛋

材料： 菠菜200克，鸡蛋1个。

调料： 葱花、盐各适量，植物油4克。

做法：

1.菠菜择洗干净，放入沸水中焯烫30秒，捞出，沥干水分，切段；鸡蛋磕入碗中，打散。

2.炒锅置火上烧热，倒入一半植物油，淋入鸡蛋液炒熟，盛出。

3.原锅倒入剩下的植物油，炒香葱花，放入焯好的菠菜段和炒熟的鸡蛋，加盐调味即可。

● 午餐

燕麦片焖米饭

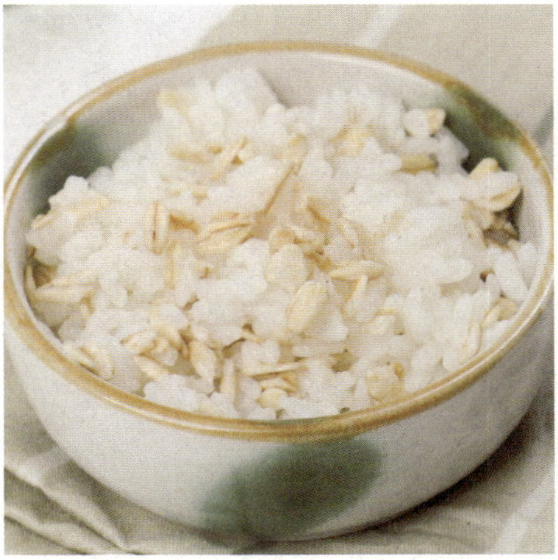

材料： 燕麦片20克，大米80克。

做法：

1.大米和燕麦片分别淘洗干净。

2.大米和燕麦片一起倒入电饭锅中，倒入适量清水，盖上锅盖，按下“蒸饭”键，蒸至电饭锅提示米饭蒸好即可。

虾仁油菜

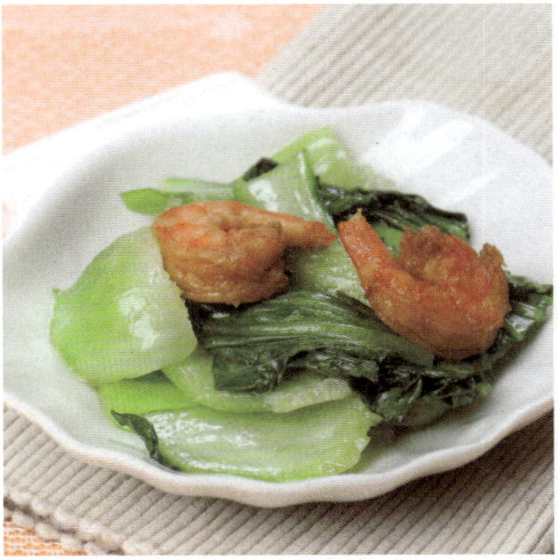

材料： 油菜200克，虾仁50克。

调料： 葱花、盐各适量，植物油4克。

做法：

1.油菜择洗干净；虾仁挑去虾线，洗净。

2.炒锅置火上烧热，倒入植物油，炒香葱花，放入虾仁炒至变色，下入油菜翻炒至熟，加盐调味即可。

肉片烧苦瓜

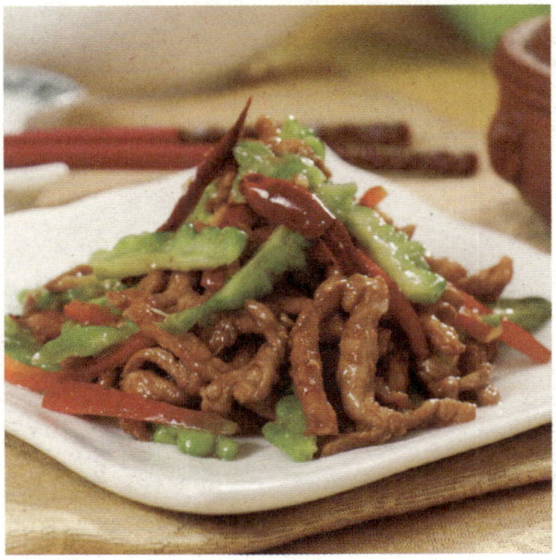

材料： 苦瓜200克，瘦肉50克。

调料： 葱花、盐、鸡精各适量，植物油5克。

做法：

1.苦瓜去蒂，切开，去瓤和子，洗净，切片；瘦肉洗净，切片。

2.炒锅置火上烧热，倒入植物油，炒香葱花，放入瘦肉片煸至变色，下入苦瓜片翻炒均匀，淋入少许清水烧至苦瓜熟透，加盐和鸡精调味即可。

晚餐

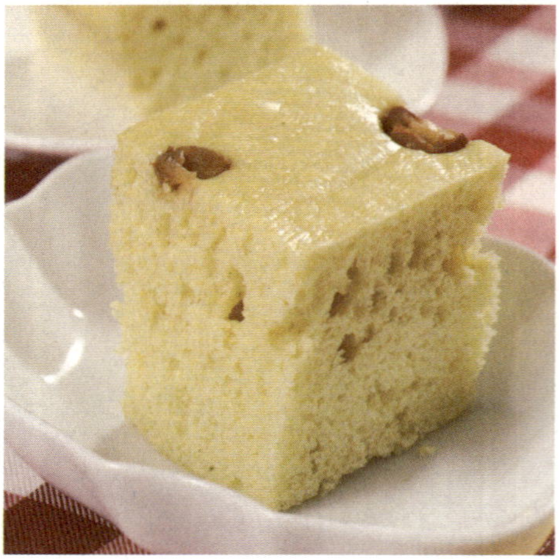

玉米面发糕

材料： 玉米面60克，面粉50克。

做法：

1.酵母用适量温开水搅拌至溶解；玉米面和面粉一同倒入盛器中，分少量多次地淋入酵母水和适量清水，和成稀面糊。

2.取一个干净的白钢小盆，在内壁上涂抹一层植物油，倒入面糊抹平，饧发至原面糊体积的两倍。

3.蒸锅置火上，倒入适量清水，放上蒸帘，放入饧发好的面糊，待蒸锅中的水开后用大火蒸20分钟左右，取出，切块，装盘食用即可。

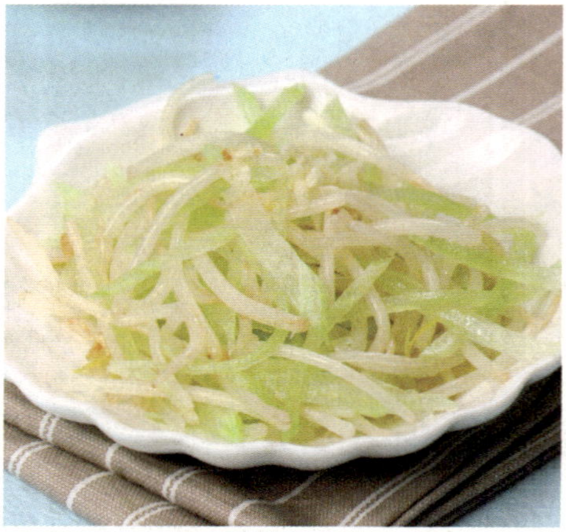

莴笋炝拌绿豆芽

材料： 绿豆芽150克，莴笋50克。

调料： 盐、蒜末、醋各适量，香油4克。

做法：

1.绿豆芽择洗干净，放入沸水中焯至断生；莴笋去叶留茎，削去老皮，洗净，切丝。

2.取小碗，加盐、蒜末、醋、香油拌匀，制成调味汁。

3.取盘，放入绿豆芽、莴笋，淋入调味汁拌匀即可。

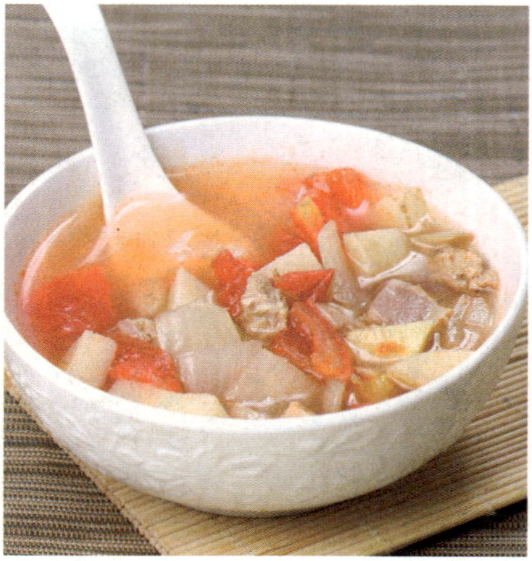

什锦牛肉汤

材料： 牛肉25克，土豆100克，洋葱65克，番茄50克。

调料： 葱段、姜片、盐、鸡精各适量。

做法：

1.牛肉洗净，切块，放入沸水中焯烫去血水；土豆去皮，洗净，切块；洋葱撕去老膜，去蒂，洗净，切块；番茄洗净，去蒂，切月牙瓣。

2.汤锅置火上，放入牛肉块、土豆块、葱段、姜片，倒入没过锅中食材的清水烧至牛肉九成熟，下入洋葱块和番茄煮至牛肉熟透，加盐和鸡精调味即可。

附录A 食物血糖生成指数

糖类

食物名称	食物血糖生成指数	食物名称	食物血糖生成指数
葡萄糖	100.0	麦芽糖	105.0
绵白糖	83.8	蜂蜜	73.0
蔗糖	65.0	胶质软糖	80.0
果糖	23.0	巧克力	49.0
乳糖	46.0		

薯类、淀粉制品

食物名称	食物血糖生成指数	食物名称	食物血糖生成指数
土豆	62.0	土豆泥	87.0
土豆（煮）	66.4	土豆粉条	13.6
土豆（烤）	60.0	红薯（煮）	76.7
土豆（蒸）	65.0	藕粉	32.6
土豆（用微波炉烤）	82.0	苕粉	34.5
土豆（烧烤，无油脂）	85.0	粉丝汤（豌豆）	31.6

豆类

食物名称	食物血糖生成指数	食物名称	食物血糖生成指数
黄豆（浸泡，煮）	18.0	利马豆（加5克蔗糖）	30.0
黄豆（罐头）	14.0	利马豆（加10克蔗糖）	31.0
黄豆挂面	66.6	利马豆（嫩，冷冻）	32.0
豆腐（炖）	31.9	鹰嘴豆	33.0

（续表）

豆腐（冻）	22.3	鹰嘴豆（罐头）	42.0
豆腐干	23.7	咖喱鹰嘴豆（罐头）	41.0
绿豆	27.2	青刀豆	39.0
绿豆挂面	33.4	青刀豆（罐头）	45.0
蚕豆（五香）	16.9	黑眼豆	42.0
扁豆	38.0	罗马诺豆	46.0
扁豆（红，小）	26.0	黑豆汤	64.0
扁豆（绿，小）	30.0	四季豆	27.0
扁豆（绿，小，罐头）	52.0	四季豆（高压处理）	34.0
小扁豆汤（罐头）	44.0	四季豆（罐头）	52.0
利马豆（棉豆）	31.0		

谷类及其制品

食物名称	食物血糖生成指数	食物名称	食物血糖生成指数
小麦（整粒，煮）	41.0	稻麸	19.0
粗麦粉（蒸）	65.0	糯米饭	87.0
面条（小麦粉）	81.6	大米糯米饭	65.3
面条（强化蛋白粉，细，煮）	27.0	黑米粥	42.3
面条（全麦粉，细）	37.0	大麦子（整粒，煮）	25.0
面条（白，细，煮）	41.0	大麦粉	66.0
面条（硬质小麦粉，细，煮）	55.0	黑麦（整粒，煮）	34.0
线面条（实心，细）	35.0	玉米（甜，煮）	55.0
通心面（管状，粗）	45.0	玉米面（粗粉，煮）	68.0
面条（小麦粉，硬，扁，粗）	46.0	玉米面粥	50.9

（续表）

面条（硬质小麦粉，如鸡蛋，粗）	49.0	玉米粥	51.8
面条（硬质小麦粉，细）	55.0	玉米片（高纤维）	74.0
馒头（富强粉）	88.1	玉米片	78.5
烙饼	79.6	小米（煮）	71.0
油条	74.9	小米粥	61.5
大米粥	69..4	米饼	82.0
大米饭	83.2	荞麦（黄）	54.0
黏米饭（含支链淀粉高，煮）	50.0	荞麦面条	59.3
黏米饭（含支链淀粉低，煮）	88.0	荞麦面馒头	66.7
糙米（煮）	87.0	燕麦麸	55.0

水果类及其制品

食物名称	食物血糖生成指数	食物名称	食物血糖生成指数
猕猴桃	52.0	李子	24.0
苹果	36.0	樱桃	22.0
梨	36.0	葡萄	43.0
桃	28.0	葡萄干	64.0
桃（罐头，含果汁）	30.0	葡萄（淡黄色，小，无核）	56.0
桃（罐头，含糖浓度低）	52.0	橘子	43.0
桃（罐头，含糖浓度高）	58.0	柚子	25.0
杏干	31.0	巴婆果	58.0

（续表）

杏（罐头，含淡味果汁）	64.0	菠萝	66.0
芒果	55.0	芭蕉	53.0
西瓜	72.0	香蕉	52.0
香蕉（生）	30.0		

蔬菜类

食物名称	食物血糖生成指数	食物名称	食物血糖生成指数
甜菜	64.0	胡萝卜【金笋】	71.0
南瓜【倭瓜、番瓜】	75.0	麝香瓜	65.0
山药	51.0	雪魔芋	17.0
芋头（蒸）【芋艿、毛芋】	47.0		

饮料类

食物名称	食物血糖生成指数	食物名称	食物血糖生成指数
苹果汁	41.0	柚子果汁（不加糖）	48.0
水蜜桃汁	32.7	橘子汁	57.0
巴梨汁（罐头）	44.0	可乐饮料	40.3
菠萝汁（不加糖）	46.0	芬达软饮料	68.0
冰激凌	61.0	冰激凌（低脂）	50.0

乳类及乳制品

食物名称	食物血糖生成指数	食物名称	食物血糖生成指数
牛奶	27.6	降糖奶粉	26.0
牛奶（加糖和巧克力）	34.0	老年奶粉	40.8

（续表）

牛奶（加人工甜味剂和巧克力）	24.0	酸奶（加糖）	48.0
全脂牛奶	27.0	酸乳酪（普通）	36.0
脱脂牛奶	32.0	酸乳酪（低脂）	33.0
低脂牛奶	11.9	酸乳酪（低脂，加人工甜味剂）	14.0

速食食品

食物名称	食物血糖生成指数	食物名称	食物血糖生成指数
大米（即食，煮 1 分钟）	46.0	面包（80%~100% 大麦粉）	66.0
大米（即食，煮 6 分钟）	87.0	面包（黑麦粒）	50.0
小麦片	69.0	面包（45%~50% 燕麦麸）	47.0
桂格燕麦片	83.0	面包（80% 燕麦粒）	65.0
荞麦方便面	53.0	面包（混合谷物）	45.0
即食羹	69.4	新月形面包	67.0
营养饼	65.7	棍子面包	90.0
全麦维（家乐乐）	42.0	燕麦粗粉饼干	55.0
可可米（家乐乐）	77.0	油酥脆饼干	64.0
卜卜米（家乐乐）	88.0	高纤维黑麦薄脆饼干	65.0
比萨饼（含乳酪）	60.0	竹芋粉饼干	66.0
汉堡包	61.0	小麦饼干	70.0
白面包	87.9	苏打饼干	72.0
面包（全麦粉）	69.0	格雷厄姆华饼干	74.0
面包（粗面粉）	64.0	华夫饼干	76.0
面包（黑麦粉）	65.0	香草华夫饼干	77.0

（续表）

面包（小麦粉，高纤维）	68.0	膨化薄脆饼干	81.0
面包（小麦粉，去面筋）	70.0	达能闲趣饼干	47.1
面包（小麦粉，含水果干）	47.0	达能牛奶香脆	39.3
面包（50%~80%碎小麦粒）	52.0	酥皮糕点	59.0
面包（75%~80%大麦粒）	34.0	土豆片（油炸）	60.3
面包（50%大麦粒）	46.0	爆玉米花	55.0

混合膳食及其他

食物名称	食物血糖生成指数	食物名称	食物血糖生成指数
馒头+芹菜炒鸡蛋	48.6	米饭+蒜薹	57.9
馒头+酱牛肉	49.4	米饭+蒜薹+鸡蛋	68.0
馒头+黄油	68.0	米饭+猪肉	73.3
饼+鸡蛋炒木耳	48.4	玉米粉加人造黄油（煮）	69.0
饺子（三鲜）	28.0	猪肉炖粉条	16.7
包子（芹菜猪肉）	39.1	番茄汤	38.0
硬质小麦粉肉馅馄饨	39.0	二合面窝头（玉米面+面粉）	64.9
牛肉面	88.6	牛奶蛋糊（牛奶+淀粉+糖）	43.0
米饭+鱼	37.0	黑五类粉	57.9
米饭+芹菜+猪肉	57.1	面包（50%~80%碎小麦粒）	52.0